基于系统动力学理论的河南省分级诊疗服务体系研究

吕本艳　吴　焕　著

教育部人文社会科学研究青年基金项目，项目编号：17YJCZH122，基于系统动力学的分级诊疗机构群创新网络形成与演化机理研究。

河南省政府决策研究招标课题，项目编号：2016B244，加快河南省分级诊疗服务体系建设研究。

河南省科技厅软科学项目，项目编号：172400410395，河南省分级医疗服务体系绩效评估与制度优化研究。

河南省哲学社会科学规划项目，项目编号：2018CSH020，基于系统动力模型的医养结合养老服务模式研究。

科 学 出 版 社

北 京

内 容 简 介

我国正处在新一轮医药卫生体制改革的关键时期和攻坚阶段,逐步建立和完善分级诊疗服务体系是深化医疗卫生体制改革的重要内容,但目前有序的分级诊疗秩序尚未形成。河南省作为人口大省,且是分级诊疗试点省份之一,同类问题尤为突出。本书以利益相关者理论、社会分工理论为基础,采用系统动力学方法对河南省分级诊疗服务体系进行研究,从卫生资源配置、患者就医行为、医患双方对分级诊疗的认知、医患双方医患关系认知、医疗保险政策和健康管理等多角度对系统进行综合、动态仿真分析,预测、比较分级诊疗服务体系调整方案,并提供理论和事实依据,以期为完善河南省分级诊疗服务体系提供参考。

本书阅读面较广,可以作为高校公共管理、卫生管理专业的教师及研究生阅读书目,也可以作为各级卫生管理部门推进分级诊疗服务体系建设工作的参考资料。

图书在版编目(CIP)数据

基于系统动力学理论的河南省分级诊疗服务体系研究/吕本艳,吴焕著.
—北京:科学出版社,2020.4
ISBN 978-7-03-058357-4

Ⅰ.①基… Ⅱ.①吕… ②吴… Ⅲ.①系统动态学-应用-疾病-诊疗-卫生服务-体系-河南 Ⅳ.①R197.1

中国版本图书馆 CIP 数据核字(2018)第 168598 号

责任编辑:马 跃 李 嘉/责任校对:杨 赛
责任印制:张 伟/封面设计:正典设计

科 学 出 版 社 出版
北京东黄城根北街 16 号
邮政编码:100717
http://www.sciencep.com

北京盛通商印快线网络科技有限公司 印刷
科学出版社发行 各地新华书店经销
*
2020 年 4 月第 一 版 开本:720×1000 1/16
2020 年 4 月第一次印刷 印张:14 3/4
字数:290 000
定价:138.00 元
(如有印装质量问题,我社负责调换)

前　　言

一、提出问题

《全国医疗卫生服务体系规划纲要（2015—2020 年）》（国办发〔2015〕14 号）提出，建立并完善分级诊疗服务模式，逐步实现基层首诊、双向转诊、急慢分治、上下联动，并在其后指出，一些常见病、观察性质的疾病、慢性疾病都应该在社区解决，解决了分级诊疗，才能解决"看病难、看病贵"的问题。2015 年《国务院办公厅关于推进分级诊疗制度建设的指导意见》对分级诊疗制度建设作出了明确部署，提出了"十三五"时期制度建设的目标，概括起来就是分两步走，即两年逐步完善，初见成效；五年全面提升，成熟定型。我国现有医疗卫生服务体系呈现"不合理布局"、"分散式结构"和"疾病负担加重"等现象（邹晓旭等，2015a，2015b）。杨坚等（2016）认为，在推进分级诊疗制度过程中，又存在诸如政府缺乏与分级诊疗相关的医疗保险政策、药品配备政策、医疗器械配备政策，医疗机构之间缺乏转诊协作和内部有关分级诊疗行为的机制，以及患者无序就医等现实问题。在基层医疗服务的相关研究中，Macinko 等（2003）通过分析 18 个经济合作与发展组织（Organization for Economic Co-operation and Development，OECD）国家的基层医疗卫生服务体系对健康的影响发现，一个国家医疗卫生服务体系结构越健全，分级诊疗服务体系越完善，则当地的死亡率、肺炎发病率、心血管疾病发病率及婴儿死亡率越低。因此，随着医药卫生体制改革的进一步深化，分级诊疗已经逐步走向前台，成为政府、社会及居民关注的新医改重点问题，是完善我国医疗卫生服务体系的重点工作。

系统动力学（system dynamics，SD）理论是 Forrester 于 1956 年提出的基于系统行为与内在机制之间互相紧密的依赖关系，并且通过数学模型的建立与仿真过程而获得产生变化形态因果关系的系统结构的学科，其主要思想是系统的行为模式和特性主要取决于其内部结构。可理解为，在系统思考的基础上通过因果回路图描绘复杂系统的反馈结构与行为，从全面视角提供结构化的思考方法，是对复杂系统进行描述和仿真的基础（Rouse，2008）。在国内，系统地将系统动力学应用到卫生系统的研究开始于 2005 年，张宇等（2010）运用系统动力学在农村医疗卫生服务与宏观卫生筹资及农村人群就医选择行为方面进行研究。可见，此理论比较成熟且适合作为分级诊疗服务模型研究的基础理论。

从国内研究进展来看，对分级诊疗服务模式的研究尚未见系统报道。因此，本研究的一个关键意义在于，针对分级诊疗服务模式的问题，建立一个综合各方利益关系、系统考虑的作用模型，进一步理清分级诊疗服务模式运行过程的作用机制，弄清到底有哪些关键的作用主体、主体之间的相互关系如何。本研究基于复杂性系统理论，明确分级诊疗服务模式问题形成中的主要反馈回路，结合系统反馈回路设计与数量关系，依据系统动力方法理论，通过建模假设，明确主要变量、参数和函数关系，建立模型流图，建立分级诊疗服务系统动力学模型，定量模拟分级诊疗服务模式内部各方博弈联动关系。同时，本研究又进一步模拟论证分级诊疗服务模式，并对分级诊疗服务政策干预效果进行定量模拟优化研究，提出推进分级诊疗工作的政策与建议。

综上，本研究立足分级诊疗服务模式，分析分级诊疗服务模式结构及逻辑关系，明确关联主体及各个因素的相关关系，揭示系统结构问题及其相互作用机制，对提高分级诊疗服务模式服务效率、推动患者有序就医和降低医疗费用等方面具有正向作用，为推动医疗服务市场健康有序发展，提高河南省分级诊疗服务效果提供科学依据。

二、本书主要内容

1. 河南省分级诊疗服务体系系统主体关联分析及相关理论分析

通过文献研究，引入文献计量法和内容分析法对收集到的有关分级诊疗的文献进行分析，目的是掌握目前河南省在实现分级诊疗服务体系方面的研究现状与实践形式，系统归纳其核心内容，归纳阐述分级诊疗、双向转诊和分工协作等核心概念。

依据利益相关者分析理论，综合专家咨询方法，明确河南省分级诊疗服务体系涉及的相关主要利益团体，如供方（医院-社区、县医院-乡镇卫生院）、需方和政府（财政、医疗保险、卫生）等。在明确系统主体（政府部门、医疗卫生机构、医药企业、各类需方）基础之上，运用系统动力学原理分析关键利益团体利益诉求，明确各因素之间的相互作用关系，并提出问题，为绘制系统动力学因果关系图/流图中的因果链提供依据。

2. 河南省分级诊疗服务体系系统的描述性分析

在河南省分级诊疗服务体系系统主题关联分析基础之上，对河南省分级诊疗服务体系现状进行定量分析。结合专家咨询方法，在运用系统动力学对分级诊疗服务体系系统的筹资、支付、组织和规制等现状进行描述性分析的基础之上，明确影响因素及其与分级诊疗服务体系的相互关系，为构建分级诊疗服务体系模型提供依据。

3. 河南省分级诊疗服务体系系统动力学逻辑学分析

在明确系统主体关系，运用数据定量分析系统现状的基础之上，对所确定的系统构成基本主体追索因果与相互关系，然后将其重新联结在一起形成回路，构成因果关系图/流图。根据前两步分级诊疗服务体系指标，再依据主体关联分析及主回路分析中涉及的变量建立系统逻辑模型，用于定性分析系统的行为特征和系统问题的形成原因与机制，并设计机构、医生和患者等调查工具，搜集医疗卫生机构数据、分级诊疗服务建设数据和医生与患者情况（具体内容见现场数据收集方法）等相关数据及现场调查数据。

4. 河南省分级诊疗服务体系系统动力学模型研制与仿真

根据研究目标确定河南省分级诊疗服务体系模拟观测指标，确定模拟政策干预指标，定量分析各表达指标关系，明确主要函数关系。在因果关系图/流图清晰表达系统内部各要素之间的关系基础之上，以 Vensim 软件为平台，构建系统流图，清楚地表示系统中的反馈关系，并将函数关系方程写入模型。

三、本书主要研究方法

1. 文献研究方法

系统进行文献检索和数据搜查，搜集范围主要是期刊论文、书籍、政府文件及政府网站等，充分阅读并分析分级诊疗、诊疗服务分流、双向转诊、系统动力学方法应用研究的相关文献，从中全面收集、归纳总结与分级诊疗服务体系或构成相关的系统主体和影响因素。

2. 利益相关者分析方法

本研究运用利益相关者理论从医疗卫生领域的各种利益相关者，如筹资、支付和组织等方面相关群体，确定河南省分级诊疗服务体系的关键利益相关者，分析关键利益相关者的利益倾向，明确关键利益相关者与河南省分级诊疗服务体系的关系。

3. 现场数据收集方法

在研究地域选取上，本研究首先根据 2011～2016 年的《河南省统计年鉴》对河南省 18 个地级市按照人均国内生产总值（gross domestic product，GDP）进行分类，共分为高、中高、中、中低、低 5 个类别，然后从每个分类中按照地域选择 1 个代表性地级市。本研究共选取 5 个地级市作为研究样本地区，分别为郑州市、洛阳市、濮阳市、南阳市、周口市。在研究方法上，采用问卷调查法和实地访谈相结合的方式，通过对河南省 527 位医务人员和 1112 位城乡居民的调查与访谈，了解河南省基本医疗供需情况及城乡居民的就医流向。

在对 675 位医务人员进行问卷调查与实地访谈的基础之上，结合统计学方法，从医务人员角度对医患关系进行全方位的定量与定性分析。在对 892 位河南省城乡居民进行问卷调查与实地访谈的基础之上，结合统计学方法，从患者角度对医患关系进行全方位的定量与定性分析。

通过对 2824 个贫困家庭调查，研究贫困家庭慢性病医疗支出情况，探讨贫困家庭医疗补偿对居民分级诊疗意愿的影响。

对河南省 997 位城乡慢性病患者进行问卷调查与实地访谈，在分析河南省城乡慢性病患者的疾病负担和就诊选择的基础之上，研究河南省慢性病患者健康防治的开展与实施效果。

深入访谈：对相关行政部门负责人、医疗卫生机构负责人和其他关键知情人及利益方进行访谈，主要包括卫生行政部门相关管理人员、分管医疗保险的相关管理人员、医疗卫生机构相关管理人员及医疗卫生机构医务人员等。从对分级诊疗的认知、政策理解、运行模式、转诊流程规范、外部监管与信息反馈等方面进行深入访谈，分别设计卫生行政部门相关管理人员、分管医疗保险的相关管理人员、医疗卫生机构相关管理人员及医疗卫生机构医务人员等的访谈提纲，并进行访谈。

4. 专家咨询

选取国内医疗卫生管理研究专家 20～30 名（包括政府机构、医疗卫生机构及医疗卫生管理学领域、卫生经济学领域、组织系统力学领域应用专家），对医疗卫生领域中与分级诊疗服务体系相关的主要利益团体与影响因素等进行咨询和论证，保证构建模型的科学性、合理性；对模型构建、模型检验、模型模拟和模型干预等过程进行论证，以保证构建的系统动力学模型符合方法学应用的科学性。

吕本艳　吴　焕

2018 年 11 月 18 日

目　　录

第一章　基于系统动力学模型的河南省分级
诊疗服务体系研究

第一节　分级诊疗相关理论

一、分级诊疗的概念

分级诊疗制度，是按照疾病的轻、重、缓、急及治疗的难易程度进行分级，不同级别的医疗卫生机构承担不同疾病的治疗，实现基层首诊和双向转诊。其内涵亦可用 16 个字概括，即"基层首诊、双向转诊、急慢分治、上下联动"。

（1）基层首诊是以群众自愿为原则，通过政策引导，鼓励广大人民群众在出现常见病、多发病时首先到基层医疗卫生机构就诊。对超出基层医疗卫生机构功能定位和服务能力的疾病，由基层医疗卫生机构为患者提供转诊服务。

（2）双向转诊是指通过完善转诊程序，重点畅通慢性期、恢复期患者向下转诊，逐步实现不同级别和类别医疗卫生机构之间的有序转诊。

（3）急慢分治是指通过完善慢性病和急性病服务体系，将度过急性期的患者从三级医院转出，落实各级各类医疗卫生机构急慢病诊疗服务功能。

（4）上下联动是指引导不同级别、不同类别医疗卫生机构建立目标明确、权责清晰的分工协作机制，以促进优质医疗资源下沉为重点，在医疗卫生机构之间建立分工协作机制，促进优质医疗资源的合理配置和纵向流动。

二、分级诊疗的意义

（1）有利于卫生资源的优化配置。目前，我国 80% 的医疗资源集中在城市，其中，80% 又集中在大中型医院，呈"倒三角"的资源结构。这造成了大医院人满为患、小医院门可罗雀，资源不足与资源浪费并存的现象。通过分级诊疗服务体系的建立，制定不同级别、不同类别医疗卫生机构服务能力标准，以行政管理、财政投入、绩效考核和医疗保险支付等作为激励约束措施，引导各级各类医疗卫生机构落实功能定位，推进患者有序分流，大部分常见病、多发病在基层得到医治，疑难杂症、危急重症在大医院医治。一方面，缓解了大医院的就医压力，使其重点发挥在医学科学、技术创新和人才培养等方面的引领作用；另一方面，也有助于提高基层资源利用效率，减少资源闲置，从而促进卫生资源合理配置，为各级医疗卫生机构的协调发展提供有利条件。

（2）有利于医疗保险基金的安全使用。最近几年，由于人口老龄化和医疗费用的快速上涨，医疗保险基金面临着日益严峻的收支形势。清华大学医疗服务治理研究中心 2016 年的一项测算显示，中国的医疗保险基金收支缺口将出现在 2024 年，倘若加入人口老龄化和一次性趸交等因素，医疗保险基金收支缺口将更早出现。按照分级诊疗工作的要求，通过推进医疗保险支付方式改革，强化医疗保险基金收支预算，探索基层医疗卫生机构慢性病患者的付费方式，完善不同级别医疗卫生机构的医疗保险差异化支付政策，适当提升基层医疗卫生机构医疗保险支付比例，以及将符合条件的基层医疗卫生机构和慢性病医疗卫生机构按规定纳入基本医疗保险定点范围等举措，有效降低医疗保险费用支出，缓解医疗保险基金压力。

（3）有利于解决"看病难、看病贵"的问题。《2016 年我国卫生和计划生育事业发展统计公报》统计显示，2016 年医院次均门诊费用为 245.5 元，人均住院费用为 8604.7 元，日均住院费用为 914.8 元，各级公立医院中，三级医院次均门诊费用上涨 3.9%（当年价格，下同），人均住院费用上涨 2.0%；2016 年社区卫生服务中心次均门诊费用为 107.2 元，人均住院费用为 2872.4 元；2016 年乡镇卫生院次均门诊费用为 63 元，人均住院费用为 1616.8 元，日均住院费用为 251.2 元。由此可见，基层医疗卫生机构的医疗费用远低于大医院。分级诊疗服务体系的建立，通过加强基层医疗卫生人才队伍建设，大力提升基层医疗卫生服务能力，全面提升县级公立医院综合能力，以及整合区域医疗资源共享等措施，使患者能够在基层解决大部分医疗需求，能够大大缓解老百姓"看病贵"的问题。与此同时，通过合理分流，引导常见病和慢性病等患者在基层医疗卫生机构就诊，亦可有效地缓解大医院"看病难"的现状，有疑难杂症的患者能够及时治疗，而不必耗费大量的时间排队挂号等待治疗，同时也有利于患者病情的及时控制和缓解，患者得到的医疗卫生服务具有稳定性和持续性。

（4）有利于改善医患关系，避免医患冲突。医患关系是医务人员与患者在医疗过程中产生的特定医治关系，是医疗人际关系中的关键。目前，我国的医患关系日趋紧张，甚至屡屡出现医患冲突事件。此问题出现的原因是多方面的，首先，大医院就诊压力大，患者候诊时间过长，诊疗时间过短，医生工作负荷重，医患之间缺乏沟通导致双方的不理解，关系紧张；其次，大医院就诊成本高，除少数富裕阶层外，工人、农民、普通的工薪阶层患者日益不堪治病的重负，患者对"白衣天使"的形象认知和感情日渐淡化，医患之间的敌对情绪严重；最后，基层卫生资源不足，水平欠缺，经常出现误诊现象，使患者对基层医生缺乏信任感。完善的分级诊疗服务体系，能够优化医疗卫生资源配置，引导患者合理就医，为患者提供良好的就医环境，解决老百姓"看病难、看病贵"的问题，医务人员与患者的沟通时间也随之增多，医患双方增加对彼此的理解和尊重，从而构建良好的医患关系。

三、理论基础

（一）消费者选择理论

医疗卫生服务利用的结果，一方面减轻疾病给消费者带来的疼痛和不适，让消费者感受到健康的恢复，得到心理的满足，因而，医疗卫生服务是一种消费；另一方面，通过接受医疗卫生服务，消费者健康恢复使其能从事更多的生产，因而，医疗卫生服务的消费也是一种劳动力的投资。这使医疗卫生服务的消费和其他商品消费有所不同。

由于医疗卫生资源的稀缺性，消费者的医疗卫生服务需求与普通商品需求一样存在非饱和性。如何根据消费者的偏好对有限的医疗卫生资源进行安排以实现最大化消费者效用是医疗卫生研究领域力图回答的问题之一。美国经济学家保罗·萨缪尔森指出，在经济学的许多定义中，目前最流行的一个定义是"经济学研究我们如何进行抉择，来使用具有各种可供选择的用途的、稀缺的生产资源来生产各种商品和提供服务"。消费者选择理论描述了消费者如何做出消费决策。理性的消费者总是在预算线的约束和既定的商品价格下根据自己的偏好进行选择，力图使自己的满足程度最大化。其中，消费者偏好满足完备性、传递性、连续性、严格凸显性四个假设基础。

（二）成本理论

如何在满足人们医疗卫生需求的基础之上有效控制日益增长的医疗成本是一个国际性难题。卫生经济学意义上的成本含义比单纯的会计学成本含义更加宽泛。从资源的稀缺性看，当一个社会或者一个单位使用一定的经济资源生产某种产品或提供某种服务时，这些经济资源不可能同时被使用在其他用途中。这就是说，这个社会或者这个单位对该产品的生产或者服务的提供，是以放弃使用相同的资源生产其他产品或提供其他服务用途中所能获得的收入作为代价的，代价即成本。决定生产者和消费者的成本概念主要包括以下四个：

（1）机会成本。机会成本是指生产者所放弃的使用相同的生产要素在其他生产用途中所能获得的最高收入。

（2）显性成本和隐性成本。显性成本是指生产者在要素市场上购买或租用所需要的生产要素的实际支出，通常也称作会计成本。隐性成本是指生产者在生产经营过程中所使用的自己拥有的投入物的价值。

（3）沉没成本与增量成本。沉没成本是指已经发生而无法回收的成本；增量成本是指某项决策所带来的总成本的变化。

（4）个体成本与社会成本。个体成本是指单个经济主体为其经济活动所承担的成本；社会成本是指整个社会所承担的成本。当社会成本大于个体成本或者社会收益小于个体收益时，存在外部不经济；相反，当社会成本小于个体成本或者社会收益大于个体收益时，则存在外部经济。

（三）福利经济学基本理论

生存与健康是最基本的人权，如何通过合理的制度设计以确保国民的医疗卫生福利是各类政府关注的重点工作之一。在这一领域，福利经济学进行了深入的研究，以寻求"最大化的社会福利"作为目标，对市场经济运行进行规范分析和评价。

福利经济学主要研究以下三个问题，即如何进行资源配置以提高效率、如何进行收入分配以实现公平及如何进行集体选择以增进社会福利。福利经济学的中心任务是研究如何增进社会福利，发现现行社会制度下财富分配所依据的原则，提出改进财富分配以消除不平等的办法。福利经济学的三个定理是整个福利经济学体系的基石。

第一定理：是指在经济主体的偏好被良好定义的条件下，带有再分配的价格均衡都是帕累托最优的。而作为其中的特例，任意的市场竞争均衡都是帕累托最优的。也可这样理解，即如果每个人都在竞争性的市场上进行贸易，则所有互利的贸易都将得以完成，并且其产生的均衡资源配置在经济上是有效的。说明了完全竞争的均衡与帕累托最优之间的关系，即完全竞争的均衡能够实现帕累托最优。

第二定理：是指在完全竞争的市场条件下，政府所要做的事情是改变个人之间禀赋的初始分配状态，其余的一切都可以由市场来解决。每一种具有帕累托效率的资源配置都可以通过市场机制实现。在纯粹交换经济的情况下，只要消费者显示出凸的偏好，每一种帕累托有效率配置就有可能是一种竞争均衡。任何一种符合帕累托效率的资源配置状态都能通过完全竞争市场实现。如果市场无法自行实现帕累托效率状态，就需要通过改变初始资源配置来实现帕累托效率状态。经济生活中存在的外在性和公共物品会造成市场机制失灵，解决市场机制失灵问题的一般方法是对市场机制稍加改善，这要借助于政府的适当干预。生存与健康是最基本的人权，理想的医疗卫生体系应当通过合理的政策安排和科学的制度设计，确保给予国民相应的社会福利。

第三定理：是指不存在同时满足普遍性、帕累托相容性、独立性和非独裁性的阿罗社会福利函数。当代美国经济学家肯尼斯·阿罗曾经提出一个将个人偏好转变成完全的和可转变的社会福利函数，以此来判断一种财富分配方式是否优于另一种财富分配方式。肯尼斯·阿罗的社会福利函数建立在以下四个前提条件之上：①普遍性。这个函数适用于所有的个人偏好。②帕累托相容性。如果每个人偏好 X 而不偏好 Y，则整个社会也偏好 X 而不偏好 Y。③独立性。假设社会中有两种类型的个人偏好选择，且在这两种选择中，个人对 X 和 Y 的偏好是一致的，那么，在这两种选择下的社会对 X 和 Y 的偏好必然完全一致。④非独裁性。不存在独裁者。肯尼斯·阿罗认为，要同时满足上述四个前提条件是不可能的。这意味着，不能借助于社会福利函数来判断什么样的收入分配才是最好的，在福利经济学范围内，还没有一个逻辑上无懈可击的方式来解决收入分配问题。在医疗卫生领域有关公平的争论也一直未能得到较好的解决，人们对究竟什么是公平和如何实现公平尚无统一的看法和结论。

（四）公共产品与公共选择理论

根据公共经济学理论，社会产品分为公共产品和私人产品。按照保罗·萨缪尔森在《公共支出的纯理论》中的定义，纯粹的公共产品或劳务即每个人消费这种公共产品或劳务不会导致别人对该种公共产品或劳务消费的减少。而且公共产品或劳务具有与私人产品或劳务显著不同的三个特征，即效用的不可分割性、消费的非竞争性和受益的非排他性。而凡是可以由个别消费者所占有和享用，具有敌对性、排他性和可分性的产品就是私人产品，介于两者之间的产品称为准公共产品。

公共选择理论是产生于 20 世纪 40 年代末，于 60 年代末 70 年代初形成的一种学术思潮。公共选择派在政治家的动机、政府干预、财政政策和民主制度等方面得出了一系列不同于西方主流经济学的结论。公共选择是指人们提供什么样的公共产品，怎样提供和分配公共产品及设立相应匹配规则的行为与过程。公共选择理论则期望研究并把研究结果用于影响人们的公共选择过程，从而实现其社会效用的最大化。

公共产品的存在给市场机制带来了严重的问题：即使某种公共产品带给人们的利益大于生产的成本，私人也不愿提供这种公共产品，因为公共产品具有非排他性和非竞争性的特征，所以在公共产品消费中人们存在一种"搭便车"的动机，即每个人都想不付或少付成本享受公共产品。只能由政府出面承担此职能，但公共产品的价值如何确定？边际效用价值论便赋予无形的公共产品以主观价值，从而使社会能采用统一的货币尺度去衡量对比公共产品的供应费用与运用效用之间的关系。公共产品理论还提出，遵循效用—费用—税收的程式，税收成为公共产品的"税收价格"，是人们享用公共产品和劳务相应付出的代价，从而将公共产品供应的成本和收费有机地连接起来。依据市场经济和公共产品理论，政府不仅要为市场经济运行提供必要的外部条件，还要在市场经济中发挥填空补充、矫正和调节作用。政府成为公共经济活动的中心，为社会提供越来越多的公共产品和劳务。财政筹集收入和分配支出的活动，不再是一般意义的分配，而是为社会提供公共产品和劳务，进行资源配置和市场需求的调节。

随着我国医疗卫生事业的不断发展，政府在医疗卫生资源筹资、开发、利用和分配等领域发挥着越来越重要的作用。政府的选择对医疗卫生资源使用和配置的公平性及有效性有直接的影响。由于公共产品和准公共产品的提供与消费往往具有较大的外部效应，如果单纯依靠市场的调节，医疗卫生服务提供者以自身利益最大化为出发点，将无视其经济活动的社会成本，造成医疗卫生服务市场的失衡。在这种情况下，政府应承担起引导和调节的职能，做好区域卫生规划，以基层医疗卫生服务为突破口，强化医疗卫生全行业的调控与管理，促进医疗卫生工作的全面、平衡发展。

四、分级诊疗相关研究分析

有学者认为，若要探讨各国分级转诊制度及分级诊疗的概况，需从医疗卫生服务体系中的基层医疗卫生服务体系的发展情况着手。Forrest（2003）对欧洲国家医疗卫生服务体系的研究发现，建立有社区医生"守门人"制度的国家，与允许直接寻求专科医生服务的国家相比，医疗卫生服务费用占国民生产总值的比例较低。Dixon 和 Mossialos（2002）对英国社区医生制度的研究认为，由国家医疗保险制度强制规定分级转诊，切实控制了英国医疗支出的上涨，全科医生上转至专科医生的转诊率仅为 5%，且居民满意度也维持在一个较高水平。Bachman 和 Freeborn（1999）认为，在美国，由于相对市场化程度较高，专科医生服务资源充足，存在医疗费用上涨等问题。为了有效管理医疗费用，逐步加强对家庭医师制度的重视，患者需由家庭医生进行筛选和分流。Loubeau 和 Jantzen（1998）认为，美国卫生及公共服务部通过组织制定相关临床指标体系，明确界定各类疾病的住院周期，住院天数达到一定阶段或已进入康复期的患者必须移交回社区或家庭接受基层医疗卫生服务，以实现有效的分级诊疗。Macinko 等（2003）通过分析18个经济合作与发展组织国家的基层医疗卫生服务体系对健康的影响研究发现，一个国家医疗卫生服务体系结构越健全，基层医疗卫生服务体系越完善，则当地的死亡率、肺炎发病率、心血管疾病发病率及婴儿死亡率越低，且统计学意义显著。在医疗保险制度方面，Newhouse 等（1981）发现，随着患者部分负担比例的提高，门诊费用支出随之减少；Shapiro 等（1986）则发现，因轻微征兆即前往就诊者中，有部分负担的患者比医疗费用全免患者少三分之一，即医疗保险制度可以有效地引导患者就医。Bodenheimer 等（2014）认为，影响美国医疗卫生服务体系的重要因素主要包括强调医生专业化的培养机制、忽略基层医疗卫生服务的功能和医疗保险的利益诱因设计而使医院寻求规模扩张、专科化和高技术的发展等方面，导致整个医疗卫生服务体系面临资源浪费的问题。

国内关于分级诊疗服务体系的研究中，李鹏等（2014）解决了医疗卫生服务信息连续性的"信息孤岛"和机构沟通障碍等问题，为推进分级诊疗服务体系建设工作提供了建议参考。徐颖和李志芳（2015）对基层首诊与分级诊疗制度建设进行分析认为，应该从医疗保障制度、提升基层服务、完善双向转诊和转变就医观念等方面采取措施。卢艳丽等（2015）探讨了脑梗死患者分级诊疗服务体系建设模式认为，经过三级医院急性期治疗后转入二级医院安全、可行，可以节省患者医疗费用，减轻社会负担；分级诊疗服务模式有利于促进现有卫生资源的合理配置。邹晓旭等（2015c，2015d）运用社会分工理论和博弈论对分级诊疗服务体系的构建及其策略进行研究，明确了分级诊疗的概念和建设基本理念，认为在良好的制度环境下，由市场规模和需求决定分工，进一步提高系统效率。王菁等（2015）从分级诊疗的角度研究了农村老年患者住院费用的影响因素认为，加强政府决策能力，完善分级诊疗医疗制度和费用支付，合理引导农村老年新型农村合作医疗卫生服务利用具有重要的现实意义。王青松（2015）从分级诊疗的角度分析了三级中医医院的营销机制认为，政策导向要求患者首诊在基层加之医疗保险政策的调整，势必将一部分患者分流到基层，患者都要从基层转诊，区域内三级综合医院就要面临直接的竞争。

国内关于分级诊疗服务模式的研究中，杨坚等（2016）认为，诊疗科目和疾病的分级需与医疗卫生机构的功能和技术相匹配，在合理的卫生资源布局基础之上，建立信息化的就诊衔接机制和以患者为中心的分级诊疗激励约束机制。司明舒和李士雪（2016）通过文献分析认为，我国分级诊疗服务模式存在基层医疗卫生机构服务能力有待提高、医疗保险制度有待完善、县级医院综合服务能力需要提升及居民健康素养需要改善四大问题。王清波等（2016）、王璐等（2017）认为，分级诊疗服务体系的构建和运行涉及医疗卫生服务的需求方、供给方、管理方和筹资方等多个利益相关方。各个利益相关方的利益诉求、政策影响力和执行意愿各异，在建立分级诊疗制度的过程中发挥着不同程度的推动或阻碍作用。

第二节　国内外分级诊疗服务体系

分级诊疗服务体系在国际上虽然没有一个完全一致的概念，但很多国家对分级诊疗经过多年的探索，形成了比较完备的体系，取得了较好的成效。

一、德国分级诊疗服务体系

德国建立了由急救服务、基本医疗卫生服务和社会补充服务组成的"金字塔"式的医疗卫生服务体系。急救服务以区域调度中心为基础，包括空中救援和地面救援等，并且各种急救服务均得到法律全面保障；基本医疗卫生服务包括医院、独立的开业医师及牙科医生，主要负责大部分人群的健康；社会补充服务主要是对急诊、转诊接送、心理服务和老年护理等法定健康保险中未覆盖到的人群的补充，其运行完全依靠社会捐助。

德国在全国范围内以大中城市为中心划分出数百个医疗服务区域。每个区域医疗卫生服务体系中，配置四个等级的医疗机构：一是开业医生，开业医生中的大部分为全科医生，主要负责一般门诊检查和咨询等，通过提供相关的医疗卫生服务而获得收入；二是医院，有公立医院、非营利医院和私营医院，负责住院治疗；三是康复机构，负责经医院治疗后患者的康复；四是护理机构，负责老年人及残疾者的护理。

德国实行严格的分级诊疗制度，门诊与住院分离，门诊服务由社区医院提供，大型医院通常不提供门诊服务，除急诊情况外，公民患病应当先到社区医院就诊，由家庭全科医生或私人医生进行初诊。这些社区医生对患者的病情有详细的了解，并制订具体的治疗方案，决定患者是否需要转诊到专科医生诊所。如需住院，则需要由专科医生联系转诊至医院方可接受，患者病历资料等由社区医生进行详细记录后，通过互联网传送或传真到转诊医院，但患者有选择医院的权利。在医院接受手术等复杂治疗后，患者很快会被重新转移至社区医院进行疗养。如果未能按要求进行患者的双向转诊，患者则不能够享受医疗服务保险提供的免费诊疗服务。

二、英国分级诊疗服务体系

英国在 1948 年正式通过《全民保健服务法案》，是一个实行国家卫生服务（national health service，NHS）制度的国家，其医疗卫生服务体系的主要特点是政府主导。英国的国家医疗卫生服务体系由初级卫生保健网络、地区综合医院及专科医院等单机医疗卫生服务网络构成。

英国执行严格的社区首诊和转诊制度，居民想要享受免费的医疗保障服务，必须遵从这样的制度安排。一级诊疗（初级卫生保健服务）主要由开业医生（包括全科医生、牙科医生、眼科医生和药剂师等）和开业护士为患者提供基本医疗卫生服务。开业医生与国家卫生服务的家庭医生协会签订合同，家庭医生协会监督开业医生的服务，并规定费用补偿标准。在英国约有97%的居民都有自己指定的全科开业医生，每个全科开业医生的服务人数都有规定的上限和下限，一般在2000人左右。由于英国非常重视全科医生的培养，培养期至少需要11年时间，医学生源也经过严格控制和筛选。因此，全科医生可以作为"守门人"处理居民所患的大部分疾病。二级诊疗服务由地区综合医院提供，医院的规模根据地区人口密度来确定，主要针对初级诊疗难以治愈的重、急症患者，为患者提供专业的医护和手术服务。地区综合医院一般属于某个地区的医疗卫生服务中心，每所地区综合医院为 15 万～20 万名居民提供医疗卫生服务，其年服务量在 1 万～10 万次。医院的医生会根据全科医生的转诊单了解患者病情，在患者出院时再与全科医生进行对接，这个过程也被称为"双向转诊"。在英国，患者转诊有权要求转诊到指定的医院，但一般情况下，患者出于对全科医生的信任，亦很少自己选择医院。

三、法国分级诊疗服务体系

法国的卫生保健系统为一个混合模型，以俾斯麦结构作为模板，卫生保健系统自 1945 年改革以来，到 2000 年实现全民覆盖，医疗卫生服务对象覆盖了其领土上的所有人，包括法国人和外国人、劳动者和非劳动者、有身份者和偷渡者，同时还包括旅游者和短期逗留者，甚至还包括神职人员。2000 年，世界卫生组织在其发布的《世界卫生报告》中，将法国评选为世界上医疗保障最好的国家。

法国实施全科医生转诊制度，具有五种政府可主导和控制的患者就医模式，即由全科医生到专科医生、由全科医生到公立医院、由全科医生到专科医生再到公立医院、公立医院急诊科、公立医院急诊科到公立医院。其医疗卫生服务体系分为两个部分，即全科医生私人诊所和医院体系，这两个部分各司其职，相互补充。

全科医生私人诊所主要为患者提供门诊服务。每一位医疗保险投保者都必须为自己选择一位"全科医生"作为"主治医生"，需要就诊的患者，除特殊情况外，首先应选择到"主治医生"的诊所来就诊（16 岁以下青年不受此约束），当患者需要到专科门诊就诊时，必须先征求自己"主治医生"的意见，经其诊断后认为有必要，开具证明，才可以看专科医生。患者有权利直接去看专科医生或是另一位非"主治医生"的全科医生，但是原本可以享受的报销比例将被削减 20%。

医院体系主要为患者提供急诊和住院服务。在法国，医疗卫生机构主要包括公立医院和私立医院两大部分，私立医院数量上多于公立医院，但在全国的医疗卫生服务提供过程中，公立医院仍起着主导作用。公立医院经费主要来自疾病社会保险基金和政府财政补贴。全国公立医院类型主要有五种：

（1）大学附属医院。这类医院一般都有现代化医疗设备和先进的治疗手段，主要治疗各种疑难重症。

（2）中心医院。这类医院多设在主要城市，为省级中心医院，是各地医疗保健服务的骨干力量，能承担大部分重症及疑难杂症的治疗，同时亦可承担医学院校毕业生的临床培训任务。

（3）地方医院。这类医院多设在市、镇所在地，为地方一级医疗卫生机构，拥有一般性的医疗就医设备，规模大小不等，能承担一般疾病的防治工作。

（4）专科医院。这类医院主要有精神病院、儿科医院、妇产科医院、口腔医院及结核病院等。

（5）急诊医院。这类医院主要承担急救治疗和急诊救护等服务。

四、美国分级诊疗服务体系

美国的医疗卫生服务体系为市场主导型，其医疗卫生服务体系基本上可以分为两级：第一级由私人开业医生组成，第二级由各种形式的医院组成。与建立国家卫生服务体系的国家有所不同，作为一个商业保险体制国家，不同的医疗保险类型对分级诊疗和双向转诊的要求也有所不同，但依然具有层次清晰的分级诊疗服务体系。

"家庭医生制度"被认为是分级诊疗基层首诊制度。在美国，家庭医生是患者生命健康的第一道"守门人"，占医生总数的 80% 以上，主要由私人开业医生组成，负担居民的疾病预防及初级治疗等工作。当居民没有生病时，家庭医生负责督促其定期检查，监控健康，防治大病产生，同时还要负责教其如何更好地维护健康。当居民患病时，首先找到自己的家庭医生，家庭医生根据患者的医疗档案，用专业知识制订最合适的治疗方案，以及判断是否有必要转诊。当居民遇到较为复杂的疑难病症时，美国的家庭医生会考虑在征得患者同意之后，通过出具具备"申请转诊医生、患者名字和诊断/ICD[①]"等信息的转诊单将患者转诊到专科医生处进行进一步的治疗。美国的专科医生，专业精于不同的细分领域，如心、肺、肾、骨科、内分泌和肿瘤专科等。要想成为一名合格的专科医生，必须经历至少 12 年的磨砺。因此，专科医生在美国的分级诊疗服务体系中有着重要作用。

二级诊疗服务由各种形式的医院承担。当居民出现急诊或者家庭医生认为患者必须立即住院的时候，患者才会到公立医院救治，公立医院基本只承担急诊救治及住院治疗两项服务。

此外，美国的分级诊疗秩序并没有英国那么分明，90%的医院均设有门诊部。因为在有些保险类型下，患者不需要家庭医生进行转诊也可直接到大医院的门诊部就诊。例如，按服务收费（fee for service plan）保险，这种保险可以选择在任何时候，去任何医院诊所就诊。但是患者必须先支付所有的医疗费用，然后凭收据去保险公司报销，保险公司一般报销80%的医疗费用，患者自己支付20%的医疗费用。

---

① 国际疾病分类（international classification of diseases，ICD）。

五、加拿大分级诊疗服务体系

加拿大的医疗保障体系强调以人为本的医疗保障理念，它以患者病情为诊治的出发点，而不考虑其经济承受能力。当然，这种政策是以严格的分级诊疗作为基础的。加拿大的分级诊疗服务体系可以分为初级医疗保健服务和二级医疗服务两个级别。

初级医疗保健服务是指社区医疗服务。一般来讲，如果不是在急症情况下，患者应首先寻求在初级医疗卫生机构行医的专业医务人员的救助。这些专业医务人员大多是独立行医、具有全科医学知识的家庭医生，有些家庭医生在社区的医疗中心工作，还有的在个体诊所、医院和社区卫生中心等不同地点分时间工作。与英国相似，这些家庭医生被称为医疗卫生服务体系的第一道"守门人"，构成了加拿大初级医疗保健服务系统的基础，没有家庭医生的推荐，患者无法直接获得专科医生的服务。省级政府主要通过按项目付费方式，支付费用给全科医生，收费标准每年通过省医生协会与省政府协商确定。

二级医疗服务是指专科医院或综合医院服务，一般只有在初级医疗对患者病情无法诊治的情况下享用。加拿大的医院一般没有门诊服务，只设立住院部门和急诊部门。根据服务对象和资金来源的不同，加拿大的医院包括公立医院、联邦医院和私立医院。公立医院是无论患者是否有能力都要提供服务的医院，其日常经费来源于省级政府的总额预算（省卫生部门每年与医院协商并考核），其基本建设和设备购置需经过政府严格审核，通过审核后，省级政府安排部分经费，其余资金仍需要通过募捐等方式自筹。公立医院既包括各级政府举办并管理的医院，也包括志愿组织和宗教性组织举办并管理的医院。联邦政府被单独分为一类，包括退伍军人组织医院、卫生与福利部医院、企业医院、国防部医院和司法部医院。私立医院主要是营利性的，只接受加入私人商业医疗保险的患者和自费患者。

六、日本分级诊疗服务体系

日本的医疗卫生保障系统亦是典型的社会医疗保险体制，其范围覆盖了所有居民，即每个日本公民及在日本居住一年以上的非日本籍人员，都必须要和雇主共同缴纳规定额度的医疗保险费用，进入日本国民健康保险体系。然而，日本尚未建立家庭医生制度（或全科医生）和法律强制的转诊制度，其家庭医生制度仍处于试点阶段，根据本国人口、地理和交通等各种因素，打破行政区划限制，设定了层级错位、功能协同互补的三级医疗圈，三级医疗圈即一次（初期）医疗圈、二次医疗圈（约为360个）、三次医疗圈（约为50个）。

一次医疗圈原则上以市町村为单位，为居民提供便捷的门诊服务；二次医疗圈根据交通、人口密度、社会经济及患者流进和流出比例等要素设立，其医院主要提供普通住院服务；三次医疗圈基本上都是以道府县为基础区域设立的中心医院，主要提供超高水平诊疗服务（如器官移植及一些罕见疾病等）与高端住院服务，此类医疗卫生机构除了转诊患者外基本不提供门诊类服务。

日本的医疗卫生机构按级别和职能进行了合理化分级分工。特定职能医院主要提供高精尖医疗卫生服务、先进医疗技术引进开发和评价、高精尖医疗技术研修培训；地域医疗支援医院的建立旨在提供区域分级诊疗服务中心（转诊患者诊疗服务中心）、医师培训基地（医疗临床进修中心）、急救中心（应急救治医疗服务）及医疗中心（医疗物资资源与人才资源共享中心）；各类专科定点医院主要以专病专研、专病专治的形式推进临床重点专科建设及地域专病的防治工作。

目前，日本医疗的双向转诊制度规定，有三种情况需要转诊治疗。首先，基层医疗卫生机构之间因为专科能力水平不同在本地区内进行患者转诊；其次，区域中心医院与基层医疗卫生机构之间因为医疗水平及医疗资源不同而进行介绍转诊；最后，普通医疗卫生机构与疗养医疗卫生机构之间因为服务内容及方向不同进行介绍转诊。与此同时，日本政府通过对医疗卫生机构的激励措施及对普通患者的激励约束措施促进患者的合理分流，推进分级诊疗制度的顺利进行。

七、新加坡分级诊疗服务体系

新加坡提供基层医疗、综合医疗和中长期护理三级医疗卫生服务，这些服务由私立、公立和民间团体医疗卫生机构提供。基层医疗包含预防保健及健康教育两大部分，基层医疗卫生服务中 80%由私人诊所提供，另外 20%由政府综合诊所提供。综合医疗主要依托新加坡现有的公立医院，提供住院治疗、专科门诊和 24 小时急救服务，在住院医疗服务中，公立医院提供 80%的服务，剩余 20%由私立医院提供。中长期护理是指患者在病情稳定后所需要的一系列医疗卫生服务，对需要中期与长期医疗的新加坡居民，目前已有多种居住型和社区型医疗卫生服务方式可供选择，包括社区医院、护理中心和临终关怀机构等。

新加坡有严格的患者就诊逐级转诊制度，患者先到社区医院就诊，如果社区医院没有能力治疗，再转到大型综合医院。新加坡独立之前，其分级诊疗服务模式和英国一样，但是因为效果欠佳，1985 年开始进行医院重组。1999 年建立医院集团，把"指导性竞争"引入新加坡公立医院体系中，将公立医院重组为企业实体，建立以公立医院为核心，以周边综合诊所、社区医院、养老院为支撑的医疗集团，集团内部整合服务，发挥综合效应和规模经济，集团之间开展有序竞争，提高医疗卫生服务水平。医院集团实行双向转诊，充分发挥社区医院作用，通过各级卫生保健提供者之间良好的协作，既提高了医疗质量，又降低了医疗费用，同时减少了医疗卫生服务的重复建设。

第三节　我国当前分级诊疗服务模式

一、我国分级诊疗服务体系的历史进程

（一）城乡分级诊疗服务体系的历史进程

中华人民共和国刚成立之初，我国的分级诊疗服务体系已经开始萌芽。1950 年在第一届全国卫生工作会议上首次提出了基层卫生组织的构架，即县设卫生院、区设卫生所、乡设卫生委员、村设卫生员。随着城乡人民公社的建立，1960年制定的《关于人民公社卫生工作几个问题的意见》中提出了公社卫生组织三级结构，即公社设卫生院、生产大队设卫生所、生产队设卫生室。此时，由民办公助的城乡合作医疗制度也在全国广泛推广，农民按制度规定就医，享受预防保健及医疗卫生服务，实质上等同于分级诊疗。改革开放后，随着市场经济的发展，很多市场经济成为空壳，许多乡镇卫生院陷于衰落，甚至解体，村级卫生组织也多由个人承包，成为售药的场所，预防保健和计划免疫工作无人承担，城乡三级医疗网络断裂，以集体经济为筹资主体的合作医疗制度也纷纷解体，农民陷入完全自费医疗的困境。20 世纪 90 年代以后，农民"看病难、看病贵"的问题更加凸显，于是，国务院在 2002 年发布《关于进一步加强农村卫生工作的决定》，对县、乡、村级医疗卫生机构的地位和职能进行了初步说明。随后，卫生部发布《关于农村卫生机构改革与管理的意见》，强调要加强城乡卫生服务网络的整体功能，鼓励各级机构之间的技术协作和支持。2006 年卫生部颁布《农村卫生服务体系建设与发展规划》，提出构建以县级医疗卫生机构为龙头，乡镇卫生院为中心，村卫生室为基础，地位明确、职能清晰的城乡三级医疗卫生服务体系。

（二）城市分级诊疗服务体系的历史进程

中华人民共和国成立以后，在计划经济体制下通过统一的布局与规划，我国城市建立了市、区两级医院和街道卫生所，初步形成城市的三级医疗卫生服务体系。1989 年，卫生部正式下发了《医院分级管理办法》，开始根据医院任务和功能的不同，分别制定不同的目标和标准进行管理。1994 年下发的《医疗机构设置规划指导原则》对三级医院的医疗卫生服务体系框架再次进行明确，提出要设置层次清楚、结构合理、功能到位的一、二、三级医院，建立适合我国国情的分级

医疗和双向转诊体系总框架。2000 年发布的《关于城镇医药卫生体制改革指导意见的通知》中改变了以往三级医疗卫生服务体系的提法，提出两级医疗卫生服务体系的指导意见，形成由区域医疗中心和社区卫生服务中心组成的两级医疗卫生服务体系。

总之，纵观发展历史，虽然我国分级诊疗服务体系在结构上早已成形，但是由于卫生系统已经形成"以医院为中心"的资源配置和服务利用模式，真正意义上的分级诊疗服务体系尚未全面建立。为了真正实现分级诊疗，全国各地也进行了积极探索，其做法也有所不同。

二、以慢性病为突破口的厦门模式

厦门市通过对三级医院门诊的调查发现，2013 年厦门市公立医院门诊总量为 2670 万人次，其中，慢性病患者占比将近 80%，约 33% 为开药患者，这些病情稳定的开药患者完全能够在基层医疗卫生机构完成常规的治疗和日常管理。基于此背景，2014 年厦门市实施了"三师共管"的分级诊疗服务体系。其具体做法是由三级医院专科医师、基层医疗卫生机构的家庭医师和经过培训认证的健康管理师共同组成服务团队，构建"糖友网""高友网"管理载体，对糖尿病、高血压患者进行全程化、个性化、连续性诊疗及非药物干预等综合管理，让大部分慢性病患者在基层医疗卫生机构解决问题。

"三师共管"分级诊疗服务体系中，专科医师由三级医院中级职称以上的专科医师担任，主要工作是对签约入网的患者进行诊断，并制订个性化治疗方案，同时定期到基层进行巡诊，带教指导全科医师，以提高全科医师的诊断能力。全科医师由基层医疗卫生机构获得全科医师资格的医师承担，负责监督患者对专科医师所指定的诊疗方案的执行情况，关注患者病情变化，将病情控制不良的患者及时反馈至专科医师，做好随访病情记录；积极与健康管理师进行沟通交流，共同制订患者个体化的健康管理教育方案。健康管理师的职责则是协助专科医师和全科医师联系患者，负责日常随访、筛查，强化对个体化健康教育、饮食、运动和生活方式等方面的干预。与此同时，厦门市还多措并举，提高分级诊疗效果，真正做到让三级医院"愿意放""放得下"，让基层医疗卫生机构"愿意接""接得住"，让患者"愿意去""留得住"。

在如何引导三级医院"愿意放""放得下"方面，具体做法包括：一是改革补助机制。改变大医院过度依靠和追求门诊规模的经营模式，把原来对三级医院门诊量的定额补助，调整为对大医院实行与分级诊疗绩效挂钩的财政补助机制。二是调整医疗卫生服务价格。在实行药品零加成后，取消医用耗材加价，同步调整医疗卫生服务价格，拉开不同等级医疗卫生机构合理差价，引导患者就近就医。三是引导医疗资源下沉。通过创设"三师共管"团队服务模式把大医院的专科医生和基层的全科医生、健康管理师联合在一起。将三级医院医生职称晋升和下社区相挂钩，同时对专科医师下社区给予专项补助，让其下基层培训、带教、解决复杂疑难问题。四是力促大医院转型发展。大力推进远程会诊、院士指导平台、"双主任"聘任制、医学人文建设、争创"领先学科"及基于国际标准医院理念的培训和认证等工作。

在如何让基层医疗卫生机构"愿意接""接得住"方面，具体做法包括：一是健全签约服务收付费机制；二是建立基层考核激励机制；三是强化基层专业力量，创新设立"健康管理师"专岗，职数单列；四是改革基层医疗保险支付结算方式。以此来提升基层医务人员的工作积极性和服务能力。

在如何让患者"愿意去""留得住"方面，具体做法包括：一是解决基层"缺药"和长处方问题。允许基层使用《国家基本药物目录》（2012 年）和《国家基本医疗保险药品目录》的常见病、慢性病药品，高血压和糖尿病等常用药和大医院上下对齐；并延长一次性处方用量，最长可达 4～8 周。二是实行差别化价格和医疗保险报销政策，形成落差。运用价格和医疗保险支付杠杆加以引导。三是提升基层医疗质量和水平。制定了多系统、以十大类核心病种为主的基层病种目录，明确临床路径和转诊标准，通过系统培训，让基层常见病的诊疗质量和大医院看齐。四是将家庭医生签约服务与养老医疗需求结合起来。在改革中，厦门市要求家庭医生签约服务与"医养结合"有效结合起来，让家庭医生走进百姓家，全心全意服务好普通患者。五是运用信息技术优化服务。依托覆盖全市的"市民健康信息系统""区域卫生信息平台"助力分级诊疗。

总体来看，厦门市的分级诊疗服务模式取得了一定的效果，根据厦门市人力资源与社会保障局的统计，2015 年厦门市基层医疗卫生机构的门诊人次达到 560 万余人次，相比 2014 年的 390 万余人次，同比增长了 43.59%。其中，高血压门诊人次同比增长了 56.29%，糖尿病门诊人次同比增长了 115.86%。"糖友网""高友网"的入网患者，由 2014 年的 3024 人，激增至"糖友"15 598 人、"高友"21 608 人，两网合计已有 37 206 人。分级诊疗带动了其他常见病、多发病患者从大医院下沉到社区医院，如患急性上呼吸道感染、关节痛、骨质疏松和慢性胃炎等的患者选择在社区医院首诊的人数明显增加。大量患者下沉到社区就诊，给各大医院"减压"，其中，厦门大学附属第一医院 2015 年的门诊量下降了 10%。

三、以构建医疗联合体系为切入点的北京模式

为深化医药卫生体制改革，构建"分级诊疗、急慢分治、双向转诊"的分级诊疗服务模式，2013 年 11 月北京市卫生和计划生育委员会同市发展和改革委员会、市人力资源与社会保障局和市中医管理局等部门联合制定下发了《北京市区

域医疗联合体系建设试点指导意见》，在北京市正式开展了区域医疗联合体（简称医联体）建设工作，以医联体为抓手，探索建立分级诊疗制度。并明确提出医联体工作的总体目标是医联体区域内基层医疗卫生机构社区居民首诊率不断上升，核心医院或三级医院的社区居民首诊率逐年下降，实现首诊在社区、康复在社区、预约在社区、慢性病用药在社区。

北京医联体模式在城市以三级医院为龙头，覆盖二级医院、社区卫生服务中心，建立医联体；在城乡以县医院为龙头，全面推行县、乡、村一体化，推动医联体内人、财、物、管理、服务"五统一"。医联体内部不同级别医疗机构的职责各不相同，一般情况下，三级医院主要承担疑难复杂危重疾病的诊疗，开展具有较高技术含量的医疗技术项目，负责医联体内各级医疗卫生机构业务指导。二级医院主要承担一般疑难复杂疾病、常见病、多发病的诊疗，开展常规诊疗技术项目，社区服务中心则主要承担常见病、多发疾病诊疗和慢性病管理，开展部分常规诊疗技术和康复治疗等。构建以医联体为主要载体的分级诊疗服务模式，促使北京市更好地发挥三级医院专业技术优势及区域医疗中心的带头作用，加强基层医疗卫生机构能力建设，方便群众就医。

在医联体内部，首先，不同层次、类别的医疗卫生机构打通转诊通道，分工协作，按照"危重症患者上转，慢性疾病管理下转二级医院和社区"的原则，进一步明确医联体内双向转诊条件，促进患者有序流动。以朝阳医院医联体为例，其转诊条件规定，急性期治疗后病情稳定，需要继续康复治疗的患者；各种恶性肿瘤患者的晚期非手术治疗；诊断明确，需要长期治疗的慢性病患者或老年护理患者等，符合以上情况的可向下转诊。不能确诊的疑难复杂病例、重大伤亡实践中处置能力受限的病例、疾病诊治超出医疗卫生机构核准诊疗登记科目的病例、需要到上一级医院做进一步检查明确诊断的病例及其他因技术设备条件限制不能处置的病例实行向上转诊。其次，医联体内部检验结果互认，患者医嘱、检查和诊断等信息共享，床位可统一调配，有效提高了患者就医效率，减少大量的重复性检查成本，同时也有利于帮助社区做好医疗行政管理和质量控制等管理工作，使三级医院与社区沟通更顺畅。最后，医联体内的龙头医院结合成员单位的优势技术和学科特色，互通有无，实现业务互补，同时，定期到成员单位查房、出诊和会诊，让社区广大居民在家门口就可以享受到三级医院专家的服务，并通过多种形式的技术输出和人员交流，促进基层医疗卫生机构服务水平提升。

总体来看，北京的医联体分级诊疗服务模式取得了一定的成绩。基层诊疗能力逐步提升，患者首诊在基层的比例明显提升。北京市卫生和计划生育委员会发布的数据显示，2016 年，三季度，医联体内上级医院派出专家达 3.8 万余人次，下级医院医师到大医院进修达 1776 人；基层往上转诊患者达 22 万余人次，是 2015 年全年的 2.57 倍。

四、以诊疗病种为抓手的四川模式

2014 年 8 月 18 日，四川省卫生和计划生育委员会、省委宣传部与省发展和改革委员会等六部委联合发文，从 10 月 1 日起，四川省全面实施分级诊疗制度，成为继青海省后全国第二个、人口大省中第一个全面实施分级诊疗制度的省份。四川省综合运用医疗、医疗保险、价格和宣传等手段，逐步建立"基层首诊、双向转诊、急慢分治、上下联动"的就医制度，形成"小病在基层、大病到医院、康复回社区"的就医格局。

为推进分级诊疗制度的实施，四川省将双向转诊作为关键环节，在全国率先出台康复科等 11 个专科 108 个病种的双向转诊指南（试行），制定了双向转诊流程图等，规范和统一了双向转诊标准。要求每所基层医疗卫生机构与至少两所二级医院签订双向转诊协议，每所二级以上医院与辖区内五所以上基层医疗卫生机构签订双向转诊协议。在基层医疗卫生机构首诊后的患者，只有"病情危重本级难以实施有效救治的"等九种情况，才能转往上级医院。在实施分级诊疗过程中还明确规定：基层医疗卫生机构首诊病症包括急性胃炎和急性支气管炎等 40 种疾病，县区级医疗卫生机构首诊病症包括神经性皮炎和囊肿等 80 种疾病。同时，上下级医院联动构建了双向转诊绿色通道，医疗卫生机构要在门（急）诊挂号室、取药处、入院手续办理处和出院结算处等区域设立专门的双向转诊患者接待窗口。双向转诊协议中的上级医院要优先保障转诊患者预约诊疗服务，要将 30% 的专家号源预留给签约下级医院，并派驻专家到下级医疗卫生机构设立延伸门诊或延伸病房。对转诊患者而言，既节省了时间又节约了成本。

为了保证双向转诊工作的有效开展，在新型农村合作医疗政策方面，四川省完善县外转诊和备案制度，除急诊外未履行转院手续的越级诊治原则上不予报销。城镇医疗保险政策方面，对按规定履行了转诊手续的参保人员转诊后住院报销比例提高 3%～5%。

同时，四川省亦有不少地方以医联体为切入点，构建不同级别、不同类别医疗卫生机构的分工协作机制。资源"二次分配"可以促使大型公立医院和基层医疗卫生机构"抱团"，前者派出技术骨干到基层坐诊、指导，从而"强壮"基层医疗卫生机构；同时通过双向转诊，让部分患者转到基层医疗卫生机构接受康复治疗，缓解大型医院的就诊压力。

总体来看，四川省的分级诊疗服务模式取得了一定的效果，城市大医院"看病难"开始缓解，省市级大型医疗卫生机构门（急）诊量较分级诊疗实施前同比降低了八个百分点，出院人次增长幅度降低了 7.88%。基层"守门人"作用逐渐恢复，全省县域内就诊率已达到 87.72%。医疗费用过快增长势头得到遏制。大医院门诊次均费用、县级医疗卫生机构住院次均费用上涨趋势出现了逆转，分别下降 0.17%、0.78%。群众认可度不断提高，超过八成的群众赞同这项举措。

五、以家庭医生签约服务为基础的上海模式

上海市作为一个特大型城市，在推进分级诊疗工作的过程中，瞄准国际医疗卫生服务的普遍适用规则和模式，遵照国家关于分级诊疗工作的总部署，同时结合本市人口老龄化日益严重的大背景及居民就医结构、就医习惯的客观情况，作出科学合理的制度安排。

在工作目标上，上海市定位在两个方面：一是着眼于构建有序的诊疗秩序，形成"基层首诊、双向转诊、急慢分治、上下联动"的分级诊疗服务模式，提高卫生资源的宏观配置效率和使用效率。二是着眼于推动医疗服务模式的转变，即从以"病"为核心的诊疗管理向以"人"为核心的健康管理转变，建立综合、连续、全程的健康管理体系。

在工作路径上，以做实家庭医生制度为基本路径，探索构建分级诊疗制度。一是做实家庭医生签约服务机制。居民可选择 1 家社区级、1 家区级和 1 家市级医疗卫生机构签约，形成"1+1+1"签约医疗卫生机构组合，优先满足本市 60 岁以上老年人、慢性病居民的签约需求，签约居民在"1+1+1"组合内可任意就诊，如需到组合外就诊的，需由家庭医生（或签约医疗卫生机构）转诊。签约后，居民可享有健康评估、全程健康管理、长处方与延伸处方及优先获取上级医院专科资源等多项优惠。二是做实家庭医生"管健康"。出台深化社区卫生服务综合改革政策，确定了社区卫生服务六大类 141 项基本项目，明确实施基本项目的规范流程、路径、要求与考核指标，引入标化工作量方法，兼顾公平与效率，为建立配套的资源投入与分配机制奠定基础。以居民电子健康档案为基础，逐步完善健康管理模式，家庭医生根据健康人群、高危人群、患病人群及疾病恢复期人群的不同需求，提供有针对性的连续全程健康管理服务。通过二、三级医院与社区卫生、公共卫生机构联动，重点加强慢性病管理，支持居民开展健康自我管理。三是做实家庭医生制度配套综合改革。赋予家庭医生更多可调配的卫生资源，匹配相应优惠倾斜政策，充分发挥家庭医生在初级诊疗、疾病甄别和合理转诊等方面的优势。对"1+1+1"签约居民实施市级医疗机构门诊预约号源优先开放（上级医院拿出 50%的专科和专家门诊预约号源，提前 50%时间优先向家庭医生与签约居民开放）、慢性病签约居民药品"长处方"（慢性病签约居民可一次性配到 1～2 个月药量，减少往返医疗卫生机构次数）、延续上级医院处方（经家庭医生转诊至上级医院的签约居民，在回到社区就诊时，家庭医生可延用上级医院处方药品，并通过第三方物流实现配送，满足社区居民针对性用药需求）和门诊诊查费减免等优惠服务，吸引居民

就诊下沉社区。四是试点管理居民医疗保险费用。为使家庭医生成为居民医疗保险费用管理的代理人，近年来在浦东新区、青浦区开展了相配套的新型农村合作医疗支付方式改革；在长宁区按照有效签约人头，结合服务质量与效果，探索医疗保险按人头支付的制度雏形。在"1+1+1"签约试点中，将开展家庭医生管理签约居民医疗保险费用试点，由家庭医生对签约居民在所有医疗卫生机构花费的诊疗费用进行监管审核。与此同时，通过强化信息化支撑，对二、三级公立医院的考核和引导机制及价格和医疗保险的联动机制等协同推进综合改革。

总体来看，上海市的分级诊疗服务模式取得了一定的效果。上海社区卫生服务综合改革进展情况发布会数据显示，2016 年上海市签约居民年内门诊就诊近80%发生在"1+1+1"签约组合内，其中，超过七成签约居民门诊选择在社区，分级诊疗效果逐步显现。

六、以医疗保险政策引导的青海模式

青海省把实施分级诊疗制度与深化医疗保险支付方式紧密结合起来，是我国实施分级诊疗制度的先行者。2013 年青海省印发《关于进一步做好合理支出医疗费用的意见》《青海省城镇职工和城乡居民基本医疗保险分级诊疗制度》《青海省基本医疗保险支付方式改革方案》三个文件。在实施过程中，规定参保患者住（转）院必须遵循"乡镇中心卫生院和社区卫生服务中心或一级定点医疗卫生机构（首诊医疗卫生机构）→二级定点医疗卫生机构→三级定点医疗卫生机构"的分级诊疗和转诊程序，并明确规定参保人群不通过逐级转诊不予支付医疗保险报销费用，这也是全国唯一在全省范围内强制推行分级诊疗的省份。

2014 年，为进一步完善分级诊疗制度，青海省卫生和计划生育委员会颁布《关于进一步完善分级诊疗制度若干意见的通知》（简称《意见》）。首先，《意见》中进一步简化了转诊手续。取消定点医疗卫生机构负责人签字审批程序，由患者的主治医生签字，定点医疗卫生机构的医疗保险办公室审批盖章；取消医疗保险管理部门审批程序；逐步实行网上预约转诊。其次，《意见》规范了异地居住等参保群众的转诊程序。退休人员、务工人员、各类学生、其他工作人员及其家属等异地居住参保人群的转诊程序为，省外居住的，按照原参保地区医疗保险管理部门的相关规定执行；省内异地居住的，按照居住地区分级诊疗制度的相关转诊规定执行。70 岁以上的老年人、0~3 岁的婴幼儿和重度残疾人等特殊人群的转诊程序，按照"就近就医"的原则，自主选择定点医疗卫生机构诊治。同类疾病再次入院治疗的患者可直接选择原就诊的定点医疗卫生机构进行治疗。不具备转诊条件的地区，参保患者转院时按"就近就医"的原则，可选择统筹区域外的二级定点医疗卫生机构或直接选择三级定点医疗卫生机构就医。最后，

《意见》规定，定点医疗卫生机构对符合转诊条件，需转入下一级定点医疗卫生机构继续住院康复治疗的患者，接收定点医疗卫生机构应免去挂号费，取消医疗保险报销起付线，并优先安排住院治疗；实行同级医疗卫生机构医学检查检验结果互认制；通过社区医生（乡村医生）与居民签订健康管理和服务合同，签约的医生为居民提供预防、保健、治疗的一体化服务，建立居民电子健康档案，成为群众的健康"守门人"。

总体而言，青海省分级诊疗制度的实施取得了一定的效果。首先，通过实施上下联动和分工协作，进一步推动了双向转诊机制，规范了诊疗秩序。其次，基层医疗卫生机构收治常见病、多发病的患者逐步增多，基层医疗卫生机构诊疗量占总诊疗量的比例从2015年的56.4%上升至2016年的63%，住院人次和医疗收入有所增加，医疗服务能力和水平得到提升。最后，通过医疗保险政策引导，群众小病能在基层获得便捷的基本医疗卫生服务和基本药物，大病才转到上级医院。县域内就诊率从2015年的84.6%上升至2016年的88.7%，减轻了群众的费用负担。

第二章 河南省分级诊疗服务体系概念模型构建

第一节 卫生服务系统的复杂性

一、复杂系统及其研究方法

关于系统的定义有很多种不同表述，美国麻省理工学院的 Forrester 在《系统原理》中，将系统定义为是一个共同的目的而一起运行的各部分的组合。著名学者钱学森在《论系统工程》中提出，系统是由相互作用和相互依赖的若干组成部分相结合的具有特定功能的有机整体，即复杂系统整体的性质，不等于部分性质相加。关于复杂系统并没有统一的定义。*Science* 指出，通过对一个系统分量部分（子系统）的了解，不能对系统的性质做出完全的解释，这样的系统称为复杂系统。复杂系统的组成部分具有的一定的智能性，是其最本质的特征，即能根据其所处的环境的变化，按预定目标采取行动的能力。复杂系统具有多种特征，即非线性、涨落和突变、混沌和分形、被冻结的偶然性和随机性组织与自组织、适应性、约束和紧致性与动态性等。

以下五个方面可表示系统复杂性：①系统成分由多要素组成。系统的各单元和单位之间密切联系，从而形成网络，因此，每一单元都会与其他单元相互影响。②系统空间结构具有多层次性。系统具有多层次、多功能的特点，每一层都建立在其单元，同时也可以帮助系统实现某一个功能。③系统状态变量具有多维性。④系统演化发展具有多方向性。系统基于自身的开放性能，在其演化发展过程中密切联系环境，与之相互作用，持续完善其层次与功能结构，并不断优化其发展路径使之更好地适应环境。⑤系统有序进化的多规律性。系统的动态性使其不断发展和变化，就系统本身而言，一定程度上能预测未来的发展变化。总体来说，复杂性由系统元素之间的非线性相互作用产生。非线性的相互作用是系统产生复杂性的根本源头，是其最基本的动力机制。

研究复杂系统不仅涉及数学方法，还需要使用系统方法、控制论方法、信息方法、非线性方法和自组织方法等系统科学的方法论。目前，定量研究相关的理论和方法主要包括计量经济学、经济控制理论、数理经济学、非线性控制理论和系统动力学理论等。

二、卫生服务系统的复杂性

卫生服务系统属于社会大系统，是一个具有开放性的复杂巨系统，具有高阶次、多回路、多投入、多产出和非线性等复杂动态反馈系统的特点。一方面，系统内部各要素随着时间的变化而不断演化；另一方面，系统内部各要素之间相互作用（王立华，2011）。分工是社会资源有效利用的方式和途径，在我国正在进行的医疗改革中，建立分级诊疗服务体系有助于提高社会医疗资源利用效率（Lei，2013）。分级诊疗服务体系内部运行机制存在复杂性：系统与外部环境具有多层次、多目标的联系，多个子系统之间通过物质交流和信息反馈形成系统内部强耦合。因此，分级诊疗服务体系在外部环境的不确定性和内部运行机制复杂性的共同作用下，呈现出非线性的复杂适应特征，是一个复杂系统（黄锐等，2011）。

首先，从卫生事业外部角度来看，卫生事业与社会、资源、人口、经济和环境五大系统有着非常密切的关系，不能从五大系统中脱离，孤立地发展。也就是说，从卫生服务系统的社会功能的角度来看，它组成了一个社会人系统，和社会事业（如文化、科学、体育和教育等）属于同一类型，处在相同的级别，是"提高素质服务和科学文化水平的部门"。从卫生服务系统的输出角度来看，这是一个经济体系的重要组成部分，同时生产各类物质产品（药物及医疗器械设备等卫生材料），并提供各类服务（预防服务、医疗服务和保健服务等）；从卫生服务系统服务的对象和服务宗旨来看，它密切联系着人口大系统，即参与了人口的生产和再生产，服务于城乡居民生命和健康。以卫生事业产品生产过程的角度来看，它与环境和资源系统有非常密切的关系，因为它在占用和消耗一定资源的同时，又创造出一定的资源。在一定的自然环境中从事劳务生产和物质生产。因此，只有协调与社会、人口、资源、经济和环境的关系，卫生事业才能实现其可持续发展。

其次，观察卫生事业的内部，可看出其有三个层次：一是卫生事业的宏观层次，即整个卫生服务。二是卫生事业的中观层次（各个地区的卫生事业也属于中观层次），即各级卫生管理部门，如医疗、预防、保健、康复、计划生育、医学科研和医学教育部门等。三是健康微观水平，即各级各类卫生企事业单位，如医院、防疫站、保健、医学研究所和医学院等。卫生服务系统的复杂适应系统的特点基本来自系统内部的组成个体，个体类型复杂、数量多，每一种都有其内在的目标和价值观，关系行为很难预测，同时和相互冲突的个体之间相互联系，因此，很难度量系统产出。

卫生服务系统是由多个子系统组成的复杂系统，常表现出与外部环境相联系的多层次性、多目标的开放性和彼此之间系统内部强耦合的特征，而各子系统之间通过物质交流和信息反馈的方式形成耦合。卫生服务系统的复杂性决定了内部运行机理的复杂性，导致系统行为往往具有反直观性及对内部参数变化的不敏感性、全局与局部利益相矛盾、远期与近期利益相矛盾及向低效益演变倾向等特点。系统动力学的方法建模比传统数学模型（计量经济、线性规划、投入产出模型）更能全面反映出系统的动态变化趋势和非线性结构，因为模型专注于系统整体的最高目标，而不仅仅是子系统的最高目标，有助于协调环境、人口、资源与社会经济各子系统。

第二节　分级诊疗服务体系基本理论梳理

一、系统动力学理论

（一）国外系统动力学的发展历程及应用领域

系统动力学产生于20世纪50年代中期，在50年代末期渐渐成为独立的学科，创始人是美国麻省理工学院的Forrester。

20世纪50年代后期，系统动力学开始应用于工业或企业管理，处理主要员工与生产等情况变化、市场衰退与市场股票波动等问题。因此，早期这一学科被称为"工业动力学"。

20世纪60年代是系统动力学学科发展的重要时期，当时系统动力学学科代表性科研成果如雨后春笋般涌现。在1961年，Forrester发表的《工业动力学》阐明了系统动力学的基本原理与典型应用案例，成为经典的著作。另外，还有一部总结了美国城市兴衰问题的理论与应用的科研成果——《城市动力学》问世。

20世纪70年代是系统动力学发展的黄金时期，罗马俱乐部（Club of Rome）资助以Forrester的弟子Donella Meadows为首的科研团队研究世界模型课题，运用系统动力学研究了人口、工农业和环境污染等多因素的逻辑关系，以及各个因素发生变化之后的各种可能性，并形成了巨著《增长的极限》，也在经济学和社会学等领域产生了巨大的影响。后来，Forrester的科研团队开始研究美国国家模型，运用系统动力学将美国的社会、经济分割为几个子系统（如通货膨胀和失业等社会经济问题），再构建模型研究其之间的关系，从学术上阐述了经济学家长期争论不休的经济波动机制。

20世纪80年代中后期，随着计算机技术的日新月异，系统动力学理论及其应用两个方面的科研成果都进入了蓬勃期，在理论、方法和模型等方面的深度和广度上都在不断地深化，进入了成熟阶段。

通过文献分析，发现国外系统动力学的应用领域十分广泛。在宏观经济、微观经济、社会人口、生态与环境、科技与教育、医疗卫生和生物工程技术等领域都有其研究成果（王其藩，1994），总结其在医疗卫生领域的应用如下：

Pantell 和 Lewis（1987）根据理论分析及实验研究构建了评估儿童医疗卫生服务作用的概念模型，并对儿童的医疗保健过程及健康结果进行测量。儿童健康应关注儿童综合性的健康能力，参与各种活动的能力，包括生理、心理及社会活动能力的健康。Vennix 和 Gubbels（1992）运用系统动力学建立医疗卫生服务提供过程中与患者沟通的信息获取与反馈机制，采取分阶段方式，即评估—反馈—深谈—评估的方式从患者处获取有效信息。Perkins（1999）模拟了医疗卫生服务提供结构，分析了计划体系、市场改革、区域组织及可操控的竞争等元素，提出通过区域规划、经济组织管理及适当的竞争有利于改善医疗卫生服务的提供。Khwaja（2001）运用系统动力学建立了医疗保险、健康行为及健康结果的关联模型，并进行政策实验。Smith 和 van Ackere（2002）以英国国家卫生服务为例，运用系统动力学模型分析传统的医疗卫生服务需求和供应，指出系统动力模型可以清晰地反映医疗卫生服务供求各主体的因果关系，在医疗需求幅度增加不大的情况下，对医疗资源的投入可以明显缩短就医等待时间。Hoard 等（2005）将系统动力学方法运用于农村疾病预防方案的制订，预测疾病爆发时医疗卫生机构容纳量、需要的护理人员数，明确需要保持的医务人员能力及减少职能流动率，协调医疗卫生服务与公共卫生资源，协调医疗卫生机构与社区以明确居民患病情况，并且可以模拟不同的应对方案，通过数据比较以确定最佳方案。Grundmann 和 Hellriegel（2006）对医院及社区的流行病感染与耐药性进行分析指出，医疗卫生服务中的抗菌治疗产生的耐药性的潜在危害，是对公众健康的主要威胁，提出加强各区域及各部门的联合协作。Breedveld 等（2006）分析了家庭保健服务人力的发展，政府通过对家庭保健服务保险机构及服务者引入竞争及行业风险来对家庭保健服务行业产生影响。服务提供者呈现出以营利为导向，而相关利益团体（如政府）的直接影响、产品及服务提供者相互关联，有选择服务权利的健康守门人的议价，产品供应商的议价，以及财力提供者的议价等都发生了变化。Smits（2010）建立了系统动力模型分析精神疾病的接收与治疗过程，借此运用标准疗法、分步治疗及政策变化来解决供应管理问题。对医疗卫生机构的现状进行模拟，并模拟政策的改变，如针对不同医疗卫生服务仅指派少量工作人员，重新设计接收患者过程及治疗过程（简要疗法和分步疗法）。结果显示，改变接收和治疗活动的人员对医疗行为改善不明显，而重新设计治疗及分步治疗方案可以每天增加 42%的入院率和 18%的收益。Rauner（2002）运用系统动力学方法分析新的支付策略对医疗卫生机构行为的影响。新的支付方式以治疗行为导向类似于按疾病诊断相关分组（diagnosis related groups，DRG）支付方式来改变目前按每位患者每天的偿付方式所带来费用激增超出预算的现状，系统动力模型模拟了新的支付方式下偿付最大化的行为，结果表明，建立的系统动力模型可用于观察系统的未来发展。

（二）国内系统动力学的发展历程及应用领域

随着国外系统动力学理论及应用的不断深化、领域的不断拓展，国内学者也开始关注并引入国内，其中，代表性的学者如同济大学的王其藩教授和浙江大学的许庆瑞院士等。目前在区域经济发展、资源利用、城市规划、物流管理和医疗卫生等各个领域得到广泛应用。

近年来，系统动力学建模及仿真模拟也在我国医疗卫生服务体系、医院管理、医疗费用和卫生绩效等研究中得到运用。例如，张宇等（2010）构建了社区卫生服务系统动力学模型、农村医疗卫生服务系统模型、城市医疗机构协作的系统动力模型及我国宏观医疗卫生系统动力学模型。董丹丹和雷海潮（2011）运用系统动力学模型模拟了卫生总费用。张舒雅等（2014）运用系统动力学研究了中国公立医院运行机制，分析了转型策略。综上所述，以上研究都构建了完整的、动态的系统模型，并且对各个系统运行中存在的问题进行了诊断，利用相关系统资源的数据或政策进行了仿真模拟，并且有一定效果。但是总体来说，系统动力学在医疗卫生服务体系方面的研究及应用处于起步阶段。以"系统动力学和卫生"为关键词在中国知网找到期刊文献100余篇（1980～2016年），而以"系统动力学和分级诊疗"为关键词在中国知网没找到数据。

因此，本研究拟采用系统动力学方法构建模型，对河南省分级诊疗服务体系进行分析，分析其复杂的结构，归纳其规律，从患者的就医流向、卫生资源结构、医疗卫生机构提供和医疗保险报销等方面分析系统问题，为河南省分级诊疗服务体系建设提出政策建议。

二、利益相关者理论

（一）利益相关者理论的研究现状

利益相关者理论的萌芽始于Dodd，但它作为一个明确的概念是1963年由斯坦福研究所[1]提出的，当时，"股东至上"的原则在英、美两国的公司治理中流行，利益相关者理论是在对其质疑中发起的，并随着人们的实践和研究不断地发展起来，随之，对利益相关者的定义和分类成为专家学者讨论的重点。

---

[1] 斯坦福研究所于1977年改名为斯坦福国际咨询研究所。

（二）利益相关者的界定及分类

美国著名管理学家 Freeman 在 1984 年对"利益相关者"做出的定义是能够影响一个组织目标的实现，或者受到一个组织实现其目标过程影响的所有个体和群体，Freeman 的理论大大丰富了利益相关者的内容，该定义也得到广泛的认同。

经过多年的分析和研究，国外对利益相关者的界定方法逐渐形成了以 Freeman、Carroll 和 Wheeler 等为代表的多维细分法和 Mitchell 评分法两大类。Freeman 以企业为对象，把整个企业利益分为所有权、经济依赖性和社会利益三大利益体，并依据此主体，将利益相关者分为拥有所有权的利益相关者、在经济方面有依赖关系的利益相关者和在社会利益上有关系的利益相关者；Carroll 对此提出了两种分类方法，一种是从利益相关者与公司的亲疏关系的角度，将利益相关者分为直接利益相关者和间接利益相关者；另一种是依据支撑企业发展的重点，将利益相关者分为核心、战略和环境利益相关者；Wheeler 从相关的群体是否具备社会性及与企业关系的亲密性角度，将利益相关者分为主要和次要利益相关者；Mitchell 将利益相关者的界定与分类结合起来，他认为，企业的利益相关者必须具备合法性、权力性和紧迫性三个属性中的至少一种，并且依据这三个方面进行评分，根据分值将企业的利益相关者分为拥有合法性、权力性和紧迫性的确定型利益相关者，拥有三种之中两种属性的预期型利益相关者和具备三种属性中一种的潜在型利益相关者。该方法相比之前的研究更具有动态性、实用性和可操作性，因此，也成为利益相关者分类的常用方法。

国内学者以国外的研究为基础并结合我国实际情况提出了一些具有代表性的观点。王建华（1998）、李心合（2001）从合作性和威胁性入手，将利益相关者分为支持型利益相关者、混合型利益相关者、不支持型利益相关者及边缘利益相关者。陈宏辉和贾生华（2004）则从利益相关者之间的主动性、重要性和紧急性三个方面，将利益相关者分为核心利益相关者、蛰伏利益相关者和边缘利益相关者。刘美玉（2007）依据组织与相关群体的关系，将利益相关者分为内部因素和外部环境两个方面，外部环境方面依据相关群体所要求的主要权利性质分为利益索取型和社会责任型的利益相关者；内部因素方面依据相关群体实现其利益是否需要代理分为自我实现型和代理实现型利益相关者。

（三）国内外利益相关者理论的研究现状

目前，国外经济、政治、文化和社会事业管理等的建设与发展都广泛运用了利益相关者理论，在这些领域的应用获得经验及取得成效的基础之上，美国的 Blair 和 Whitehead 将利益相关者理论引入卫生领域。自 20 世纪末期以来，利益相关者理论在卫生政策的制定与分析及卫生机构的管理中被逐步应用（胡坤，2007）。

Smith、Stefl 和 Tucker 运用利益相关者理论对卫生政策进行分析；Ruairi 和 Zsuzsa 首先说明了利益相关者在卫生领域应用时的原则及在实践中的详细过程，总结出如何在卫生政策分析中利用此理论，并结合卫生事业管理的特点总结出关于卫生借鉴的分析方法；Amanda（1999）、Sunil（2001）对多米尼亚共和国和印度等国的卫生政策利益相关者理论进行了实证研究并加以分析。在全球化的背景基础下，Galárraga 和 Bertozzi（2008）对全球健康维护组织、互联网大数据下的医药商品的流通和疾病全球基金管理等卫生机构的管理进行了研究。

在 20 世纪 90 年代，国内对企业的研究理论和对公司治理的研究逐渐重视起来，国内学者在此基础上更深入地展开了利益相关者理论的研究。与此同时，国内学者对企业进行的研究也为医疗卫生服务的管理打下了基础，为科学识别和评价其利益、权利与需求之间的关系、妥善处理各利益体之间的关系及制定相关的卫生政策方面提供了理论依据。因此，卫生政策方面的改革取得了较为显著的成效，在新医改中更是起到了重要的作用。王永莲等（2006）、胡坤等（2007）首先明确了利益相关者产生的基础、发展的历程及在相关领域的应用情况，重点对利益相关者理论在我国卫生领域的应用和发展进行了分析与研究，总结出了利益相关者在卫生政策中的分析步骤；姚岚等（2007）、贺庆功（2009）首先对利益相关者的类型进行了分类，并将理论引入医疗体系建设的研究中。夏冕（2010）对医疗卫生制度的发展变迁史进行了研究分析。这些学者的研究都是在利益相关者理论研究的基础之上，结合我国卫生各方面的现状，指出政策实施推行中的问题，并进行思考与分析，为卫生事业的改革与发展提出相应的对策建议，推动我国医疗卫生事业向前进一步发展。

总而言之，国内学者针对我国卫生事业发展中的问题现状进行了利益相关者的研究，以"利益相关者和分级诊疗"为关键词在中国知网找到七篇文献（1980～2016 年）。从数据来看，关于分级诊疗服务体系中利益系相关者的研究较少，更需要加强这方面的实证分析与研究，为促进我国分级诊疗的可持续发展构建理论与实践基础。

三、社会分工理论

古典经济学重点研究专业化、劳动分工和交换三者之间的关系，Adam Smith 是古典经济学的代表人物，他最早提出社会分工理论的概念。在 Adam Smith 和 Karl Marx 的理论中，社会经济结构贯穿整个经济学的脉络，是经济学研究的中心；经济生活的主体是人，经济生活的核心现象是劳动分工。Adam Smith 认为，制定正确的政策制度才能有利于经济的发展，经济发展的源泉是合理的劳动分工，目的是促进经济效益的提升，而经济效益的提升需要三个方面作为支撑，即分工中劳动的专业化、节省劳动时间和机械智能化。他重点提出，分工让生产更加专业化和细致化，并且形成结构之间的比较优势及大幅度地提高生产效率。在100多年后，Allyn Abbott Young 对 Adam Smith 的分工理论进行进一步的研究，从 George Joseph Stigler、Theodore W. Schultz 及新增长理论等不同的角度对其进行了补充阐述，分工理论由此得到进一步的发展，它的进一步完善也使得分工理论重新在学术界占据了重要地位。在卫生领域，分工理论的应用主要表现在：

（1）合理定位与分工，加强各机构之间的协作。在古代分工协作理论中，柏拉图强调："要合理定位每个人的能力，并合理分工实行协作。"应用到医疗卫生服务体系，该理论的启示是要明确体系内各级各类医疗卫生机构的功能定位，对其规模、服务能力、外部环境和内部因素等进行综合考虑，并对其做出合理分工和布局。

（2）市场供需和市场规模决定分工，体系内各机构的联系与沟通实现分工。在《社会分工论》中，Emile Durkheim 总结说："社会容量和社会密度是分工变化的直接原因，在社会发展的过程中，分工之所以能够不断进步，是因为社会密度的恒定增加和社会容量的普遍扩大。同时只有在各个社会成员之间已经构成联系的前提下，分工制度才能得以实行。"随着市场经济的活跃和人们生活水平的提高，医疗服务市场的规模和居民医疗服务需求不断扩大，医疗服务量在此基础上也在相应增加；为适应居民生存周期的延长，医疗服务需求的密度也在大幅增加。一方面，随着疾病类型的增多和造成疾病原因的复杂性的增强，在医疗服务全面化的基础之上促使医疗服务更为专业化和细致化的分工；另一方面，随着中国老龄化程度的不断加深，康复医疗、老年照顾及医养结合形式的服务应运而生。Emile Durkheim 强调，分工是一个完整的体系，其以社会成员之间的联系为基础，需要成员之间加强沟通、协调好关系，而不能分散化和片段化。

（3）分工让生产过程更加标准，对生产环节的连续性和互补性的要求更加严格。Adam Smith 在社会分工理念中认为，良好的分工不仅仅是提高效率来促进经济的发展，还可能促使生产从量变达到质变。这种质变主要体现在三个方面：一是在劳动专业化的基础之上达到产品的标准化。二是生产的连续性要求生产者能够协调好时间。三是各个独立的生产环节具有互补性。联系到卫生方面，整个医疗卫生服务体系是一个完整的产业链，对其链路生产与发展，明确的规章制度是实现合理化分工的前提，只有对其加以约束和规范，才能促进合理分工的有效实施。各个环节的功能与服务之间要具备互补性、连续性，形成一个结构完整、运行高效的体系。这样的医疗卫生服务体系更能符合现代居民对医疗服务的要求，最大化地实现资源的利用，从而更好地促进医疗服务业的发展。

（4）更专业的分工需要良好的制度环境。由于服务的无形性，供需双方无法预测服务提供和接受的效果，双方的信息在很大程度上都不具有对称性，服务的特性决定服务业必须拥有完善的契约和规章制度来维持行业秩序。在纳恩分析的模型中显示，好的政策制度有助于专业性较强、分工关系较紧密的商品生产的分工工作。由此可见，分级诊疗服务体系的建立需要良好的政策制度作支撑。

（5）分工理论中的产业集群。随着企业面临需求的多样化和复杂化，企业的分工、分级必然要不断细化，随之而来面临的问题便是管理成本的提升和管理层次的冗余等，结果是造成服务效率的降低。为进一步整合资源，提高生产服务效率，对分工的不同行业，有必要进行适当的资源整合，实现优势互补。由此产生了产业集群的生产模式，这种"合工"不仅能提高工作效率，还能优化系统。同样，医疗卫生行业的发展也需要这种理论。一个较为成熟的集群的建成，在分工方面主要有三种形式：一是纵向的垂直分工，即指企业在服务提供时经过的流程中各部门之间的合作，如一个产品要经过生产部门、检验部门、供应部门、销售部门及售后服务部门，其分工的差异表现在工作内容上；二是横向分工，即指在企业内部生产同种类但不同类型产品的机构之间的分工，其工作的差异主要表现在产品的类型上；三是职能分工，一般是指企业内部生产或服务性的功能性分工，从企业外部的角度来说，也就是将独立性强的辅助生产部门与基本生产部门分离经营。在我国，公立医院与基层医疗卫生机构分工协作的主要模式是合作、托管、重组、联合体、集团和院办院管等。郑大喜（2011）、Grumbach 和 Bodenheimer（2004）认为，医疗服务体实现集群优势需要国家加大大医院对基层医疗卫生机构的帮扶，实现上级与基层医疗资源的共享，以及实现优势的互补性。陆琳和马进（2011）研究指出，院办院管一体化的管理能够促进分级诊疗的实现。基层医疗卫生机构与城市大医院的规模、服务能力和服务功能的差别大，虽针对不同的患者人群，但在本质上仍处于竞争的状态。因此，需要合理调节两者之间的分工及利益的分配机制，才能有效实现双向转诊的双赢，促进分级诊疗的实现。

四、供应链理论

（一）供应链理论的兴起与发展

从 20 世纪 80 年代开始，广大消费者开始有多样化的需求，追求个性化的消费。这使市场不再像过往一样稳定，而是呈现出迅速、难以提前预测的变化。传统的企业运作模式便开始显现出各种弊端。传统情况下，一个企业的经营包含了从原材料到销售的全部过程，这样导致一个企业本身就是一个完整的产业链，完全自给自足、不假外求，这种在以往情况下的企业强大竞争力的体现，随着市场及消费者需求转变的迅速性，开始显得过于冗长而难以灵活应对现状。在企业的这种困境中，一种新型的适应现状的运作模式——供应链理论应运而生。这种模式强调分工与合作，企业不再独自掌握全局，而是作为产业链上的一个节点，发挥自己在某一阶段的优势，扬长避短，再加上与其他企业的默契合作，共同形成一个完整的产业链。这样的强强联合的运作模式，为企业在快速变化的市场环境中开辟出一条生路。

新型的供应链模式比传统模式的优势，主要体现在四个方面：第一，各个企业拥有系统的观念。其不再只站在自身的角度，而是作为整个产业链的一部分、用系统的观点，来面对复杂而又多变的市场环境。第二，所有企业拥有共同的愿景。其通过发挥自身优势、利用其他企业优势，来实现共同的利益。第三，企业之间密切合作。当今市场环境下，企业之间并非只是单纯的竞争对手的关系，而是互相依存、取长补短的伙伴关系。其打破原有的界限，真诚合作，以此来面对市场的多变。第四，企业之间优势上的互补。每个企业都不可能包揽所有的经营环节，其只要把握自己最核心的竞争力，就可以在市场上占有一席之地。而在自身不擅长的地方，与其他优势企业合作是最便捷也是最有效的措施。

（二）供应链理论在卫生领域的应用

目前，产生于制造业中的供应链理论，已不再只适用于制造业一个行业，而是可以在其他行业中发挥作用，包括服务业与服务型制造业。20 世纪 90 年代初期，随着制造业和服务业的发展，为更好地适应市场的变化，两者开始融合，这导致了供应链理论研究范围的扩大，开始向服务型产品拓展，产生了服务供应链。服务供应链的有关理论目前集中在两个分支上：首先是制造业中的增值服务，其次是在如旅游业和汽车业等独立的服务行业中。

在国内的医疗领域，供应链理论从 2004 年开始被研究并进行应用。研究共检索到 52 篇有关供应链理论在医疗领域的文献，通过对这些研究的梳理和分析，得出以下结论：在国内医疗领域，对供应链理论的探讨，大多是关于药品、医疗设备和高值耗材等有形产品的采购、库存和使用及其供应链管理及优化，只有很少的学者研究其在医疗服务中的应用。

医疗服务供应链中包含了医疗服务流、信息流、资金流和产品流这些流动的要素。相比来说，在医疗服务链中，在这些要素之外还包括了患者流，因此，医疗服务链是从患者的需求出发，通过一整套医疗服务系统为患者提供服务的。

总而言之，医疗服务的供应、医疗服务的应用这两个过程相结合产生了医疗服务链。医疗服务链基于患者需求，通过完整的医疗服务系统提供医疗服务，其中包含了医疗服务流、信息流、资金流、产品流及患者流等这些流动要素。医疗服务链的精髓在于它可以通过对这些因素的合理调控，将各供应商、整合的医疗服务提供系统和患者连接起来，共同组成一个完整的功能网链结构。

第三节 系统动力建模原则及步骤

一、系统动力学的基本观点

系统动力学是一门分析研究信息反馈、系统结构、功能与行为空间之间动态、辩证关系的科学。该理论于 20 世纪 50 年代提出，其创立人是美国麻省理工学院的 Forrester。系统动力学以计算机技术为基础，结合系统论和信息论等内容，系统状态和信息反馈可以反映出系统动力学中系统的动态，还可以建立仿真模型，进行仿真实验。

系统动力学中，系统包括信息、单元、单元的运动。单元依赖信息并运用合适的有序排列的单元构成了系统结构，系统结构在一定的条件下通过运动发生作用，产生系统行为和系统功能。系统内部动态结构和反馈机制决定了其行为模式和运动特性。

反馈（feedback）的实质是输入与输出，这种关系既可以发生在同一单元之间又可以发生在同一子块之间。以上所说的反馈是指系统自身内部结构之间的反馈，从系统整体看，系统输出与系统外部环境输入的关系也属于反馈。反馈的范畴比较广泛，包括单元之间的输入输出、子块之间的输入输出、系统之间的输入输出，还可以是系统自身与其他系统中单元、子块之间的输入与输出关系，甚至可以是两个不同系统之间的输入与输出。反馈泛指发出的事物返回发出的起始点并产生影响，反馈可以使被控制的过程对控制机构产生反作用，这里所说的反馈系统是指使反馈环节对被控制对象产生作用的系统。反馈系统受自身行为影响，把系统以前的做功产生的影响返回到系统自身，进而对系统以后的行为产生影响。反馈有正反之分。正反馈可以强化系统运动或其运动结果对系统原始行为的影响作用，负反馈能通过系统响应的方式找出既定目标。

反馈的运动通过回路完成，反馈的回路有正反之分。

正反馈回路具有正回馈特征，有强化作用，可以增强反馈对系统的反作用。由于正反馈回路中一系列要素属性具有递推作用，当正反馈回路中一个要素的属性发生变化，该要素会在回路中沿着原来的发展方向继续运动。所以，正反馈回路有强化系统行为的作用，同样也可以弱化系统行为。由于正反馈回路不稳定、不平衡、强化或弱化作用明显，其可以引起良性循环和恶性循环两种截然不同的后果。负反馈回路有弱化偏差的作用，可以缩小系统状态和目标状态之间的偏差。由于负反馈回路中一系列要素属性也具有递推作用，当某一要素发生变化时，该要素属性会改变，运动方向也会改变，这一特性可以稳定系统内部结构。因为负反馈回路的这个特征，它也被称为平衡回路和稳定回路。平衡和稳定是系统自我调节的重要内容，这一特性可以减缓系统衰亡速度。正反馈和负反馈回路示意图如图 2-1、图 2-2 所示。

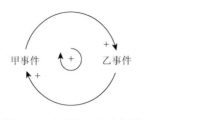

图 2-1 　正反馈回路示意图

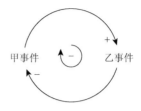

图 2-2 　负反馈回路示意图

因为系统的反馈回路决定了其性质和行为，所以系统结构主要是指系统中反馈回路的结构。

系统动力学解决问题的实质是系统优化，通过大量仿真实验可以深入了解系统及其内部结构，掌握系统之间各要素的变化，优化系统，取得更好的系统功能。而且系统动力学可以简化一些复杂、周期长、数据相对缺乏的问题，能进行长期、动态的定量分析。系统动力学思路与方法如图 2-3 所示。当今，系统动力学已在某些企业、城市、国家甚至世界规模的战略决策中成功应用。

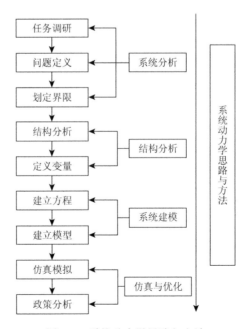

图 2-3 　系统动力学思路与方法

二、系统动力学建模原则

因为系统动力学建模有复杂的研究对象，所以系统动力学建模有以下四个原则：①建模应该连续且稳定。系统动力学建模研究系统变化和内部结构特征，只有连续的系统模型才能更好地明确系统内部框架和掌握结构运动特征。②系统结构起决定性作用。系统结构决定了其行为模式，环境也是通过系统结构对系统行为模式产生作用，而系统基本结构又由其内部的反馈结构、机制、信息反馈回路决定。由此可知，系统建模的关键在于确定系统反馈结构和其边界。③整体与个体相结合。有一些系统比较复杂，对这种复杂的系统，系统模型的建立着重反映子系统与系统结构的相互作用和反馈关系，外部环境也对系统产生影响，分解系统应由上到下、由浅入深，做到整体与个体相统一，使动态系统的内部结构与反馈机制得到既全面又系统的描述。④突出重点。建立系统动力学模型时，应突出重点，使模型结构与现实系统结构一致。

三、系统动力学的建模步骤

（一）系统分析

解决系统动力学问题的首要步骤是分析问题，这一步骤称为系统分析。具体包括四个方面：①明确建模目的。②收集和统计系统数据。③找出系统存在的问题。④确定系统行为的参考模式。

（1）明确建模目的和其系统边界。确定建模目的是解决系统动力学问题的方向。目的不同，其系统边界和系统结构也不同。建模目的可以明确系统边界，找出研究对象，理清系统结构层次。另外，可以用系统结构图来描述系统中子块之间物质与信息流的关系。

（2）确定系统行为的参考模式。系统思考是从整体确定系统行为的一种方法。系统及其结构比较复杂，有细节复杂性和动态复杂性。传统的预测分析方法只能处理细节复杂性，不能解决动态复杂性难题，这时就体现出了系统思考的优越性，它可以观察环状因果互动关系，是一连串的变化过程，而非片段式、分裂的个别事件。正反馈、负反馈和时间延滞组成了可以构建系统基模的系统思考语言。简单来说，系统基模是系统基础模型，如成长上限模型、舍本逐末模型、恶性竞争模型、富者愈富模型、饮鸩止渴模型。

因果关系图是构成系统动力学模型的基础，是系统内部关系的真实写照，常用因果关系包括因果箭、因果链、反馈回路（图2-4、图2-5）。因果箭箭尾始于原因，箭头终于结果，有正因果关系和负因果关系之分，称为因果关系的极性。

因果链描述因果关系在多个要素之间的递推性质，因果链的极性符号与因果箭极性乘积符号相同。在系统中存在原因与结果的作用与反作用的相互关系时，就形成因果关系的反馈回路，反馈回路的基本特征是原因和结果的地位具有相对性。

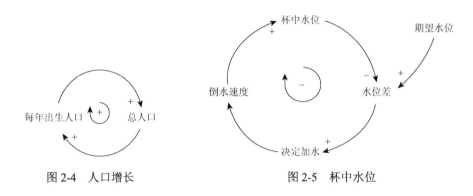

图 2-4　人口增长　　　　　　　　图 2-5　杯中水位

（3）绘制系统动力学流图。系统动力学流图（stock and flow diagram）是根据因果关系的反馈回路，应用专门设计的描述各种变量的符号绘制而成，如图 2-6 所示。

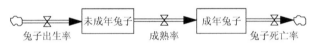

图 2-6　兔子数量流程图

系统动力学模型中主要的变量类型有流位变量、流率变量、辅助变量、初始值变量、常量、表函数。

（二）建立规范数学模型

建立规范数学模型需要建立各变量之间的函数关系，这里给出四类方程来描述。

（1）积分方程。用以描述流位变量，又称流位变量方程。

（2）流率方程。用以描述流率变量，值得注意的是，单位时间内流率值和流率方程不变。

（3）表函数。用系统动力学语言描述能用图形给出的非线性函数。

（4）辅助方程。用以描述辅助变量。

系统动力学会有一些由微小变化就能引起系统行为数值大幅度波动甚至改变系统行为极性的敏感参数。因此，为了保证模型模拟结果与真实系统结果的一致，必须重视参数估计，越精确越好。系统动力学模型参数估计可综合运用于计量经济学和统计学等领域。

（三）模拟模型与分析

模型分析是在系统动力学的基础上剖析系统，解决问题，通过实践实施取得结果，进一步修正模型结构与参数。

（四）模型检验与评估

模型检验与评估不要求必须放在最后，其中包含的一部分内容也可以在以上几个步骤中分别完成。

第四节　河南省分级诊疗服务体系概念模型构建

本部分内容是运用系统动力学理论构建分级诊疗服务体系模型。首先，借助利益相关者理论、社会分工理论、供应链理论分析分级诊疗服务体系子系统相关模块；其次，运用系统动力学理论构建河南省分级诊疗服务体系概念模型。

一、分级诊疗服务体系利益相关者的确定

近些年来，特别是 2015 年、2016 年国务院及国家卫生和计划生育委员会等相关部门出台的系列政策，都将分级诊疗制度作为深化医疗改革的热点问题之一。在分级诊疗的逐步推进中，其利益主体之间的关系引发了人们更多的思考，如何改进和发展分级诊疗服务体系也成了诸多学者研究的方向。本研究首先确定了分级诊疗服务体系的利益相关者，目的在于为构建分级诊疗服务体系概念模型提供理论依据和必要性的探讨。

为了确定分级诊疗服务体系利益相关者的候选名单，本研究采用了头脑风暴法和文献研究法。研究除采用这两种研究方法之外，又利用了米切尔评分原则，用专家意见作为评判的标准。参与此次评选的有医院管理专家、医药卫生人员和医学专家等，询问了其关于分级诊疗服务体系利益主体的看法，由其选出分级诊疗服务体系利益相关者的候选名单，结果以专家支持率作为标准，最终确定分级诊疗服务体系主要利益相关者。

以专家 70% 的支持率作为标准，选出了五种不同类别的分级诊疗服务体系利益相关者，即政府部门、非政府组织、医疗机构、供应商、第三方付费。政府部门有卫生行政机构、财政部门、食品药品监督管理部门及发展和改革委员会等；非政府组织有行业协会、媒体、消费者保护协会、私立医疗机构；医疗机构有省、市、县公立医疗机构，社区卫生服务中心（站）和乡镇卫生院；顾客主要是患者、患者家属、居民；供应商有设备、人才、药品、后勤服务；第三方付费有社会医

疗保险、商业医疗保险、新型农村合作医疗、特困医疗救助机构。内部员工有普通员工和管理人员；最终确定省、市、县公立医疗机构，社区卫生服务中心（站）和乡镇卫生院，社会医疗保险机构、卫生行政机构、各个相关主体的普通员工、管理人员、患者、供应商、食品药品监督管理部门符合利益相关者的要求（图2-7）。

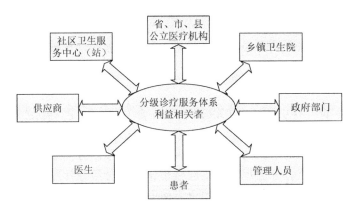

图 2-7　分级诊疗服务体系利益相关者

二、分级诊疗服务提供者的社会分工

随着中国社会从传统农业社会向城市化、市场化社会转变，从计划体制向市场经济社会转变过程的发展，我国分级诊疗服务体系也在逐步完善。分级诊疗服务体系经历了从农村医疗服务向城市医疗服务发展，从政府主导到政府和市场共同作用的医疗服务体系建设过程。我国分级诊疗服务相关政策的演变也体现了这一点，在政策改革的每个阶段都有与其相适应的政策方针，有利于对各级医疗卫生机构的分级管理；在分级诊疗服务体系政策完善之前，一些公立医院曾经出现为了利益无序竞争、盲目扩张的不良现象，这一现象使一级医疗卫生机构、民营医疗卫生机构受到严重创伤，甚至惨遭淘汰，大型公立医院成为医疗服务供给市场的寡头；针对以上情况，政府鼓励由政府举办的一级、部分二级医院和国有企事业单位所属医疗卫生机构等基层医疗卫生机构进行转型或改造改制，推进城市基层医疗服务建设。居民对医疗服务的需求随着生活水平的提高而增加，这是促使分级诊疗服务体系完善的又一个诱因。为了创建一种完善的分级诊疗服务格局，国家采取了一系列措施，如为基层医疗卫生机构引进专业人才、合理分配城乡卫生机构医疗资源、居民就医与医疗保险支付方式挂钩，此外还吸取了一些国外的先进管理经验。

根据我国社会现状和医疗服务体系面临的问题，以分工为切入点比较了我国和国外分级诊疗服务体系模式的共同点和不同点，总结优缺点并加以改进。此外，我们了解到分工对分级诊疗服务体系有重要作用，本研究综合运用社会分工理论，进一步明确我国三级医疗卫生服务体系建设的分工安排和发展方向，促使大型综合医院、专科医院和社区医疗卫生机构等各级各类医疗卫生机构分工协作框架局面的形成，使医疗、护理、康复服务体系更加完善（图2-8）。

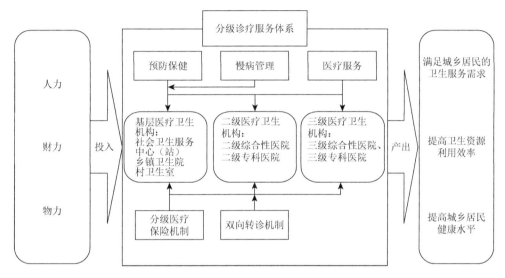

图2-8　分级诊疗服务提供者的社会分工模型

三、分级诊疗服务体系医疗服务供应链确定

分级诊疗服务体系医疗服务供应链的概念最初由杜祥等（2008）和贾清萍等（2010）提出。杜祥等（2008）对分级诊疗服务体系医疗服务供应链的理解为"由最终顾客的需求开始，医院通过对从采购医疗设备、器械及药品到提供医疗服务这一过程的信息流、物流和资金流的控制，从而将供应商、医院和最终顾客连成一个整体的功能网链结构模型"。贾清萍等（2010）对农村分级诊疗服务体系医疗服务供应链的理解为"从患者（农民）的需求出发，围绕医药企业，通过对医疗服务流、医疗信息流和医疗资金流等实行有效的控制，为患者（农民）提供各种形式的医疗服务产品的复杂系统"。从两位学者对医疗服务供应链的理解，对其概念进行总结：

（1）要最大限度地满足患者的需求。总的来说，患者的需求是安全有效、质优价廉的医疗服务，即最优的医疗服务体验。

（2）杜祥等（2008）认为，医院是分级诊疗服务体系医疗服务供应链的生产供应商；贾清萍等（2010）则认为分级诊疗服务体系医疗服务供应链的生产供应商是医药企业。本研究认为，单一的医疗服务提供者难以解决患者多层次的医疗服务需求问题，因此，多个机构协作提供服务是医疗服务供应链发展的必然趋势。医疗服务的生产商和提供商是一个"综合体"。不同级别的医疗卫生机构和多个同级但侧重方向不同的医疗卫生机构相互交织，共同作用，形成了卫生服务生产和提供的网链结构。

（3）以上两位学者对分级诊疗服务体系医疗服务供应链流动要素的看法同中存异。相同点在于都认可供应链包括信息流和资金流，不同点是杜祥等（2008）认为，供应链还包括物流，物流分为服务流和产品流，而贾清萍等（2010）忽视了产品流。本研究认为，信息流、资金流、物流缺一不可，信息流是分级诊疗服务体系医疗服务供应链起作用的基础，资金流是分级诊疗服务体系医疗服务供应链起作用的核心，物流是分级诊疗服务体系医疗服务供应链起作用的物质保障。

（4）分级诊疗服务体系医疗服务供应链环节不宜过多。杜祥等（2008）提出，不宜将"原材料供应商—供应商—制造商—批发商—零售商"纳入考虑范畴，以避免研究出现范畴过广而重点不突出的问题。本研究倾向于其看法。

综合以上又结合诸多研究经验，本研究归纳了分级诊疗服务体系医疗服务供应链的概念，即分级诊疗服务体系医疗服务供应链是一个通过控制医疗服务流、信息流、资金流和产品流，整合医疗服务来满足患者服务需求的一体化多功能网链结构。

分级诊疗服务体系医疗服务供应链是一个复杂宽泛的内容，本研究简化了其流程，作为构建概念模型的基础。查阅文献发现，分级诊疗服务体系医疗服务供应链既有提供医疗服务的主体又有利用医疗服务的对象，本研究只分析了提供医疗服务的主体，归纳出分级诊疗服务体系医疗服务供应链特指由卫生资源投入（包括政府药品招标采购）—基层医疗卫生机构—二级医疗卫生机构—三级医疗卫生机构—居民医疗卫生服务利用共同构建的分级诊疗服务体系医疗服务供应链（图2-9）。

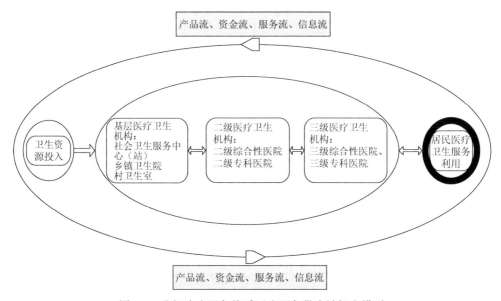

图2-9　分级诊疗服务体系医疗服务供应链概念模型

四、河南省分级诊疗服务体系系统动力学概念模型构建

系统动力学概念模型通过分析整个分级诊疗服务体系系统与局部系统之间的关系，将其划分为若干系统模块，以此来确定系统结构和边界。本研究以利益相关者理论的分级诊疗服务体系为主体，即本研究对象和范畴以社会分工这一理论作为分析医疗选择行为和供给系统结构与管理体制等的工具，利用供应链理论分析分级诊疗服务链的系统投入及系统产出等方面的特点与演化趋势。

（一）分级诊疗服务系统分析

1. 内部子系统

分级诊疗服务体系的子系统紧密联系分级诊疗过程。分级诊疗的核心环节是提供和利用分级诊疗服务，医疗卫生是服务提供者，患者需求是诊断和治疗服务的核心，服务利用的出发点是患者的就医选择，满足患者的需求是评价系统产出的指标，因此，系统的需方子系统和供方子系统相互作用构成了分级诊疗服务体系的内部主体。因此，分级诊疗服务体系内部主体由供方子系统与需方子系统交互作用构成。

需方子系统：患者需要和需求是卫生服务利用的原动力，卫生服务需要是由人群感受到的实际健康和"理想健康状态"之间的差异产生的，通过卫生服务利用，使需要转化为患者的需求，因此，分级诊疗服务利用受就医观念和人群健康状况等因素的影响。决定患者流向的起始环节、关键环节是患者对首诊机构的选择。患者根据医疗卫生机构能提供的服务、自身病情需要、就诊流程和医疗保险政策等方面选择就诊。据文献分析发现，主要有七个方面的因素对患者选择医疗卫生机构产生影响，即医疗卫生机构情况、卫生费用水平、患者就医体验、生理状况因素、人口社会经济特征、患者对医学的认知观念、医疗保险支持情况。这些因素可能影响患者就医流向，进而影响分级诊疗。

供方子系统：复杂系统理论下，系统功能是系统结构外部显示的形式，系统结构是由产生行为模式的能量的、物质的、信息内的部件将供方系统分为外在功能模块和内在结构模块。内在结构模块和外在功能模块共同组成信息内在部件的供方系统，外在功能模块主要提供诊疗服务，分为三个层次：①疑难杂症诊疗和急危重症服务，由城市三级综合性医院、三级专科医院提供。②常见病、多发病治疗服务由县医院和城市二级综合性医院提供。③三级医院转诊的恢复期患者、稳定期患者的诊疗服务，多发病、常见病及慢性病患者、全科服务康复期患者、晚期肿瘤患者、老年病患者的治疗服务由基层医疗卫生机构提供。服务功能之间相互关联，双向转诊使三个层次的服务功能整合。

　　内在结构模块可分为三个方面：①卫生资源分布在各级医疗卫生机构的比例关系、数量即资源结构，代表了系统结构的总体特征，这是系统的基本结构。"倒三角"资源结构不符合"金字塔"形的需求结构，成为诊疗系统中的难题，调整资源结构成为改革的切入点，可以用于观测系统改革的目标。②机构之间的角色定位和分工即组织结构。专家咨询结果及医疗卫生机构的功能调查显示，目前医院功能越位比较严重，医疗卫生机构不能以自身功能定位作为标准提供服务，尤其是在医院，经济因素可能是一个潜在的原因。③医疗卫生机构的激励机制、补偿机制、监管制度即管理结构。根据世界卫生组织的描述框架，卫生服务受到四个方面管理结构的影响，即医疗保险资金、卫生人力与激励、信息共享、药品供应。

　　2. 外部环境分析

　　分级诊疗服务体系的发展水平受外部环境和系统本身结构及功能因素的影响，主要有以下四个方面。

　　（1）第三方因素——政策因素：强调政府主导的卫生系统。政府决策作为世界卫生组织承认的六大影响因素之一，会影响卫生系统构建，市场失灵可能造成分级诊疗服务功能失调，因为其具有正外部性及准公共产品的性质。我国分级诊疗服务体系发展经验提示，政府职能缺失会导致卫生系统降低公益性和公平性。在新医改中，优化分级诊疗服务系统功能需要重新强化政府职能。在影响管理体制、卫生系统资源配置和发展模式等方式的基础上，构建政策环境影响系统。

　　（2）第三方因素——卫生筹资。医疗保险激励约束患者的就医行为，是提高公平性、实现卫生服务可支付性的有效手段。新医改之后，我国基本上实现了完整的医疗保险的覆盖范围。完全覆盖医疗保险可能激发人们的健康服务需求，通过增加医疗卫生服务，从而降低患者自我治疗比例，患者就医机构选择可能受不同层次的医疗卫生机构不同报销比例的影响，根据项目不同支付费用可能导致供方诱导需求，减少患者下转数量，使双向转诊途径不能正常运行。

　　（3）人口发展因素：新增人口带来新的需求，疾病模式、疾病谱受到人口结构变化的影响。期望寿命、死亡模式、迁移水平、生育模式、出生性别比和生育水平等因素通过供方子系统影响分级诊疗行为。因此，必须将人口发展因素作为发展系统的约束目标，以实现满足人群卫生服务需求的目标。

　　（4）社会和经济发展水平因素：社会经济发展决定了卫生系统资源的投资水平。卫生系统数量由社会资源水平、财政收入，以及国家、地区整体发展战略等决定，必须将社会经济发展作为约束系统，因为其决定着多少负荷量是分级诊疗服务系统能承受的。

3. 分级诊疗服务系统宏观因果关系确定

因果关系分析是运用系统动力学理论构建模型的必要步骤，通过因果关系分析进而对分级诊疗服务系统诸要素之间的逻辑关系进行描述，为构建逻辑模型打下基础。

图 2-10 展现了在宏观水平上，卫生服务系统与经济系统和人口系统的因果关系，是系统动力学基模中"成长上限"基模的应用。可以看出，图 2-10 的下半部分是一个正反馈回路，描述的是河南省的国内生产总值增长可以提高卫生总费用，进而带动河南省卫生资源的增长和河南省卫生服务供给能力的提高，从而促进居民健康水平的提高，又进一步促进社会经济水平的提高。图 2-10 的右上部分是一个负反馈回路，描述的是居民健康水平的提高促使寿命延长、人口增加、人口老龄化，进而使得居民卫生服务需求增加，对卫生资源的消耗增加，从而降低卫生服务供给能力，对维护居民健康水平产生影响。两类机制共同作用于卫生服务系统，使整个系统在发展中维持一定的平衡。

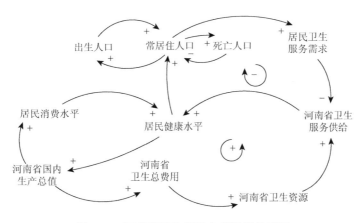

图 2-10　河南省卫生系统宏观因果关系图

（二）概念模型的建立

对现实分级诊疗服务系统结构进行分析，构建以下分级诊疗服务体系概念模型：供方子系统和需方子系统，两者交互作用通过医疗服务的供给和利用途径、卫生服务利用的绩效产出、分布结构供方的服务能力影响需方就医意愿。内部结构包括资源结构、组织结构和管理结构，共同决定外在功能，政府、人口发展、分级医疗保险制度和社会经济发展四个要素共同组成系统外环境。政府可能通过供方子系统、需方子系统、医疗保险干预分级诊疗服务，也可能通过社会经济因素、人口间接产生作用。医疗保险作为人群就医选择的调控杠杆，也可能对供方利益产生影响。人群就医需求受人口发展的影响，供方子系统资源配置受社会经济发展的约束（图 2-11）。

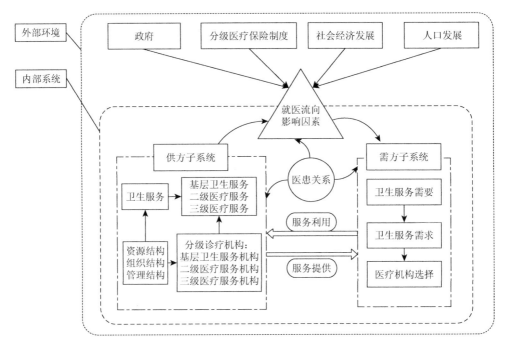

图 2-11　分级诊疗服务体系概念模型

通过概念模型可发现，患者选择对分级诊疗服务体系产生多方面影响，根据文献资料研究，得出以下假说：各因素影响需方分级诊疗就医意愿有以下四种途径，即医疗保险→需方就医意愿→分级诊疗，供方结构→供方功能→需方就医意愿→分级诊疗，社会经济发展→供方结构→需方就医意愿→分级诊疗，人口因素→需方就医意愿→分级诊疗。

第三章 基于分级诊疗的河南省卫生服务供需双方现状分析

卫生服务供给和卫生服务需求密切相关，需求是供给的前提，而供给是需求的基础。在卫生服务供给中，卫生资源的可供给量将直接决定卫生服务的供给量，同时卫生服务的供给量还受卫生资源质量、构成、分布的影响。卫生服务供给是否能满足卫生服务需求及满足的程度如何，一方面与供给量有关，另一方面还与卫生资源的利用效率有关。本章从河南省卫生资源配置的分级配置现状、医疗服务的分级利用情况进行分析，了解分级诊疗背景下河南省卫生资源配置与利用是否合理。

第一节 河南省医疗卫生资源配置现状

一、河南省整体情况

（一）河南省各级医疗卫生资源配置情况

1. 各级医疗卫生机构配置情况

由表3-1可知，2007～2015年，河南省基层医疗卫生机构由63 372个减少至60 298个，减少了近五个百分点；医院数量由1192个增加至1521个，增加了27.60%。其中，村卫生室减少6.37%，3874个；乡镇卫生院减少1.20%，25个；社区卫生服务中心（站）则增加了825个，2015年数量是2007年数量的2.68倍。由此看来，基层医疗卫生机构数量在减少，医院数量在增加，基层医疗卫生机构中城乡医疗卫生机构数大量减少，城市医疗卫生机构数大量增加。

表3-1 2007～2015年河南省医疗卫生机构配置总体情况　　单位：个

年份	基层医疗卫生机构			医院
	村卫生室	乡镇卫生院	社区卫生服务中心（站）	
2007	60 792	2 089	491	1 192
2008	61 899	2 089	533	1 174
2009	63 670	2 089	724	1 193

续表

年份	基层医疗卫生机构			医院
	村卫生室	乡镇卫生院	社区卫生服务中心（站）	
2010	64 140	2 084	861	1 198
2011	64 131	2 084	1 017	1 220
2012	57 083	2 072	1 134	1 284
2013	56 955	2 068	1 280	1 402
2014	56 721	2 055	1 312	1 412
2015	56 918	2 064	1 316	1 521

通过对比不同医疗卫生机构的增减速度发现（表 3-2、图 3-1），乡镇卫生院的变化最小，2008～2015 年增减速度基本不超过 1.00%，且 2008 年、2009 年没有任何增减；村卫生室增长速度较慢，并且在 2012 年出现一次大幅度减少，减幅达到 10.99%，医院除 2008 年略有下降之外，其他年份均有一定比例增加，其中，2013 年增长速度最快，为 9.19%；社区卫生服务中心（站）的变化最明显，2009 年增长速度达到 35.83%，此后增长速度慢慢下降，到 2014 年增长速度出现大幅度下降，由之前的 10% 以上降为 2.50%，2015 年增速仅为 0.30%。

表 3-2　2008～2015 年河南省医疗卫生机构配置增减率情况（%）

年份	基层医疗卫生机构			医院
	村卫生室	乡镇卫生院	社区卫生服务中心（站）	
2008	1.82	0.00	8.55	−1.51
2009	2.86	0.00	35.83	1.62
2010	0.74	−0.24	18.92	0.42
2011	−0.01	0.00	18.12	1.84
2012	−10.99	−0.58	11.50	5.25
2013	−0.22	−0.19	12.87	9.19
2014	−0.41	−0.63	2.50	0.71
2015	0.35	0.44	0.30	7.72

进一步分析 2007～2015 年河南省每万人拥有医疗卫生机构数量发现，村卫生室每万人拥有量最多，其次为乡镇卫生院，医院每万人拥有量最少（表 3-3）。作为城市基层医疗卫生机构的社区卫生服务中心（站）每万人拥有量远不及城乡基层医疗卫生机构每万人拥有量。

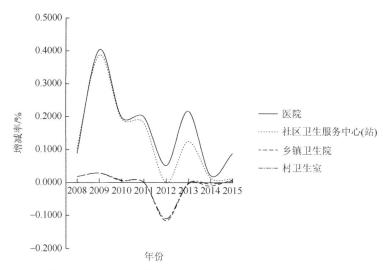

图 3-1　2008～2015 年河南省医疗卫生机构配置增减率情况

表 3-3　2007～2015 年河南省每万人拥有医疗卫生机构数量　单位：个

年份	基层医疗卫生机构			医院
	村卫生室	乡镇卫生院	社区卫生服务中心（站）	
2007	9.89	0.34	0.15	0.13
2008	10.26	0.35	0.16	0.12
2009	10.77	0.35	0.20	0.13
2010	11.15	0.36	0.24	0.13
2011	11.50	0.37	0.27	0.13
2012	10.54	0.38	0.28	0.14
2013	10.77	0.39	0.31	0.15
2014	10.97	0.40	0.31	0.15
2015	11.30	0.41	0.30	0.16

2. 各级医疗卫生机构床位配置情况

由表 3-4 可知，2007～2015 年，各级医疗卫生机构床位数均有明显增加，乡镇卫生院由 58 611 张增加至 98 129 张，增加 39 518 张；社区卫生服务中心（站）由 880 张增加至 11 306 张，增加 10 426 张；医院由 167 443 张增加至 358 341 张，增加 190 898 张。通过对 2007～2015 年各级医疗卫生机构床位数的增长情况分析（表 3-5）可知，乡镇卫生院的平均增长率最低，为 6.80%，其次是医院，增长率为 10.00%，社区卫生服务中心（站）的床位数增长速度最快，平均为 44.57%。通过纵向比较发现，医院的床位增长率较为稳定，基本保持在 10.00% 左右；乡镇卫生院的床位数增长率除 2008 年和 2009 年相对增长较快之外，其他年份增速缓慢；社区卫生服务中心（站）床位数在 2008 年和 2009 年呈现飞速增长，增长速度超过 100%，之后增长速度下降。

表 3-4　2007～2015 年河南省医疗卫生机构床位配置情况　　　单位：张

年份	基层医疗卫生机构			医院
	村卫生室	乡镇卫生院	社区卫生服务中心（站）	
2007	—	58 611	880	167 443
2008	—	69 397	1 785	182 800
2009	—	78 728	4 283	204 302
2010	—	83 449	6 907	220 974
2011	—	85 067	7 487	239 793
2012	—	91 115	9 061	274 540
2013	—	93 725	9 748	306 546
2014	—	95 634	10 202	332 705
2015	—	98 129	11 306	358 341

表 3-5　2007～2015 年河南省医疗卫生机构床位增长情况（%）

年份	基层医疗卫生机构			医院
	村卫生室	乡镇卫生院	社区卫生服务中心（站）	
2007	—	—	—	—
2008	—	18.40	102.84	9.17
2009	—	13.45	139.94	11.76
2010	—	6.00	61.27	8.16
2011	—	1.94	8.40	8.52
2012	—	7.11	21.02	14.49
2013	—	2.86	7.58	11.66
2014	—	2.04	4.66	8.53
2015	—	2.61	10.82	7.71

　　对每千人拥有医疗卫生机构床位数分析发现（表 3-6），各级医疗卫生机构每千人拥有床位数均呈递增趋势，每千人拥有的医院床位数最多，其次为每千人拥有的乡镇卫生院床位数。虽然社区卫生服务中心（站）的床位数年增长速度最高，但是每千人拥有的社区卫生服务中心（站）床位数最少，2007 年仅为 0.03 张，2015 年为 0.25 张，这一方面与河南省社区卫生服务中心（站）整体起步晚、基础

弱有重要的关系，另一方面还与河南省农业人口大量向城镇转移有直接关系。同时，与全国平均水平相比较，2015 年河南省各级医疗卫生机构床位千人拥有量均略低于全国水平。

表 3-6 2007～2015 年河南省每千人拥有医疗卫生机构床位情况 单位：张

| 年份 | 基层医疗卫生机构 | | | 医院 |
	村卫生室	乡镇卫生院	社区卫生服务中心（站）	
2007	—	0.95	0.03	1.79
2008	—	1.15	0.05	1.94
2009	—	1.33	0.12	2.15
2010	—	1.45	0.19	2.35
2011	—	1.52	0.20	2.55
2012	—	1.68	0.23	2.92
2013	—	1.77	0.24	3.26
2014	—	1.85	0.24	3.53
2015	—	1.95	0.25	3.78
2015年全国平均水平	—	1.98	0.26	3.88

3. 各级医疗卫生机构卫生技术人员配置情况

分析各级医疗卫生机构卫生技术人员配置情况（表 3-7），2010～2015 年，村卫生室、社区卫生服务中心（站）和医院的卫生技术人员绝对值分别增加了 27 973 人、7536 人和 113 288 人，三类医疗卫生机构卫生技术人员均呈年递增趋势；乡镇卫生院卫生技术人员绝对值增加 1836 人，2010～2013 年呈上下波动趋势，2014 年之后呈上升趋势。

表 3-7 2010～2015 年河南省医疗卫生机构卫生技术人员配置情况 单位：个

| 年份 | 基层医疗卫生机构 | | | 医院 |
	村卫生室	乡镇卫生院	社区卫生服务中心（站）	
2010	21 362	79 627	10 675	212 847
2011	28 948	76 651	13 103	231 149
2012	34 518	79 372	14 450	255 930
2013	44 523	79 234	16 331	284 529
2014	47 204	79 976	17 349	305 515
2015	49 335	81 463	18 211	326 135

分析各级医疗卫生机构每千人拥有卫生技术人员数量情况（表3-8），通过历年数据对比看，每千人拥有的医院卫生技术人员数最高，其次为乡镇卫生院，社区卫生服务中心（站）最少；除乡镇卫生院每千人拥有卫生技术人员在2010～2011年略有波动之外，其他各级医疗卫生机构每千人拥有卫生技术人员均呈递增趋势，其中，医院增长速度最快，社区卫生服务中心（站）增长速度最慢。与2015年全国平均水平对比分析，河南省每千人拥有村卫生室卫生技术人员数为0.98人，高于国家平均水平0.29人；除此之外，乡镇卫生院、社区卫生服务中心（站）及医院每千人拥有卫生技术人员数均低于全国平均水平。

表3-8　2010～2015年河南省医疗卫生机构每千人拥有卫生技术人员数量情况

单位：个

年份	基层医疗卫生机构			医院
	村卫生室	乡镇卫生院	社区卫生服务中心（站）	
2010	0.37	1.38	0.29	2.26
2011	0.52	1.37	0.34	2.46
2012	0.64	1.47	0.36	2.72
2013	0.84	1.50	0.40	3.02
2014	0.91	1.55	0.41	3.24
2015	0.98	1.62	0.41	3.44
2015年全国平均水平	0.69	1.80	0.56	3.69

（二）河南省各级卫生资源配置差异性分析

1. 分析方法

方差分析（analysis of variance，ANOVA），又称"变异数分析"，是R.A.Fisher发明的，用于两个及两个以上样本均数差别的显著性检验。其基本思想是通过分析研究不同来源的变异对总变异的贡献大小，从而确定可控因素对研究结果影响力的大小。完全随机设计的单因素方差分析是把总变异的离均差平方和（sum of squares of deviation from mean，SS）及自由度分别分解为组间和组内两部分，其计算公式如下：

$$均方组间=离均平方和/组间自由度$$
$$均方组内=离均平方和/组内自由度$$
$$SS\ 总=SS\ 组间+SS\ 组内$$

整个方差分析的基本步骤如下：

（1）建立检验假设；

H_0，即多个样本总体均值相等；

H_1，即多个样本总体均值不相等或不全等（检验水准为0.05）。

（2）计算检验统计量 F 值；

（3）确定 P 值并得出推断结果。

2. 各级卫生资源配置差异性分析

（1）医疗卫生机构配置。对各级医疗卫生机构配置数量进行差异性分析，符合方差检验要求，其方差检验具有统计学意义（$p<0.000$），因此，各级医疗卫生机构配置具有差异（表3-9、表3-10）。通过查看同类子集，医院、社区卫生服务中心（站）和乡镇卫生院没有显著差异，村卫生室与其他医疗卫生机构之间存在显著差异（表3-11）。由此看来，在分级诊疗服务体系中，作为基层医疗卫生机构的核心力量，社区卫生服务中心（站）和乡镇卫生院的人均拥有量并未和医院人均拥有量区分开来，"金字塔"式的机构配置格局仍未形成。

表3-9 各级医疗卫生机构方差齐性检验

方差齐性检验值	df1（自由度1）	df2（自由度2）	显著性
13.762	3	32	0.000

表3-10 各级医疗卫生机构配置差异性方差检验

来源	平方和	df（自由度）	均方	F 值	显著性
组间	744.750	3	248.250	3682.667	0.000
组内	2.157	32	0.067		
总数	746.907	35			

表3-11 各级医疗卫生机构配置同类子集

类型	N	$\alpha=0.05$ 的子集	
		1	2
医院	9	0.1378	
社区卫生服务中心（站）	9	0.2467	
乡镇卫生院	9	0.3722	
村卫生室	9		10.7544
显著性		0.0780	1.000

注：均数相似的显示在同一列，计算均数用调和平均数差值

（2）医疗卫生机构床位配置。对各级医疗卫生机构床位配置差异性进行分析，符合方差检验要求，其方差检验具有统计学意义（$p<0.000$），因此，各级医疗卫生机构床位配置具有差异（表 3-12、表 3-13）。通过查看同类子集，乡镇卫生院床位人均拥有量和其他医疗卫生机构床位人均拥有量差异显著，但社区卫生服务

中心（站）和医院床位人均拥有量之间差异不显著（表3-14）。由此看来，在城镇分级诊疗服务体系中，各级医疗卫生机构床位数仍需进一步调整。

表 3-12　各级医疗卫生机构床位数配置方差齐性检验

方差齐性检验值	df1（自由度1）	df2（自由度2）	显著性
13.094	2	24	0.000

表 3-13　各级医疗卫生机构床位数配置差异性方差检验

来源	平方和	df（自由度）	均方	F 值	显著性
组间	654.659	2	327.330	3644.118	0.000
组内	2.156	24	0.090		
总数	656.815	26			

表 3-14　各级医疗卫生机构床位配置同类子集

类型	N	α=0.05 的子集	
		1	2
医院	9	0.2467	
社区卫生服务中心（站）	9	0.3722	
乡镇卫生院	9		10.7544
显著性		0.3830	1.000

注：均数相似的显示在同一列，计算均数用调和平均数差值

（3）医疗卫生机构卫生技术人员配置。对各级医疗卫生机构卫生技术人员数量进行差异性分析，符合方差检验要求，其方差检验具有统计学意义（$p < 0.000$），因此，各级医疗卫生机构卫生技术人员配置具有差异（表3-15、表3-16）。通过查看同类子集，四类医疗卫生机构两两之间均存在差异性（表3-17）。由此看来，医院作为分级诊疗服务体系中的高级层次，其卫生技术人员人均拥有量具有明显优势；社区卫生服务中心（站）和村卫生室作为分级诊疗服务体系中城乡居民的"健康守门人"，其卫生技术人员人均拥有量远低于医院和乡镇卫生院；社区卫生服务中心（站）卫生技术人员人均拥有量与村卫生室相比发展水平相对缓慢。

表 3-15　各级医疗卫生机构卫生技术人员配置方差齐性检验

方差齐性检验值	df1（自由度1）	df2（自由度2）	显著性
10.884	3	20	0.000

表 3-16　各级医疗卫生机构卫生技术人员配置差异性方差检验

来源	平方和	df（自由度）	均方	F 值	显著性
组间	21.963	3	7.321	105.272	0.000
组内	1.391	20	0.070		
总数	23.354	23			

表 3-17　各级医疗卫生机构卫生技术人员配置同类子集

类型	N	α=0.05 的子集			
		1	2	3	4
社区卫生服务中心（站）	6	0.3683			
村卫生室	6		0.7100		
乡镇卫生院	6			1.4817	
医院	6				2.8567
显著性		1.000	1.000	1.000	1.000

注：均数相似的显示在同一列，计算均数用调和平均数差值

二、不同地区卫生资源配置情况

基于数据可得性及卫生资源的配置与利用具有区域性特征，本部分在分析不同地区卫生资源配置情况时，把省直管县卫生资源合并到对应的省辖市中，分别从各级医疗卫生机构配置和床位数配置两个方面分析其差异性。

（一）卫生资源配置情况

1. 医疗卫生机构配置数量

通过对 2015 年河南省不同地区医疗卫生机构配置情况分析发现（表 3-18），周口市的村卫生室总数最多，为 7413 个，济源市最少，为 483 个；南阳市的乡镇卫生院总数最多，为 243 个，济源市最少，为 12 个；郑州市的社区卫生服务中心（站）总数最多，为 244 个，驻马店市最少，为 11 个；郑州市的医院总数最多，为 224 个，济源市最少，为 9 个。进一步分析 2015 年河南省不同地区每万人拥有医疗卫生机构数量（表 3-19）发现，三门峡市每万人拥有的村卫生室数量最多，为 21.07 个，驻马店市最少，为 6.60 个；三门峡市每万人拥有的乡镇卫生院数量最多，为 1.06 个，安阳市最少，为 0.32 个；济源市每万人拥有的社区卫生服务中心（站）数量最多，为 0.70 个，驻马店市最少，为 0.01 个；焦作市每万人拥有的医院数量最多，为 0.27 个，驻马店市最少，为 0.10 个。

表 3-18　2015 年河南省不同地区医疗卫生机构配置情况　单位：个

地区名称	基层医疗卫生机构			医院
	村卫生室	乡镇卫生院	社区卫生服务中心（站）	
郑州市	2907	117	244	224
开封市	3068	109	74	96
洛阳市	3104	154	168	128
平顶山市	3365	112	121	95
安阳市	5177	114	36	76
鹤壁市	1094	25	12	34
新乡市	4928	165	140	114
焦作市	2097	80	80	95
濮阳市	3514	77	60	58
许昌市	3340	78	51	84
漯河市	1362	51	48	50
三门峡市	1493	75	53	57
南阳市	6782	243	49	125
商丘市	6420	219	75	90
信阳市	3777	230	92	81
周口市	7413	206	18	146
驻马店市	3227	208	11	75
济源市	483	12	51	9

表 3-19　2015 年河南省不同地区每万人拥有医疗卫生机构数量情况

单位：个

地区名称	基层医疗卫生机构			医院
	村卫生室	乡镇卫生院	社区卫生服务中心（站）	
郑州市	8.83	0.36	0.23	0.22
开封市	10.43	0.37	0.14	0.19
洛阳市	9.73	0.48	0.25	0.19
平顶山市	9.76	0.33	0.21	0.16
安阳市	14.68	0.32	0.06	0.12
鹤壁市	15.19	0.35	0.07	0.21
新乡市	14.70	0.49	0.22	0.18
焦作市	13.19	0.50	0.23	0.27

续表

地区名称	基层医疗卫生机构			医院
	村卫生室	乡镇卫生院	社区卫生服务中心（站）	
濮阳市	16.34	0.36	0.17	0.16
许昌市	14.71	0.34	0.12	0.19
漯河市	9.87	0.37	0.18	0.19
三门峡市	21.07	1.06	0.24	0.25
南阳市	9.99	0.36	0.04	0.11
商丘市	12.36	0.42	0.09	0.11
信阳市	8.71	0.53	0.12	0.11
周口市	12.30	0.34	0.02	0.15
驻马店市	6.60	0.43	0.01	0.10
济源市	15.58	0.39	0.70	0.12

2. 床位配置数量

通过对 2015 年河南省不同地区医疗卫生机构床位配置情况分析发现（表 3-20），周口市的乡镇卫生院床位数量最多，为 12 139 张，济源市最少，为 676 张；焦作市的社区卫生服务中心（站）床位数量最多，为 1932 张，济源市最少，为 0 张；郑州市的医院床位数量最多，为 71 127 张，济源市最少，为 2157 张。进一步分析 2015 年河南省不同地区每千人拥有医疗卫生机构床位数量（表 3-21）发现，共 10 个地区每千人拥有的乡镇卫生院床位数量超过河南省平均水平，其中，三门峡市每千人拥有量最多，为 3.37 张，许昌市最少，为 1.45 张；共 8 个地区每千人拥有的社区卫生服务中心（站）床位数量超过河南省平均水平，其中，焦作市每千人拥有数量最多，为 1.00 张，济源市最少，为 0.00 张；共 8 个地区每千人拥有的医院床位数量超过河南省平均水平，其中，郑州市每千人拥有数量最多，为 6.84 张，信阳市最少，为 2.27 张。

表 3-20　2015 年河南省不同地区医疗卫生机构床位配置情况　　单位：张

地区名称	基层医疗卫生机构			医院
	村卫生室	乡镇卫生院	社区卫生服务中心（站）	
郑州市	—	5 497	1 295	71 127
开封市	—	5 071	313	22 343
洛阳市	—	6 690	935	30 206
平顶山市	—	6 297	744	22 990

续表

地区名称	基层医疗卫生机构			医院
	村卫生室	乡镇卫生院	社区卫生服务中心（站）	
安阳市	—	6 595	711	21 057
鹤壁市	—	1 381	170	6 273
新乡市	—	7 866	872	25 183
焦作市	—	3 429	1 932	16 348
濮阳市	—	5 195	110	12 542
许昌市	—	3 285	371	13 877
漯河市	—	2 701	530	9 552
三门峡市	—	2 391	414	10 229
南阳市	—	11 533	1 453	32 943
商丘市	—	11 517	705	24 622
信阳市	—	7 809	610	16 947
周口市	—	12 139	560	27 100
驻马店市	—	9 819	371	21 598
济源市	—	676	0	2 157

表3-21　2015年河南省不同地区每千人拥有医疗卫生机构床位数量情况

单位：张

地区名称	基层医疗卫生机构			医院
	村卫生室	乡镇卫生院	社区卫生服务中心（站）	
郑州市	—	1.67	0.18	6.84
开封市	—	1.72	0.14	4.32
洛阳市	—	2.10	0.26	4.48
平顶山市	—	1.83	0.30	3.91
安阳市	—	1.87	0.26	3.38
鹤壁市	—	1.92	0.19	3.90
新乡市	—	2.35	0.28	3.89
焦作市	—	2.16	1.00	4.63
濮阳市	—	2.42	0.08	3.47
许昌市	—	1.45	0.18	3.20
漯河市	—	1.96	0.42	3.63
三门峡市	—	3.37	0.27	4.55

续表

地区名称	基层医疗卫生机构			医院
	村卫生室	乡镇卫生院	社区卫生服务中心（站）	
南阳市	—	1.70	0.31	2.88
商丘市	—	2.22	0.21	2.90
信阳市	—	1.80	0.19	2.27
周口市	—	2.01	0.15	2.79
驻马店市	—	2.01	0.13	2.77
济源市	—	2.18	0.00	2.95

（二）不同地区卫生资源配置差异性分析

1. 分析方法

泰尔熵标准是由 Theil 于 1967 年利用信息理论中的熵概念来计算收入不平等而得名。它是衡量区域经济发展均衡程度的重要指标之一。泰尔指数越大，说明经济发展差异越大；泰尔指数越小，说明经济发展处于均衡状态，差异性较小。

$$T = \sum_{i=1}^{n} P_i \ln \frac{P_i}{Y_i} \quad\quad (3-1)$$

式中，P_i 为各市人口数占总人口数的比例；Y_i 为各市人口所拥有的卫生资源数占卫生资源总数的比例；n 为河南省城市总个数。

2. 不同地区卫生资源配置差异性分析

（1）医疗卫生机构配置数量

从泰尔指数测定值分析，河南省 18 个地级市各级医疗卫生机构配置的泰尔指数为 0.009 286～0.107 950，整体处于较低水平。相对而言，乡镇卫生院在各地区的配置最为均衡，差异性最小，泰尔指数为 0.009 286；其次是村卫生室，泰尔指数为 0.013 687；再次为医院，泰尔指数为 0.019 538；社区卫生服务中心（站）在各地区的配置相对最为不均衡，差异性较大，泰尔指数为 0.107 950（表 3-22）。由此看来，社区卫生服务中心（站）在各地区的配置不均衡是值得注意的问题。

表 3-22　不同地区医疗卫生机构配置泰尔指数

项目	基层医疗卫生机构			医院
	村卫生室	乡镇卫生院	社区卫生服务中心（站）	
郑州市	0.006 35	0.003 364	−0.011 75	−0.013 78
开封市	0.001 873	0.002 045	−0.002 96	−0.003 64
洛阳市	0.003 749	−0.004 31	−0.016 07	−0.005 4
平顶山市	0.003 956	0.005 898	−0.012 07	−0.000 73
安阳市	−0.007 08	0.006 18	0.018 441	0.006 441
鹤壁市	−0.001 64	0.000 864	0.006 001	−0.002
新乡市	−0.006 77	−0.005 03	−0.012 63	−0.003 16
焦作市	−0.001 87	−0.002 66	−0.006 38	−0.007 94
濮阳市	−0.006 1	0.002 065	−0.004 76	−0.000 38
许昌市	−0.004 6	0.002 908	0.002 758	−0.003 82
漯河市	0.001 47	0.000 99	−0.003 31	−0.002 12
三门峡市	−0.003 4	−0.005 26	−0.002 56	−0.004 5
南阳市	0.006 574	0.006 527	0.041 822	0.017 157
商丘市	−0.003 52	−0.001 58	0.006 863	0.013 83
信阳市	0.008 827	−0.009 01	−0.000 69	0.011 468
周口市	−0.003 84	0.007 974	0.058 072	0.001 6
驻马店市	0.020 478	−0.001 79	0.052 623	0.015 786
济源市	−0.000 77	0.000 111	−0.005 45	0.000 726
泰尔指数	0.013 687	0.009 286	0.107 950	0.019 538

（2）床位配置数量

从泰尔指数测定值分析，河南省 18 个地级市各级医疗卫生机构床位配置的泰尔指数为 0.004 265～0.050 660，整体处于较低水平。相对而言，乡镇卫生院床位在各地区的配置最为均衡，差异性最小，泰尔指数为 0.004 265；其次是医院，泰尔指数为 0.020 236；社区卫生服务中心（站）床位在各地区的配置相对最为不均衡，差异性较大，泰尔指数为 0.050 660（表 3-23）。由此看来，社区卫生服务中心（站）床位在各地区的配置不均衡是值得关注的问题。

表 3-23　不同地区医疗卫生机构床位配置泰尔指数

项目	基层医疗卫生机构			医院
	村卫生室	乡镇卫生院	社区卫生服务中心（站）	
郑州市	—	0.004 07	0.020 086	−0.026 52
开封市	—	0.002 9	0.011 609	−0.003 3
洛阳市	—	−0.001 69	−0.001 67	−0.005 34

续表

项目	基层医疗卫生机构			医院
	村卫生室	乡镇卫生院	社区卫生服务中心（站）	
平顶山市	—	0.001 849	−0.004 35	−0.001 3
安阳市	—	0.001 258	−0.001 28	0.002 342
鹤壁市	—	0.000 116	0.002 149	−0.000 34
新乡市	—	−0.004 69	−0.003 13	−0.001 33
焦作市	—	−0.001 19	−0.024 07	−0.003 28
濮阳市	—	−0.003 5	0.015 715	0.000 96
许昌市	—	0.005 316	0.006 181	0.002 652
漯河市	—	6.8×10^{-6}	−0.005 93	0.000 214
三门峡市	—	−0.002 98	−0.000 99	−0.001 92
南阳市	—	0.007 451	−0.009 24	0.012
商丘市	—	−0.005	0.004 724	0.008 681
信阳市	—	0.002 828	0.007 12	0.015 272
周口市	—	−0.001 3	0.016 268	0.011 358
驻马店市	—	−0.000 92	0.017 468	0.009 402
济源市	—	−0.000 26	—	0.000 685
泰尔指数	—	0.004 265	0.050 660	0.020 236

第二节　河南省卫生资源利用现状

一、河南省卫生资源利用情况

（一）各级医疗卫生机构诊疗服务开展情况

分析各级医疗卫生机构诊疗服务开展情况（表 3-24），从绝对值增长率上看，2010～2015 年，河南省村卫生室诊疗服务人次从 206 483 843 人次增长至 221 526 171 人次，增长了 7.29%；乡镇卫生院诊疗服务人次从 64 729 993 人次增长至 104 563 629 人次，增长了 61.54%；社区卫生服务中心（站）诊疗服务人次从 10 157 207 人次增长至 21 925 318 人次，增长了 115.86%；医院诊疗服务人次从 96 158 524 人次增长至 143 087 959 人次，增长了 48.80%。由此看来，各级医疗卫生机构诊疗服务人次均呈年递增趋势，社区卫生服务中心（站）的诊疗服务人次增长最快。从历年各级医疗卫生机构诊疗服务人次的占比（图 3-2）来看，2010～2015 年，村卫生室诊疗服务人次的占比呈递减趋势，由 54.69% 下降至 45.11%，减少了 9.58 个百分点；其他医疗卫生机构的诊疗服务人次的占比均呈递增趋势，其中，乡镇卫生院的诊疗服务人次的占比由 17.15%增长至 21.29%，增加了 4.14 个百分点；社区卫生服务中心（站）诊疗服务人次的占比由 2.69%增长至 4.46%，增加了 1.77 个百分点；医院的诊疗服务人次的占比由 25.47%增长至 29.14%，增加了 3.67 个百分点。由此看来，村卫生室在各级医疗卫生机构中的诊疗服务功能在逐渐减弱，其他医疗卫生机构则在逐渐增强，社区卫生服务中心（站）的诊疗服务功能发展最为缓慢，在城市分级诊疗服务体系中作用不明显。通过数据亦可以进一步判断，在分级诊疗服务体系中，村卫生室的首诊功能在逐渐减弱，社区卫生服务中心（站）的首诊功能正在逐渐提升，但是整体功能优势比较薄弱。

表 3-24　河南省各级医疗卫生机构诊疗服务开展情况　　　单位：人次

年份	基层医疗卫生机构			医院	合计
	村卫生室	乡镇卫生院	社区卫生服务中心（站）		
2010	206 483 843 （54.69）	64 729 993 （17.15）	10 157 207 （2.69）	96 158 524 （25.47）	377 529 567 （100）
2011	229 410 361 （55.21）	68 626 543 （16.52）	12 814 261 （3.08）	104 664 379 （25.19）	415 515 544 （100）
2012	230 085 487 （51.46）	81 407 224 （18.21）	16 043 440 （3.59）	119 588 420 （26.74）	447 124 571 （100）
2013	228 419 686 （48.92）	89 346 419 （19.13）	20 255 994 （4.34）	128 939 249 （27.61）	466 961 348 （100）
2014	233 531 243 （47.21）	96 487 056 （19.51）	21 653 190 （4.38）	142 995 256 （28.91）	494 666 745 （100）
2015	221 526 171 （45.11）	104 563 629 （21.29）	21 925 318 （4.46）	143 087 959 （29.14）	491 103 077 （100）

注：括号内数值代表各对应项的占比。下同

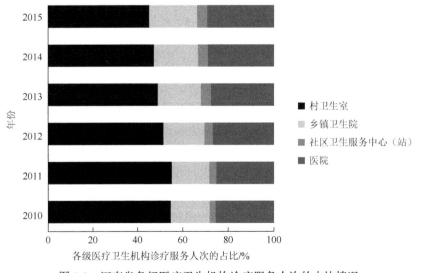

图 3-2　河南省各级医疗卫生机构诊疗服务人次的占比情况

（二）各级医疗卫生机构住院服务开展情况

分析各级医疗卫生机构住院服务开展情况（表3-25），从绝对值增长率上看，2010～2015年，河南省乡镇卫生院住院人次从3 248 522人次下降至2 890 214人次，减少了11.03%；社区卫生服务中心（站）住院人次从83 841人次增长至180 849人次，增长了115.70%；医院住院人次从5 896 386人次增长至9 187 168人次，增长了55.81%。由此看来，乡镇卫生院住院人次呈递减趋势，社区卫生服务中心（站）和医院住院人次呈递增趋势，其中，社区卫生服务中心（站）增长最快。从历年各级医疗卫生机构住院人次的占比来看（图3-3），2010～2015年，乡镇卫生院住院人次的占比呈逐年递减趋势，由35.20%下降至23.58%，减少了11.62个百分点；社区卫生服务中心（站）住院人次的占比呈递增趋势，由0.91%增长至1.47%，增加了0.56个百分点；2015年与2014年相比，医院住院人次略有下降，但是整体而言呈增长趋势，住院人次的占比由2010年的63.89%增长至2015年的74.95%，增加了11.06个百分点。由此看来，基层医疗卫生机构的住院服务开展情况与医院的住院服务开展情况相差甚远。乡镇卫生院作为城乡"三级预防保健网络"的中枢，其住院服务开展逐年下降，严重影响了其在保障农民健康水平及城乡分级诊疗制度实施中应有的作用；社区卫生服务中心（站）的住院服务水平较低，发展较慢，无法发挥其在城镇分级诊疗服务体系中的功能；医院在各级医疗卫生机构中的住院人次的占比不降反升，其功能定位亦没有得到真正落实。

表 3-25　河南省各级医疗卫生机构住院服务开展情况　　　单位：人次

年份	基层医疗卫生机构			医院	合计
	村卫生室	乡镇卫生院	社区卫生服务中心（站）		
2010	—	3 248 522 (35.20)	83 841 (0.91)	5 896 386 (63.89)	9 228 749 (100)
2011	—	2 977 216 (30.90)	105 581 (1.10)	6 551 747 (68.00)	9 634 544 (100)
2012	—	3 171 918 (28.31)	124 906 (1.12)	7 906 915 (70.57)	11 203 739 (100)
2013	—	2 832 897 (24.61)	147 920 (1.28)	8 531 056 (74.11)	11 511 873 (100)
2014	—	2 849 859 (22.81)	162 189 (1.30)	9 480 948 (75.89)	12 492 996 (100)
2015	—	2 890 214 (23.58)	180 849 (1.47)	9 187 168 (74.95)	12 258 231 (100)

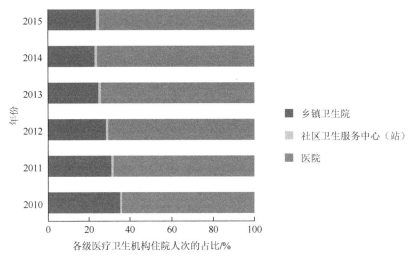

图 3-3　河南省各级医疗卫生机构住院人次的占比情况

（三）各级医疗卫生机构床位使用率情况

分析各级医疗卫生机构床位使用率情况，2010～2015 年，乡镇卫生院床位使用率有增有减，但变化幅度不大，使用率均在 60%～65%；社区卫生服务中心（站）床位使用率 2010～2014 年保持在 45%～50%，2015 年突破 50%，达到 51.3%；医院床位使用率是各级医疗卫生机构中占比最高的，2010～2015 年均达到 80% 以上，其中，2010 年、2011 年和 2015 年在 85%～90%，2012～2014 年在 90%～95%（表 3-26）。整体而言，医院的床位使用率最高，乡镇卫生院次之，社区卫生服务中心（站）的床位使用率最低，各级医疗卫生机构的床位使用率略有波动，但是变化不大，基本保持在一个水平，医院与基层医疗卫生机构的床位使用率差距较大，这与河南省各级医疗卫生机构住院服务开展情况完全吻合（图 3-4）。因此，基层医疗卫生机构床位使用率有待进一步提高。

表 3-26　河南省各级医疗卫生机构住院床位使用率情况（%）

年份	基层医疗卫生机构			医院
	村卫生室	乡镇卫生院	社区卫生服务中心（站）	
2010	—	64.1	47.6	86.7
2011	—	62.6	47.2	89.8
2012	—	65.0	46.0	93.7
2013	—	61.7	48.4	92.9
2014	—	62.1	49.7	93.5
2015	—	62.6	51.3	89.7

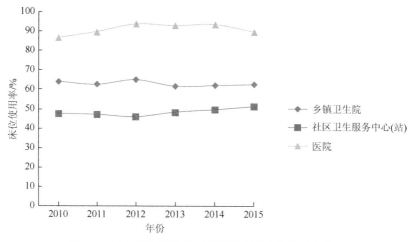

图 3-4　河南省各级医疗卫生机构住院床位使用率情况

二、河南省卫生资源利用效率情况

（一）分析方法

数据包络分析（data envelopment analysis，DEA）方法及其模型是在 1978 年由美国著名运筹学家 A. Charnes 和 W. W. Cooper 提出来的，是根据多项投入指标和多项产出指标，利用线性规划的方法，对具有可比性的同类型单位进行相对有效性评价的一种数量分析方法。特别适合评价多投入、多产出医疗卫生机构的运营效率，因此，现在被广泛应用于卫生资源利用效率的评价中。在模型的选择上，常将非参数数学规划的数据包络模型（即 CCR 模型[①]）和可变规模收益模式下的数据包络模型（即 BCC 模型[②]）联合应用，同时评价技术有效性和规模有效性。决策单元应为同类型相互独立，且数目不应小于输入输出指标数目总数的两倍。其基本模型如下。

1. 定义变量

设 $E_k(k=1,2,\cdots,K)$ 为第 k 个单位的效率比率，这里 K 为评估单位的总数。

设 $u_j(j=1,2,\cdots,M)$ 为第 j 种产出的系数，这里 M 为所考虑的产出种类的总数。变量 u_j 用来衡量产出价值降低一个单位所带来的相对的效率下降。

设 $v_i(i=1,2,\cdots,N)$ 为第 i 种投入的系数，这里 N 为所考虑的投入种类的总数。变量 v_i 用来衡量投入价值降低一个单位所带来的相对效率的下降。

设 O_{jk} 为一定时期内由第 k 个服务单位所创造的第 j 种产出所观察到的单位的数量。

---

① CCR 模型以人名命名，是 Charnes、Cooper 和 Rhodes 的缩写。

② BCC 模型以人名命名，是 Banker、Charnes 和 Cooper 的缩写。

设 I_{ik} 为一定时期内由第 k 个服务单位所使用的第 i 种投入的实际的单位的数量。

2. 目标函数

$$\max E_e = \frac{u_1 O_{1e} + u_2 O_{2e} + \cdots + u_M O_{Me}}{v_1 I_{1e} + v_{2 I_{2e}} + \cdots + v_N I_{Ne}} \qquad (3\text{-}2)$$

目标是找出一组伴随每种产出的系数 u 和一组伴随每种投入的系数 v，从而给出被评估的服务单位最高的可能效率。式中，e 为被评估单位的代码。该函数满足这样一个约束条件，当同一组投入和产出的系数（u_j 和 v_i）用于所有其他对比服务单位时，没有一个服务单位将超过 100% 的效率或超过 1.0 的比率。

3. 约束条件

$$\frac{u_1 O_{1k} + u_2 O_{2k} + \cdots + u_M O_{Mk}}{v_1 I_{1k} + v_2 I_{2k} + \cdots + v_N I_{Nk}} \leqslant 1.0 \qquad (3\text{-}3)$$

$$k = 1, 2, \cdots, K$$

式中，所有系数值都是非零正数。

用标准线性规划软件求解这个有分数的线性规划时，需要进行变形。要注意，目标函数和所有约束条件都是比率而不是线性函数。把所评估单位的投入人为地调整为总和 1.0，这样式（3-2）的目标函数可以重新表述为

$$\max E_e = u_1 O_{1e} + u_2 O_{2e} + \cdots + u_M O_{Me}$$

满足以下约束条件：$v_1 I_{1e} + v_2 I_{2e} + \cdots + v_N I_{Ne} = 1$

对一个服务单位，式（3-3）的约束条件可类似转化为

$$u_1 O_{1k} + u_2 O_{2k} + \cdots + u_M O_{Mk} - (v_1 I_{1k} + v_2 I_{2k} + \cdots + v_N I_{Nk}) \leqslant 0$$

$$k = 1, 2, \cdots, K$$

式中，$u_j \geqslant 0, j = 1, 2, \cdots, M; v_i \geqslant 0, i = 1, 2, \cdots, N$。

服务单位的样本数量是由在分析中比较所挑选的投入和产出变量的数量决定的。

$$k \geqslant 2(M + N)$$

式中，k 为服务单位数量；N 为投入种类数；M 为产出种类数。

（二）指标的选定

卫生资源的投入与产出指标有很多，根据数据的可得性与有效性，选取的投入指标有技术人员、床位数；选取的产出指标为诊疗服务人次和住院人次的综合

指标及诊疗、住院人次指标。村卫生室不设床位，因此，只分析乡镇卫生院、社区卫生服务中心（站）和医院的卫生资源利用效率。

（三）各级卫生资源利用效率分析

由表3-27～表3-29及图3-5可知，2010年，医院的综合效率高于基层医疗卫生机构，且差距较大，随着2011～2014年乡镇卫生院和社区卫生服务中心（站）的综合效率的提高，医院与基层医疗卫生机构之间的综合效率差距减小，2015年医院的综合效率下降，低于基层医疗卫生机构的综合效率。

由表3-27～表3-29及图3-6可知，各级医疗卫生机构卫生资源利用的技术效率处于上下波动状态，2012年乡镇卫生院卫生资源利用处于技术低效状态，2012年、2013年社区卫生服务中心（站）卫生资源利用处于技术低效状态，2013年、2015年医院卫生资源利用处于技术低效状态。

由表3-27～表3-29及图3-7可知，2010～2015年乡镇卫生院和社区卫生服务中心（站）的规模效率处于递增状态，与医院的规模效率差距越来越小，2015年高于医院规模效率值，医院规模效率值则处于波动状态，2015年呈现效率最低值，为0.942。2010～2015年乡镇卫生院和社区卫生服务中心（站）均处于规模效益递增和不变状态，而医院则呈现出规模效益递减状态。

表3-27　乡镇卫生院卫生资源利用效率

年份	综合效率	技术效率	规模效率	规模效益
2010	0.851	1.000	0.851	递增
2011	0.855	1.000	0.855	递增
2012	0.914	0.988	0.925	递增
2013	0.945	1.000	0.945	递增
2014	0.975	1.000	0.974	递增
2015	1.000	1.000	1.000	不变
平均值	0.923	0.998	0.925	—

表3-28　社区卫生服务中心（站）卫生资源利用效率

年份	综合效率	技术效率	规模效率	规模效益
2010	0.655	1.000	0.655	递增
2011	0.713	1.000	0.713	递增
2012	0.833	0.942	0.884	递增
2013	0.951	0.973	0.978	递增
2014	1.000	1.000	1.000	不变
2015	1.000	1.000	1.000	不变
平均值	0.859	0.986	0.872	—

表 3-29　医院卫生资源利用效率

年份	综合效率	技术效率	规模效率	规模效益
2010	0.995	1.000	0.995	递增
2011	0.999	1.000	0.999	递增
2012	1.000	1.000	1.000	不变
2013	0.970	0.972	0.998	递减
2014	1.000	1.000	1.000	不变
2015	0.941	0.999	0.942	递减
平均值	0.984	0.995	0.989	—

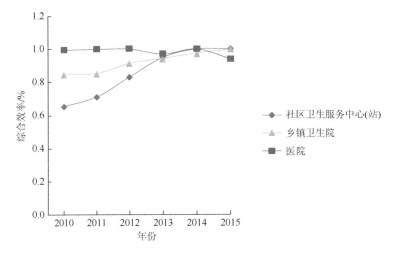

图 3-5　各级医疗卫生机构综合效率

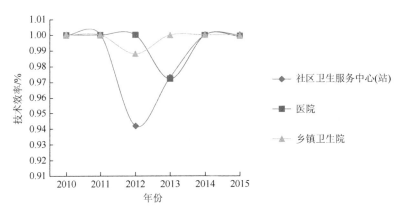

图 3-6　各级医疗卫生机构技术效率

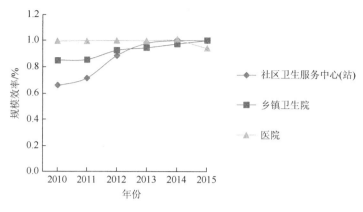

图 3-7　各级医疗卫生机构规模效率

第三节　河南省基层医疗卫生机构健康服务能力因果关系分析

医疗卫生机构的服务能力体现在服务技术水平、反应性和可支付性与可及性等方面,按照世界卫生组织的卫生系统框架理论,这些指标受卫生人力、设备、药品供应和卫生筹资等因素的影响。除此之外,激励约束又会影响这些因素的发展。

一、基层医疗卫生机构健康服务能力影响因素

(一)卫生人力

人力资源管理涵盖人力资源规划、招聘与配置、培训与开发、绩效管理、薪酬福利管理、劳动关系管理六大模块,模块之间相互衔接、交互作用,巧成合力。人力资源规划是人力资源配置的起点,分级诊疗服务体系架构要求人力资源按照"金字塔"形的需求调整结构,但目前各地的卫生人力规划仍然重视医院。因此,基层卫生人力储备和综合素质的提高存在瓶颈,可能限制基层服务技术水平和反应性的提高。

本次调查结果显示,在调查的南阳市 60 所乡镇卫生院的 2500 名员工中,卫生技术人员的占比仅为 54.69%;本科以上学历者只有 225 人,占比仅为 9%;高级职称人员只有 57 人,占比为 2.28%,中级职称人员的占比为 11.72%。这与《河南省人民政府办公厅关于实施基层卫生人才工程的意见》(豫政办〔2014〕161 号)提出的,到 2020 年,"乡镇卫生院中高级职称人员比例达到 20%""专业技术人员比例达到 85% 以上"的目标相差甚远。而在本次调查的 236 所村卫生室的 555 名员工中,执业医师仅有 40 人,占比为 7.21%,执业助理医师有 77 人,占比为 13.87%;

本科以上学历者只有 4 人，占比仅为 0.72%。同时，基层医疗卫生机构的薪酬待遇与其员工工作负荷不相匹配，进一步影响了员工的工作积极性。调查发现，只有 11.67% 的乡镇卫生院为员工加入了社会养老保险，80% 的乡镇卫生院和 99.15% 的村卫生室的员工人均月收入在 3000 元以下，有 73.33% 的乡镇卫生院和 59.75% 的村卫生室认为，员工工作繁重。城乡基层卫生技术人员数量不足、质量不高、结构不合理，严重影响了城乡基本医疗及公共卫生服务项目的有效提供和服务质量，城乡贫困人口的身心健康得不到有效保障。即使国家近年来加大了对城乡基层卫生人员的定向培养力度，但部分乡镇卫生院反映该政策对缓解基层卫生人才短缺的作用有限。因为按照规定，定向生的基层服务期限为 6 年，但毕业生首先需参加为期 3 年的规范化培训，部分定向生在规范化培训结束后又被县级医院借调，基层有效工作时间短，服务效果不理想。

（二）药物制度

建立健全基本药物制度是新医改的重点任务之一，目前各地基层医疗卫生机构实施基本药物制度，有效降低了药品费用，促进了合理用药行为。但药物供应、药物质量和医疗保险支持力度等方面的问题影响了实施效果。制度执行过于死板，在基层排除了非基本药物的配备和使用，限制了患者的选择权，不能很好地满足患者的需求。同时，这也使各级医疗卫生机构药品体系缺乏衔接，不利于双向转诊。另外，目前基本药物目录制定大多参考专家建议，缺乏循证依据支持，可能影响基层制度执行的效果，从而影响基层服务的反应性。25.0%（样本 60 所）的乡镇卫生院和 9.7%（样本 234 所）的村卫生室认为，目前配备的基本药物种类不能满足基本医疗服务的需求。在座谈会上，各乡镇村医代表普遍反映基本药物不足、渠道单一、进价比市场贵和急需药物配送不及时等问题。

（三）医疗设备

根据 2017 年 8 月在南阳市的调查数据，基层医疗卫生机构医疗设备配置影响其基本医疗及公共卫生服务的开展。37.5%（样本 60 所）的乡镇卫生院认为，目前配备的医疗设备不能够满足基本医疗及公共卫生服务的需求。虽然 90.3%（样本 234 所）的村卫生室认为，目前配备的医疗设备能够满足基本医疗及公共卫生服务的需求，但是却建立在服务功能淡化的基础上；9.7% 的村卫生室认为，目前配备的医疗设备不能够满足基本医疗及公共卫生服务的需求。基层医疗设备不足，如计算机 X 线摄影（computed radiography，CR）、数字化直接成像系统（digital radiography，DR）、计算机体层摄影（computerized tomography，CT）、500MAX 光机和身高体重一体机等检查设备。缺少基本的体检设备，检查不便，影响村卫生室对贫困户健康动态的及时了解。

（四）薪酬激励

调研地区在对贫困户致贫病种进行普查的基础上，建立了贫困户健康档案，并且针对贫困户开展了签约服务，对每一户贫困户配备了县、乡、村三级家庭责任医生团队，要求乡、村两级的责任医生必须每月入户检查一次，逐步完成"一户一医"体系的构建。但通过调研发现，家庭医生签约服务需要开展的项目多、任务重，这无疑增加了人手缺乏的乡、村两级医疗卫生机构的工作压力；同时，开展家庭医生签约服务并无专项补贴，责任医生开展服务的积极性不高，导致多数家庭医生签约服务停留在表面，实际服务质量不高。目前，调研地区的签约服务工作多停留在签订服务协议书的层面，在基本医疗、公共卫生、健康教育、健康管理、健康宣传和疾病预防等方面还有许多深层次的工作要做。但由于基层卫生技术人才缺乏，加之自身业务水平普遍较低，对健康预防知识认识不足，不能对贫困户生活习惯提出合理的饮食和运动方面的建议。因此，虽然目前家庭医生服务的签约率已达到较高水平，但实际服务效果却并不理想。

二、基层医疗卫生机构服务能力因果关系图

图 3-10 描述了基层医疗卫生机构服务能力因果关系图，政府卫生投入促进基层医疗卫生机构的投入，增加了基层卫生资源，改善了基层基础设施、医疗设备和药品、人力资源情况，进而提高了基层医疗卫生机构的服务能力。基层医疗服务能力的提高将改善基层医疗卫生机构的服务质量，进而提高城乡居民健康水平，结合图 3-8 分析，城乡居民健康水平的提高会促进人口的增加及社会经济水平的提升，导致卫生服务需求量增加，政府卫生投入也会增加。

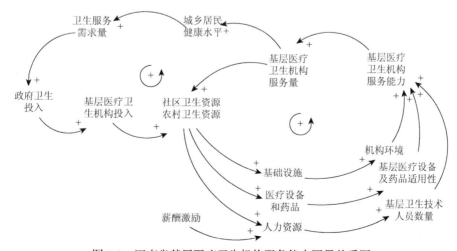

图 3-8　河南省基层医疗卫生机构服务能力因果关系图

第四章 基于分级诊疗的河南省医疗供需双方对分级诊疗政策的认知

针对优质医疗资源集中，城乡居民无序就医现状，党的十八届三中全会提出了"完善合理分级诊疗模式"的要求，为医疗卫生服务体系和基本医疗保障制度改革指明了方向。这是新时期深化医改的一项重要内容，为实现"人人享有基本医疗卫生服务"目标提供有力的制度保障。2015年9月11日，国务院办公厅出台《国务院办公厅关于推进分级诊疗制度建设的指导意见》，将分级诊疗作为一项制度设计以政策文件的形式确定下来。分级诊疗制度的建立旨在扭转当前不合理的医疗资源配置格局，解决资源配置不均衡问题，围绕城乡协同医疗卫生服务网络建设，依托广大医院和基层医疗卫生机构，探索合理配置资源、有效盘活存量、提高资源配置使用效率的医疗卫生服务体制架构，推动党和政府为保障人民群众健康所做出承诺的实现。

结合河南省卫生事业发展实际，河南省政府出台《河南省人民政府办公厅关于推进分级诊疗制度建设的实施意见》（简称《意见》）。《意见》提出了工作目标。通过实施分级诊疗制度，逐步形成基层首诊、双向转诊、急慢分治、上下联动的分级诊疗服务模式，最终实现小病进社区、大病进医院、康复回基层的就医格局。2016年，郑州、洛阳、焦作、濮阳市在全市范围开展试点，其他省辖市结合本地实际开展试点；2017年，分级诊疗试点工作取得突破性进展，达到国家分级诊疗试点工作考核评价标准；2018年，完善政策措施，扩大分级诊疗开展区域，各省辖市不少于50%的县（市、区）开展分级诊疗；2020年，基本建立健全符合我省实际的分级诊疗制度，全面实施分级诊疗。

分级诊疗作为一项政策设计，涉及多个利益主体，也涉及城乡居民的就医习惯和观念，全面实施分级诊疗制度绝非易事。了解河南省医务人员和城乡居民对分级诊疗体系的认知现状，研究其影响因素，不仅有利于从医疗供需双方的角度对分级诊疗制度实施可行性进行有效认知，也有利于为分级诊疗制度的宣传推广提供切实可行的建议。因此，本章内容着重研究医务人员和城乡居民的政策认知及居民就医流向。在研究地域选取上，本研究首先根据2011~2016年的《河南省统计年鉴》对河南省18个地级市按照人均国内生产总值进行分类，共分为高、中高、中、中低、低5个类别，然后从每个类别中按照地域选择1个代表性地级市。本研究共选取5个地级市作为研究样本地区，分别为郑州市、洛阳市、濮阳市、南阳市、周口市。在研究方法上，采用问卷调查法和实地访谈相结合的方式，通过对河南省527名医务人员和1112名城乡居民的调查与访谈，了解河南省基本医疗供需情况及城乡居民的就医流向。

第一节　河南省医务人员对分级诊疗制度的认知

医务人员作为分级诊疗制度的主要实践者，其对分级诊疗的理解及在分级诊疗过程中的行为，影响着分级诊疗制度的落实。本节从河南省医务人员的角度出发，了解医疗服务供方对分级诊疗制度的必要性、重要性、可行性的认知，分析供方对分级诊疗制度在实际推行过程中存在困境的原因的认知，以便了解分级诊疗制度的运行基础，分析存在的问题并提出针对性的建议。

一、医务人员制度了解情况

（一）了解程度

1. 超过八成的医务人员了解基层首诊制度

考察医务人员对基层首诊制度的了解情况（表 4-1、图 4-1），关于"您是否了解基层首诊制度？"的回答，在527个有效样本中，"非常了解"和"一般了解"的累计占比为83.11%；"不了解"的占比为16.89%。由此可见，超过八成的医务人员了解基层首诊制度，不到两成的医务人员对基层首诊制度不甚了解。

表4-1　医务人员对基层首诊制度的了解情况

了解程度	样本量/个	占比/%
非常了解	104	19.73
一般了解	334	63.38
不了解	89	16.89
合计	527	100

注：有效值：527，缺失值：0；占比=所选项/有效样本×100%，该题为多选题，故样本频数合计不等于受访者有效样本数。下同

2. 男性医务人员对基层首诊制度的了解程度相对更高

考察不同性别医务人员对基层首诊制度的了解情况（表 4-2），对 527 个有效样本进行统计分析发现，"非常了解"和"一般了解"的男性的累计占比为 38.17%，

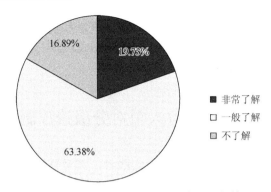

图4-1　医务人员对基层首诊制度的了解情况

"不了解"的占比为 61.83%；女性"非常了解"和"一般了解"的累计占比为 34.63%，"不了解"的占比为 65.37%。由此可见，男性医务人员对基层首诊制度的了解程度相对较高。

表4-2　不同性别医务人员对基层首诊制度的了解情况（%）

性别	对基层首诊制度的了解程度			合计
	一般了解	不了解	非常了解	
男	22.97	61.83	15.20	100（296）
女	15.58	65.37	19.05	100（231）

注：有效样本：527，缺失值：0，p=0.083；括号内数据代表对应样本个数。下同

3. 30岁以下医务人员了解基层首诊制度的占比最高

从年龄情况考察，对 527 个有效样本进行统计分析（表4-3），将"非常了解"和"一般了解"合并为"了解"。30 岁以下医务人员"了解"基层首诊制度的占比最高，为 45.13%；40～50 岁医务人员"了解"基层首诊制度的占比次高，为 40.96%；30～40 岁医务人员了解基层首诊制度的占比最低，为 30.39%。由此可见，不同年龄医务人员对基层首诊制度的了解程度具有差异性，30 岁以下及 40～50 岁的医务人员对基层首诊制度更为了解。差距具有统计学意义（p＜0.050）。

表4-3　不同年龄医务人员对基层首诊制度的了解情况（%）

年龄	对基层首诊制度的了解程度			合计
	一般了解	不了解	非常了解	
30 岁以下	14.16	54.87	30.97	100（113）
30～40 岁	14.92	69.61	15.47	100（181）
40～50 岁	29.51	59.04	11.45	100（166）
50～60 岁	18.00	74.00	8.00	100（50）
60 岁及以上	17.65	64.70	17.65	100（17）

注：有效样本：527，缺失值：0，p＜0.050

4. 工作年限为 20～30 年的医务人员对基层首诊制度的了解程度最高

考察工作年限对医务人员了解基层首诊制度的影响（表 4-4），对 516 个有效样本进行统计分析发现，将"非常了解"和"一般了解"合并为"了解"。工作年限为 20～30 年的医务人员"了解"基层首诊制度的占比最高，为 45.37%；工作年限为 10～20 年的占比次高，为 36.52%；工作年限为 30 年及以上的占比最低，为 25.00%。由此可见，工作年限为 20～30 年的医务人员对基层首诊制度的了解程度更高。

表 4-4　不同工作年限医务人员对基层首诊制度的了解情况（%）

工作年限	对基层首诊制度的了解程度			合计
	一般了解	不了解	非常了解	
10 年以下	12.38	67.82	19.80	100（202）
10～20 年	23.60	63.48	12.92	100（178）
20～30 年	29.63	54.63	15.74	100（108）
30 年及以上	17.86	75.00	7.14	100（28）

注：有效样本：516，缺失值：11，*p*=0.005

5. 高中文化程度医务人员对基层首诊制度的了解程度最低

考察不同文化程度医务人员对基层首诊制度的了解情况（表 4-5），在 494 个有效样本中，初中及以下文化程度医务人员选择"非常了解"基层首诊制度的占比为 55.56%，"一般了解"的占比为 11.11%，累计占比为 66.67%。高中、中专、大专/本科、硕士及以上文化程度选择"一般了解"和"非常了解"基层首诊制度的累计占比分别为 10.00%、40.74%、34.86%、44.83%。进一步的统计检验结果表明，不同文化程度医务人员在所述指标中的差异具有统计学意义（*p*=0.034）。由此可见，初中及以下文化程度医务人员对基层首诊制度的了解程度最高，硕士及以上和大专/本科文化程度医务人员对基层首诊制度的了解程度次之，高中文化程度医务人员对基层首诊制度的了解程度最低。

表 4-5　不同文化程度医务人员对基层首诊制度的了解情况（%）

文化程度	对基层首诊制度的了解程度			合计
	一般了解	不了解	非常了解	
初中及以下	11.11	33.33	55.56	100（9）
高中	0.00	90.00	10.00	100（10）
中专	27.78	59.26	12.96	100（54）
大专/本科	18.32	65.14	16.54	100（393）
硕士及以上	27.59	55.17	17.24	100（28）

注：有效样本：494，缺失值：33，*p*=0.034

6. 职称越高，医务人员对基层首诊制度的了解程度越高

从不同职称医务人员对基层首诊制度的了解情况来看（表 4-6），527 个有效样本显示，高级职称的医务人员选择"非常了解"基层首诊制度的占比为 29.73%，"一般了解"的占比为 24.32%，累计占比为 54.05%，副高级职称选择"一般了解"和"非常了解"基层首诊制度累计占比为 46.53%，中级和初级职称次高。进一步的统计检验结果表明，不同职称在所述指标中的差异具有显著的统计学意义（$p=0.000$）。由此可见，高级职称的医务人员对基层首诊制度的了解程度相对较高，初级医务人员最低。

表 4-6　不同职称医务人员对基层首诊制度的了解情况（%）

职称	对基层首诊制度的了解程度			合计
	一般了解	不了解	非常了解	
初级	12.36	71.35	16.29	100（178）
中级	20.43	66.13	13.44	100（186）
副高级	32.67	53.47	13.86	100（101）
高级	24.32	45.95	29.73	100（37）
其他	8.00	52.00	40.00	100（25）

注：有效样本：527，缺失值：0，$p=0.000$

7. 在编医务人员对基层首诊制度的了解程度更高

考察是否有编制对医务人员了解基层首诊制度的影响（表 4-7），在 527 个有效样本中，将"非常了解"和"一般了解"合并为"了解"。在编医务人员"了解"基层首诊制度的占比为 37.50%，其中，"非常了解"和"一般了解"的占比分别为 14.54% 和 22.96%，而非在编医务人员"了解"基层首诊制度的占比为 34.07%。进一步的统计检验结果表明，是否在编的医务工作人员在所述指标中的差异具有显著的统计学意义（$p=0.001$）。由此可见，在编医务人员和非在编医务人员对基层首诊制度的了解程度相差不大，在编医务人员对基层首诊制度的了解程度更高。

表 4-7　在编与非在编医务人员对基层首诊制度的了解情况（%）

是否在编	对基层首诊制度的了解程度			合计
	一般了解	不了解	非常了解	
是	22.96	62.50	14.54	100（392）
否	10.37	65.93	23.70	100（135）

注：有效样本：527，缺失值：0，$p=0.001$

8. 月收入为 6000～10 000 元的医务人员对基层首诊制度的了解程度最高

考察不同月收入医务人员对基层首诊制度的了解程度的情况（表 4-8），将"非常了解"与"一般了解"合并为"了解"。月收入为 10 000 元以下的医务人员"了解"基层首诊制度的占比均在 33%～48%，其中，月收入为 0～1500 元的医务人员"了解"基层首诊制度的占比为 44.83%；月收入为 1500～3000 元的医务人员"了解"基层首诊制度的占比为 35.85%；月收入为 3000～4500 元的医务人员"了解"基层首诊制度的占比为 32.95%；月收入为 4500～6000 元的医务人员"了解"基层首诊制度的占比为 40.66%；月收入为 6000～10 000 元的医务人员"了解"基层首诊制度的占比为 47.62%；月收入为 10 000 元及以上的医务人员对基层首诊制度完全不了解。由此可见，月收入为 10 000 元以下的医务人员对基层首诊制度的了解程度虽然有差异但差异不大，其中，月收入为 6000～10 000 元的医务人员对基层首诊制度的了解程度最高。

表 4-8　不同月收入医务人员对基层首诊制度的了解情况（%）

月收入	对基层首诊制度的了解程度			合计
	一般了解	不了解	非常了解	
0～1 500 元	17.24	55.17	27.59	100（29）
1 500～3 000 元	16.51	64.15	19.34	100（212）
3 000～4 500 元	17.34	67.05	15.61	100（173）
4 500～6 000 元	30.77	59.34	9.89	100（91）
6 000～10 000 元	28.57	52.38	19.05	100（21）
10 000 元及以上	0.00	100.00	0.00	100（1）

注：有效样本：527，缺失值：0，$p=0.110$

（二）了解渠道

1. 医院培训是医务人员了解基层首诊制度的主要渠道

考察医务人员对基层首诊制度了解渠道的情况（表 4-9），在 438 个有效样本中，关于"医务人员基层首诊制度了解渠道"的回答中，通过"医院培训"渠道了解的占比最高，为 54.11%；电视/报纸的占比次高，为 41.78%；政府文件的占比最低，为 25.11%。由此可见，医院培训是医务人员了解基层首诊制度的主要渠道。

表 4-9　医务人员基层首诊制度了解渠道

了解渠道	样本量/个	占比/%
政府文件	110	25.11
医院培训	237	54.11
电视/报纸	183	41.78
网络	172	39.27
合计	702	160.27

注：有效值：438，缺失值：89

2. 女性医务人员通过医院培训渠道了解基层首诊制度的占比高于男性

考察不同性别对医务人员了解基层首诊制度渠道的影响（表 4-10），在 435 个有效样本中，男性医务人员通过医院培训渠道了解基层首诊制度的占比最高，为 54.03%；其次是电视/报纸和网络，占比分别为 42.34% 和 41.94%。女性医务人员通过医院培训渠道了解基层首诊制度的占比最高，为 55.08%；其次是电视/报纸，占比为 40.11%。由此可见，女性医务人员通过医院培训渠道了解基层首诊制度的占比高于男性。

表 4-10　不同性别医务人员了解基层首诊制度的渠道（%）

性别	政府文件	医院培训	电视/报纸	网络	占比
男	24.60	54.03	42.34	41.94	162.91
女	26.20	55.08	40.11	34.76	156.15

注：有效样本：435，缺失值：92

3. 医务人员通过医院培训了解基层首诊制度的占比随年龄增长而递增

就不同年龄医务人员了解基层首诊制度的渠道情况来看（表 4-11），除 50～60 岁年龄以外，各个年龄段的医务人员了解基层首诊制度的主要渠道均为医院培训，年龄在 30 岁以下、30～40 岁、40～50 岁、60 岁及以上的医务人员通过医院培训了解基层首诊制度的占比分别为 38.46%、54.61%、64.38%、85.71%，占比随年龄增长呈上升趋势。50～60 岁年龄医务人员了解基层首诊制度渠道占比最高的为电视/报纸，为 60.00%。另外，各个年龄医务人员了解基层首诊制度的渠道占比最低的均为政府文件，分别为 30.77%、25.66%、19.86%、35.56%、14.29%（50～60 岁年龄医务人员政府文件和网络渠道占比相同，均为 35.56%）。由此可见，医务人员通过医院培训了解基层首诊制度的占比随年龄增长而递增。

表 4-11　不同年龄医务人员了解基层首诊制度的渠道（%）

年龄	政府文件	医院培训	电视/报纸	网络	占比
30 岁以下	30.77	38.46	37.18	33.33	139.74
30～40 岁	25.66	54.61	34.21	46.05	160.53
40～50 岁	19.86	64.38	43.15	37.67	165.06
50～60 岁	35.56	40.00	60.00	35.56	171.12
60 岁及以上	14.29	85.71	64.29	14.29	178.58

注：有效样本：435，缺失值：92

4. 医务人员通过医院培训了解基层首诊制度的占比随工作年限的增加而递增

就不同工作年限医务人员了解基层首诊制度的渠道情况来看（表 4-12），各个工作年限医务人员的主要渠道均为医院培训，工作年限为 10 年以下的医务人员的占比为 51.85%；工作年限为 10～20 年的医务人员的占比为 50.97%；工作年限为 20～30 年的工作人员的占比为 61.80%；工作年限为 30 年及以上的医务人员的占比为 68.00%。由此可见，医务人员通过医院培训渠道了解基层首诊制度的占比基本随工作年限的增加而递增（除 10～20 年工作年限略有下降）。

表 4-12　不同工作年限医务人员了解基层首诊制度的渠道（%）

工作年限	政府文件	医院培训	电视/报纸	网络	占比
10 年以下	24.69	51.85	33.95	38.89	149.38
10～20 年	25.81	50.97	43.87	44.52	165.17
20～30 年	17.98	61.80	50.56	34.83	165.17
30 年及以上	48.00	68.00	40.00	16.00	172.00

注：有效样本：435，缺失值：92

5. 中专文化程度医务人员通过医院培训了解基层首诊制度的占比最高

通过考察不同文化程度医务人员了解基层首诊制度的渠道情况（表 4-13），在 433 个有效样本中，初中及以下文化程度医务人员主要通过医院培训和网络了解基层首诊制度，占比最高，均为 50.00%；其次为电视/报纸和政府文件，占比均为 25.00%。高中文化程度医务人员了解渠道中，电视/报纸的占比最高，为 66.67%；其次为网络和医院培训，占比均为 44.44%。中专文化程度医务人员通过医院培训了解基层首诊制度的占比最高，为 67.39%；其次为政府文件，占比为 41.30%。大专/本科文化程度医务人员了解渠道中，医院培训的占比最高，为 53.99%；网络和政府文件的占比分别为 41.41%和 23.01%。硕士及以上文化程度医务人员了解渠道中,电视/报纸的占比最高,为 47.92%;其次为医院培训,占比为 45.83%。由此可见,医院培训是医务人员了解基层首诊制度的主要渠道,其中,中专文化程度医务人员通过医院培训了解基层首诊制度的占比最高。

表 4-13　不同文化程度医务人员了解基层首诊制度的渠道（%）

文化程度	政府文件	医院培训	电视/报纸	网络	占比
初中及以下	25.00	50.00	25.00	50.00	150.00
高中	11.11	44.44	66.67	44.44	166.66
中专	41.30	67.39	36.96	15.22	160.87
大专/本科	23.01	53.99	40.80	41.41	159.21
硕士及以上	25.00	45.83	47.92	43.75	162.50

注：有效样本：433，缺失值：94

6. 中级职称医务人员通过医院培训了解基层首诊制度的占比最高

通过考察不同职称医务人员了解基层首诊制度的渠道情况（表 4-14），初级职称医务人员了解渠道中,医院培训的占比最高,为 50.00%;其次为电视/报纸,占比为 34.46%。中级职称医务人员了解渠道中,医院培训的占比最高,为 60.25%;其次为电视/报纸,占比为 42.24%。副高级职称医务人员了解渠道中,医院培训的占比最高,为 54.65%;其次为电视/报纸和网络,占比均为 44.19%。高级职称医务人员了解渠道中,电视/报纸的占比最高,为 56.00%;其次为医院培训,占比为 52.00%。由此可见,医务人员主要通过医院培训和电视/报纸渠道了解基层首诊制度,中级职称医务人员通过医院培训了解基层首诊制度的占比最高。

表 4-14　不同职称医务人员了解基层首诊制度的渠道（%）

职称	政府文件	医院培训	电视/报纸	网络	占比
初级	33.11	50.00	34.46	31.76	149.33
中级	19.88	60.25	42.24	40.99	163.36
副高级	23.26	54.65	44.19	44.19	166.29
高级	28.00	52.00	56.00	44.00	180.00
其他	13.33	40.00	60.00	46.67	160.00

注：有效样本：433，缺失值：94

7. 6000～10 000 元月收入医务人员通过医院培训了解基层首诊制度的占比最高

通过考察不同月收入医务人员了解基层首诊制度的渠道情况（表 4-15），0～1500 元月收入医务人员了解渠道中，网络的占比最高，为 38.10%；其次为医院培训和政府文件，占比均为 33.33%。1500～3000 元月收入医务人员了解渠道中，医院培训的占比最高，为 51.48%；其次为电视/报纸，占比为 39.05%。3000～4500 元月收入医务人员了解渠道中，医院培训的占比最高，为 56.55%；其次为网络，占比为 49.66%。4500～6000 元月收入医务人员了解渠道中，医院培训的占比最高，为 56.10%；其次为网络，占比为 50.00%。6000～10 000 元月收入医务人员了解渠道中，医院培训的占比最高，为 82.35%；其次为电视/报纸，占比为 52.94%。10 000 元及以上月收入医务人员全部通过医院培训了解基层首诊制度。由此可见，医院培训是不同月收入医务人员了解基层首诊制度的主要方式，6000～10 000 元月收入医务人员通过医院培训了解基层首诊制度的占比最高。

表 4-15　不同月收入医务人员了解基层首诊制度的渠道（%）

月收入	政府文件	医院培训	电视/报纸	网络	占比
0～1 500 元	33.33	33.33	28.57	38.10	133.33
1 500～3 000 元	31.36	51.48	39.05	26.63	148.52
3 000～4 500 元	19.31	56.55	41.38	49.66	166.90
4 500～6 000 元	19.51	56.10	47.56	50.00	173.17
6 000～10 000 元	35.29	82.35	52.94	17.65	188.23
10 000 元及以上	0.00	100.00	0.00	0.00	100.00

注：有效样本：433，缺失值：94

二、医务人员政策必要性认知情况

（一）总体认知

七成以上的医务人员认为基层首诊制度"有必要"。根据对 527 名医务人员政策必要性认知的调查情况（表 4-16、图 4-2），认为基层首诊制度"有必要"的人数为 388 人，占比为 73.6%；"无必要"和"很难讲"的人数之和为 139 人，累计占比为 26.4%。整体来看，七成以上的医务人员认为基层首诊制度"有必要"，5.3% 的医务人员认为"无必要"实施基层首诊制度。由此可见，七成以上的医务人员认为基层首诊制度"有必要"。

表 4-16　医务人员对基层首诊制度的看法

必要性	样本量/个	占比/%
有必要	388	73.6
无必要	28	5.3
很难讲	111	21.1
合计	527	100.00

注：有效样本：527，缺失值：0

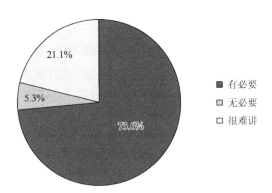

图 4-2　医务人员对基层首诊制度的看法

（二）不同类型医务人员认知

1. 50～60 岁的医务人员认为基层首诊制度 "有必要" 的占比最高

考察不同年龄医务人员对基层首诊制度的看法情况（表 4-17），在 527 个有效样本中，30 岁以下的医务人员认为 "有必要" 的占比为 57.53%；30～40 岁的医务人员认为 "有必要" 的占比为 72.93%；40～50 岁的医务人员认为 "有必要" 的占比为 82.53%；50～60 岁的医务人员认为 "有必要" 的占比为 86.00%；60 岁及以上的医务人员认为 "有必要" 的占比为 64.71%。由此可见，不同年龄医务人员对基层首诊制度的看法存在差异（$p=0.000$），50～60 岁的医务人员认为基层首诊制度 "有必要" 的占比最高。

表 4-17　不同年龄医务人员对基层首诊制度的看法（%）

年龄	对基层首诊制度的看法			合计
	有必要	无必要	很难讲	
30 岁以下	57.53	11.50	30.97	100.00（113）
30～40 岁	72.93	3.31	23.76	100.00（181）
40～50 岁	82.53	2.41	15.06	100.00（166）
50～60 岁	86.00	6.00	8.00	100.00（50）
60 岁及以上	64.71	11.76	23.53	100.00（17）

注：有效样本：527，缺失值：0，$p=0.000$

2. 工作年限越长，医务人员越认为基层首诊制度"有必要"

考察不同工作年限医务人员对基层首诊制度的看法情况（表 4-18），工作年限为 10 年以下的医务人员认为基层首诊制度"有必要"的占比为 64.85%；工作年限为 10~20 年的医务人员认为"有必要"的占比为 77.53%；工作年限为 20~30 年的医务人员认为基层首诊制度"有必要"的占比为 78.70%；工作年限为 30 年及以上的医务人员认为基层首诊制度"有必要"的占比为 82.14%。进一步的统计结果检验表明，不同工作年限医务人员对基层首诊制度认为"有必要"具有统计学意义（$p=0.006$）。由此可见，工作年限越长，医务人员越认为基层首诊制度"有必要"。

表 4-18　不同工作年限医务人员对基层首诊制度的看法（%）

工作年限	对基层首诊制度的看法			合计
	有必要	无必要	很难讲	
10 年以下	64.85	8.42	26.73	100.00（202）
10~20 年	77.53	2.25	20.22	100.00（178）
20~30 年	78.70	3.70	17.60	100.00（108）
30 年及以上	82.14	10.72	7.14	100.00（28）

注：有效样本：516，缺失值：11，$p=0.006$

3. 中专文化程度医务人员认为基层首诊制度"有必要"的占比最高

考察不同文化程度医务人员对基层首诊制度的看法情况（表 4-19），中专文化程度医务人员认为基层首诊制度"有必要"的占比最高，为 77.78%；硕士及以上和大专/本科文化程度医务人员认为基层首诊制度"有必要"的占比次高，分别为 75.86% 和 72.77%；初中及以下文化程度医务人员认为基层首诊制度"有必要"的占比最低，为 66.67%。进一步的统计学检验结果表明，不同文化程度对基层首诊制度看法的差异不具有统计学意义（$p=0.349$）。由此可见，近七成的医务人员认为基层首诊制度"有必要"，中专文化程度医务人员认为基层首诊制度"有必要"的占比最高。

表 4-19　不同文化程度医务人员对基层首诊制度的看法（%）

文化程度	对基层首诊制度的看法			合计
	有必要	无必要	很难讲	
初中及以下	66.67	11.11	22.22	100.00（9）
高中	70.00	20.00	10.00	100.00（10）
中专	77.78	7.41	14.81	100.00（54）
大专/本科	72.77	4.33	22.90	100.00（393）
硕士及以上	75.86	6.90	17.24	100.00（58）

注：有效样本：524，缺失值：3，$p=0.349$

4. 中级职称医务人员认为基层首诊制度"有必要"的占比最高

考察不同职称医务人员对基层首诊制度的必要性认知发现（表 4-20），中级职称医务人员认为基层首诊制度"有必要"的占比最高，为 76.34%；初级职称医务人员认为基层首诊制度"有必要"的占比次高，为 73.60%；高级职称医务人员认为基层首诊制度"有必要"的占比最低，为 72.97%。进一步的统计学检验结果表明，不同职称医务人员对基层首诊制度看法的差异不具有统计学意义（$p=0.065$）。由此可见，中级职称医务人员认为基层首诊制度"有必要"的占比最高。

表 4-20　不同职称医务人员对基层首诊制度的看法（%）

职称	对基层首诊制度的看法			合计
	有必要	无必要	很难讲	
初级	73.60	7.87	18.53	100.00（178）
中级	76.34	1.62	22.04	100.00（186）
副高级	71.29	8.91	19.80	100.00（101）
高级	72.97	5.41	21.62	100.00（37）
其他	64.00	0.00	36.00	100.00（25）

注：有效样本：527，缺失值：0，$p=0.065$

5. 月收入为 0～1500 元的医务人员认为基层首诊制度"有必要"的占比最低

考察不同月收入医务人员对基层首诊制度的看法情况（表 4-21），在 527 个有效样本中，月收入为 10 000 元及以上的医务人员认为基层首诊制度"有必要"的占比最高，为 100.00%；月收入为 4500～6000 元的医务人员认为基层首诊制度"有必要"的占比次高，为 84.62%；月收入为 0～1500 元的医务人员认为基层首诊制度"有必要"的占比最低，为 58.62%。由此可见，月收入为 0～1500 元的医务人员认为基层首诊制度"有必要"的占比最低。

表 4-21　不同月收入医务人员对基层首诊制度的看法（%）

月收入	对基层首诊制度的看法			合计
	有必要	无必要	很难讲	
0～1 500 元	58.62	13.79	27.59	100.00（29）
1 500～3 000 元	74.06	5.66	20.28	100.00（212）
3 000～4 500 元	69.94	5.20	24.86	100.00（173）
4 500～6 000 元	84.62	3.30	12.08	100.00（91）
6 000～10 000 元	71.43	0.00	28.57	100.00（21）
10 000 元及以上	100.00	0.00	0.00	100.00（1）

注：有效样本：527，缺失值：0，$p=0.142$

6. 基层首诊制度最有利于居民和家庭

对基层首诊制度有利对象情况的调查发现（表 4-22），在 527 个有效样本中，237 名医务人员认为对居民和家庭有利，占比最高，为 44.97%；其次是基层医疗卫生机构，占比 43.64%；有利对象为医院和国家的占比较低，分别为 28.08% 和 25.43%；有利对象为医疗保险机构的占比最低，为 17.27%。由此可见，基层首诊制度最有利于居民和家庭。

表 4-22 基层首诊制度有利对象情况

有利对象	样本量/个	占比/%
居民和家庭	237	44.97
医师	96	18.22
医院	148	28.08
医疗保险机构	91	17.27
基层医疗卫生机构	230	43.64
国家	134	25.43
合计	936	177.61

注：有效样本：527，缺失值：0

7. 医务人员认为基层首诊制度优势主要体现在"省心、省力"两个方面

考察医务人员对基层首诊制度优势的认知情况（表 4-23），在 527 个有效样本中，医务人员选择"省力（在家门口、方便）"的占比最高，为 56.17；医务人员选择"省心（有医师全面负责健康）"的占比次高，为 51.04%；医务人员选择"医疗条件基本可以"的占比最低，为 18.60%。由此可见，医务人员认为基层首诊制度优势主要体现在"省心、省力"两个方面。

表 4-23 医务人员对基层首诊制度优势的认知

优势	样本量/个	占比/%
经济（患者自付少）	116	22.01
省心（有医师全面负责健康）	269	51.04
省力（在家门口、方便）	296	56.17
医疗条件基本可以	98	18.60
和医师相互熟悉	138	26.19
基层医疗卫生机构与大医院有转诊关系，转院后优先安排住院	112	21.25
合计	1029	195.26

注：有效样本：527，缺失值：0

三、医务人员政策重要性认知情况

（一）总体认知

近八成医务人员认为分级诊疗制度的实施对基层首诊有帮助。考察医务人员关于分级诊疗制度的实施对基层首诊有无帮助情况的调查发现（表4-24），在526个有效样本中，有428名医务人员认为有帮助，占比最高，为81.4%；认为没有帮助和不了解的医生人数和占比相当，占比分别为9.5%和9.1%。医务人员对分级诊疗制度的实施是否有助于基层首诊的认知存在差异。由此可见，近八成医务人员认为分级诊疗制度的实施对基层首诊有帮助。

表4-24　分级诊疗制度的实施对基层首诊有无帮助情况调查

帮助程度	样本量/个	占比/%
有	428	81.4
没有	50	9.5
不了解	48	9.1
合计	526	100.00

注：有效样本：526，缺失值：1

（二）不同类型医务人员认知

1. 超过四成的医务人员认为基层首诊制度有利于减少患者诊疗费用

考察527名医务人员对基层首诊制度主要作用的认知情况发现（表4-25），202名医务人员认为，基层首诊制度有利于提高基层医疗卫生机构的就诊率，有利于慢性病管理，占比为38.33%；216名医务人员认为，基层首诊制度有利于优化配置并合理利用医疗资源，占比为40.99%；163名医务人员认为，基层首诊制度有利于降低大型医院门诊量，占比为30.93%；237名医务人员认为，基层首诊制度有利于减少患者诊疗费用，占比为44.97%；165名医务人员认为，基层首诊制度有利于减少国家经济负担，占比为31.31%。由此可见，超过四成的医务人员认为基层首诊制度有利于减少患者诊疗费用。

表4-25　医务人员对基层首诊制度主要作用的认知

优势	样本量/个	占比/%
提高基层医疗卫生机构的就诊率，有利于慢性病管理	202	38.33
优化配置并合理利用医疗资源	216	40.99
降低大型医院门诊量	163	30.93

续表

优势	样本量/个	占比/%
减少患者诊疗费用	237	44.97
减少国家经济负担	165	31.31
合计	983	186.53

注：有效样本：527，缺失值：0

2. 女性医务人员认为基层首诊制度有利于减少患者诊疗费用的占比大于男性医务人员

考察不同性别医务人员对基层首诊制度主要作用情况（表 4-26），对 527 个有效样本进行统计分析发现，女性医务人员中认为基层首诊制度有利于优化配置并合理利用医疗资源、降低大型医院门诊量、减少患者诊疗费用的占比分别为43.29%、31.60%、48.92%，均大于男性医务人员。由此可见，女性医务人员认为基层首诊制度有利于减少患者诊疗费用的占比大于男性医务人员。

表 4-26　不同性别医务人员对基层首诊制度主要作用的认知（%）

性别	提高基层医疗卫生机构的就诊率，有利于慢性病管理	优化配置并合理利用医疗资源	降低大型医院门诊量	减少患者诊疗费用	减少国家经济负担	合计
男	39.19	39.19	30.41	41.89	32.09	182.77
女	37.23	43.29	31.60	48.92	30.30	191.34

注：有效样本：527，缺失值：0

3. 随着年龄增加，医务人员认为基层首诊制度更有利于减少患者诊疗费用的比例呈上升趋势

考察不同年龄医务人员对基层首诊制度主要作用情况发现（表 4-27），对 527 个有效样本进行统计分析发现，30 岁以下医务人员认为基层首诊制度有利于减少患者诊疗费用的占比为 42.48%；30~40 岁医务人员认为基层首诊制度有利于减少患者诊疗费用的占比为 48.62%；40~50 岁医务人员认为基层首诊制度有利于优化配置并合理利用医疗资源的占比为 42.17%；50~60 岁医务人员认为基层首诊制度有利于减少患者诊疗费用的占比为 44.00%；60 岁及以上医务人员认为基层首诊制度有利于减少患者诊疗费用的占比为 64.71%。由此可见，随着年龄增加，医务人员认为基层首诊制度更有利于减少患者诊疗费用的比例呈上升趋势。

表 4-27　不同年龄医务人员对基层首诊制度主要作用的认知（%）

年龄	提高基层医疗卫生机构的就诊率，有利于慢性病管理	优化配置并合理利用医疗资源	降低大型医院门诊量	减少患者诊疗费用	减少国家经济负担	合计
30 岁以下	35.40	38.05	29.20	42.48	30.97	176.10
30~40 岁	40.88	40.88	28.18	48.62	29.28	187.84

年龄	提高基层医疗卫生机构的就诊率，有利于慢性病管理	优化配置并合理利用医疗资源	降低大型医院门诊量	减少患者诊疗费用	减少国家经济负担	合计
40～50 岁	39.16	42.17	37.95	40.96	30.12	190.36
50～60 岁	40.00	42.00	28.00	44.00	42.00	196.00
60 岁及以上	17.65	47.06	11.76	64.71	35.29	176.47

注：有效样本：527，缺失值：0

4. 工作年限为 30 年及以上的医务人员认为基层首诊制度有利于减少患者诊疗费用的占比最高

就不同工作年限医务人员对基层首诊制度主要作用的认知来看（表 4-28），工作年限为 10 年以下的医务人员认为基层首诊制度有利于减少患者诊疗费用的占比最高，为 45.54%；工作年限为 10～20 年的医务人员认为基层首诊制度有利于减少患者诊疗费用的占比最高，为 47.75%；工作年限为 20～30 年的医务人员认为基层首诊制度有利于提高基层医疗卫生机构的就诊率，有利于慢性病管理，以及有利于优化配置并合理利用医疗资源和减少国家经济负担的占比均最高，为 47.22%；工作年限为 30 年及以上的医务人员认为基层首诊制度有利于减少患者诊疗费用的占比最高，为 57.14%。由此可见，工作年限越长的医务人员越认同基层首诊制度的作用。工作年限为 30 年及以上的医务人员认为基层首诊制度有利于减少患者诊疗费用的占比最高。

表 4-28　不同工作年限医务人员对基层首诊制度主要作用的认知（%）

工作年限	提高基层医疗卫生机构的就诊率，有利于慢性病管理	优化配置并合理利用医疗资源	降低大型医院门诊量	减少患者诊疗费用	减少国家经济负担	合计
10 年以下	38.12	37.13	26.24	45.54	38.12	185.15
10～20 年	35.96	38.76	38.76	47.75	35.96	197.19
20～30 年	47.22	47.22	26.85	37.04	47.22	205.55
30 年及以上	32.14	50.00	17.86	57.14	32.14	189.28

注：有效样本：527，缺失值：0

5. 中专文化程度医务人员认为基层首诊制度更有利于减少患者诊疗费用

考察不同文化程度医务人员对基层首诊制度主要作用的认知情况（表 4-29），初中及以下文化程度医务人员认为基层首诊制度有利于优化配置并合理利用医疗资源的占比为 55.56%；中专文化程度医务人员认为基层首诊制度有利于减少患者诊疗费用的占比最高，为 55.56%；大专/本科文化程度医务人员认为基层首诊制度有利于优化配置并合理利用医疗资源，以及有利于减少患者诊疗费用的占比均为44.27%；硕士及以上文化程度医务人员认为基层首诊制度有利于减少患者诊疗费用的占比最高，为43.10%。由此可见，中专文化程度医务人员认为基层首诊制度更有利于减少患者诊疗费用。

表4-29　不同文化程度医务人员对基层首诊制度主要作用的认知（%）

文化程度	提高基层医疗卫生机构的就诊率，有利于慢性病管理	优化配置并合理利用医疗资源	降低大型医院门诊量	减少患者诊疗费用	减少国家经济负担	合计
初中及以下	33.33	55.56	11.11	44.44	33.33	177.77
高中	35.96	38.76	38.76	47.75	35.96	197.19
中专	40.74	16.67	33.33	55.56	31.48	177.78
大专/本科	38.42	44.27	30.53	44.27	31.04	188.53
硕士及以上	32.76	39.66	34.48	43.10	34.48	184.48

注：有效样本：527，缺失值：0

6. 中级职称医务人员认为基层首诊制度更有利于减少患者诊疗费用

考察不同职称医务人员对基层首诊制度主要作用的认知情况（表4-30），初级职称医务人员认为基层首诊制度有利于减少患者诊疗费用的占比最高，为44.94%；中级职称医务人员认为基层首诊制度有利于减少患者诊疗费用的占比最高，为50.00%；副高级职称医务人员认为基层首诊制度有利于提高基层医疗卫生机构的就诊率，有利于慢性病管理的占比最高，为45.54%；高级职称医务人员认为基层首诊制度有利于优化配置并合理利用医疗资源的占比最高，为48.65%。由此可见，中级职称医务人员认为基层首诊制度更有利于减少患者诊疗费用。

表4-30　不同职称医务人员对基层首诊制度主要作用的认知（%）

职称	提高基层医疗卫生机构的就诊率，有利于慢性病管理	优化配置并合理利用医疗资源	降低大型医院门诊量	减少患者诊疗费用	减少国家经济负担	合计
初级	37.64	39.33	29.21	44.94	28.09	179.21
中级	37.63	38.71	32.80	50.00	36.02	195.16
副高级	45.54	44.55	28.71	38.61	27.72	185.13
高级	35.14	48.65	29.73	43.24	27.03	183.79
其他	24.00	44.00	40.00	36.00	40.00	184.00

注：有效样本：527，缺失值：0

7. 不同月收入的医务人员认为基层首诊制度有利于减少患者诊疗费用

考察不同月收入医务人员对基层首诊制度主要作用的认知情况（表4-31），月收入为 3000～4500 元的医务人员认为有利于减少患者诊疗费用的占比最高，为

46.24%。随着医务人员收入的增加，认为基层首诊制度有利于优化配置并合理利用医疗资源的占比逐渐增高，月收入为 10 000 元及以上的医务人员的占比最高，为 100%；月收入为 4500～6000 元的医务人员认为基层首诊制度有利于优化配置并合理利用医疗资源的占比最高，为 47.25%。由此可见，不同月收入的医务人员认为基层首诊制度有利于减少患者诊疗费用。

表 4-31　不同月收入医务人员对基层首诊制度主要作用的认知（%）

月收入	提高基层医疗卫生机构的就诊率，有利于慢性病管理	优化配置并合理利用医疗资源	降低大型医院门诊量	减少患者诊疗费用	减少国家经济负担	合计
0～1 500 元	31.03	24.14	17.24	58.62	41.38	172.41
1 500～3 000 元	35.85	36.79	33.49	43.40	30.19	179.72
3 000～4 500 元	43.93	43.93	29.48	46.24	28.90	192.48
4 500～6 000 元	37.36	47.25	35.16	38.46	34.07	192.30
6 000～10 000 元	28.57	52.38	19.05	61.90	38.10	200.00
10 000 元及以上	100.00	100.00	0.00	0.00	0.00	200.00

注：有效样本：527，缺失值：0

四、医务人员政策可行性认知情况

（一）公共卫生服务能力认知

1. 七成以上基层医疗卫生机构能解决规定的公共卫生服务问题

考察基层医疗卫生机构（卫生院/村卫生室）解决规定的公共卫生服务问题情况，根据对 527 个基层医疗卫生机构的调查（表 4-32），能解决规定的公共卫生服务问题的基层医疗卫生机构为 385 个，占比为 73.06%；不能解决规定的公共卫生服务问题的基层医疗卫生机构为 142 个，占比为 26.94%。由此可见，七成以上的基层医疗卫生机构（卫生院/村卫生室）能解决规定的公共卫生服务问题。

表 4-32　基层医疗卫生机构解决规定的公共卫生服务问题情况

能否解决	样本量/个	占比/%
能	385	73.06
不能	142	26.94
合计	527	100.00

注：有效样本：527，缺失值：0

2. 50～60 岁医务人员认为基层医疗卫生机构能解决规定的公共卫生服务问题的占比最高

从年龄角度考察基层医疗卫生机构（卫生院/村卫生室）解决规定的公共卫生服务问题能力情况，对 527 个有效样本进行统计分析发现（表 4-33），50～60 岁医务人员认为基层医疗卫生机构能解决规定的公共卫生服务问题的占比最高，为 78.00%；60 岁及以上医务人员的占比次高，为 76.47%；30～40 岁医务人员的占比最低，为 70.72%。由此可见，各个年龄医务人员认为基层医疗卫生机构能解决规定的公共卫生服务问题均在七成以上，50～60 岁医务人员认为基层医疗卫生机构能解决规定的公共卫生服务问题的占比最高。

表 4-33　不同年龄医务人员对基层医疗卫生机构解决规定的
公共卫生服务问题能力的认知（%）

年龄	能否解决		合计
	能	不能	
30 岁以下	71.68	28.32	100.00
30～40 岁	70.72	29.28	100.00
40～50 岁	74.70	25.30	100.00
50～60 岁	78.00	22.00	100.00
60 岁及以上	76.47	23.53	100.00

注：有效样本：527，缺失值：0，p=0.816

3. 工作年限为 30 年及以上的医务人员认为基层医疗卫生机构能解决规定的公共卫生服务问题的占比最高

从工作年限情况考察基层医疗卫生机构（卫生院/村卫生室）解决规定的公共卫生服务问题能力情况，对 516 个有效样本进行统计分析发现（表 4-34），工作年限为 30 年及以上的医务人员认为基层医疗卫生机构能解决规定的公共卫生服务问题的占比最高，为 82.14%；工作年限为 20～30 年的医务人员的占比次高，为 80.56%。由此可见，不同工作年限医务人员认为基层医疗卫生机构能解决规定的公共卫生服务问题的占比达到六成以上，工作年限为 30 年及以上的医务人员认为基层医疗卫生机构能解决规定的公共卫生服务问题的占比最高。

表 4-34　不同工作年限医务人员对基层医疗卫生机构解决规定的
公共卫生服务问题能力的认知（%）

工作年限	能否解决		合计
	能	不能	
10 年以下	68.32	31.68	100.00
10~20 年	70.79	29.21	100.00
20~30 年	80.56	19.44	100.00
30 年及以上	82.14	17.86	100.00

注：有效样本：516，缺失值：11，p=0.816

4. 硕士及以上文化程度医务人员认为基层医疗卫生机构能解决规定的公共卫生服务问题的占比最高

考察不同文化程度医务人员对基层医疗卫生机构解决规定的公共卫生服务问题能力的认知情况（表 4-35），硕士及以上文化程度医务人员认为基层医疗卫生机构能解决规定的公共卫生服务问题的占比最高，为 87.93%；高中文化程度医务人员认为基层医疗卫生机构能解决规定的公共卫生服务问题的占比次高，为 80.00%；中专文化程度和初中及以下文化程度医务人员的占比均为 66.67%。由此可见，硕士及以上文化程度医务人员认为基层医疗卫生机构能解决规定的公共卫生服务问题的占比最高。

表 4-35　不同文化程度医务人员对基层医疗卫生机构解决规定的
公共卫生服务问题能力的认知（%）

文化程度	能否解决		合计
	能	不能	
初中及以下	66.67	33.33	100.00
高中	80.00	20.00	100.00
中专	66.67	33.33	100.00
大专/本科	72.01	27.99	100.00
硕士及以上	87.93	12.07	100.00

注：有效样本：527，缺失值：0，p=0.081

5. 高级职称医务人员认为基层医疗卫生机构能解决规定的公共卫生服务问题的占比最高

从不同职称情况考察，对 524 个有效样本进行统计分析发现（表 4-36），高级职称医务人员认为基层医疗卫生机构能解决规定的公共卫生服务问题的占比最高，为 81.08%；副高级职称医务人员的占比次高，为 80.20%。由此可见，不同职称医务人员认为基层医疗卫生机构能解决规定的公共卫生服务问题的占比达到六成以上，高级职称医务人员认为基层医疗卫生机构能解决规定的公共卫生服务问题的占比最高。

表4-36　不同职称医务人员对基层医疗卫生机构解决规定的
公共卫生服务问题能力的认知（%）

职称	能否解决		合计
	能	不能	
初级	71.91	28.09	100.00
中级	67.74	32.26	100.00
副高级	80.20	19.80	100.00
高级	81.08	18.92	100.00
其他	80.00	20.00	100.00

注：有效样本：524，缺失值：3，$p=0.124$

6. 随着医务人员月收入增加，基层医疗卫生机构解决规定的公共卫生服务问题的能力增加

从不同月收入情况考察，对527个有效样本进行统计分析发现（表4-37），月收入为6000～10 000元医务人员认为基层医疗卫生机构能解决规定的公共卫生服务问题的占比最高，为90.48%。月收入为 0～1500 元的医务人员占比最低，为58.62%。由此可见，月收入为0～10 000 元时，随着医务人员月收入增加，基层医疗卫生机构解决规定的公共卫生服务问题的能力增加。月收入为6000～10 000 元医务人员认为基层医疗卫生机构能解决规定的公共卫生服务问题的占比最高。

表4-37　不同月收入医务人员对基层医疗卫生机构解决规定的
公共卫生服务问题能力的认知（%）

月收入	能否解决		合计
	能	不能	
0～1 500 元	58.62	41.38	100.00
1 500～3 000 元	64.15	35.85	100.00
3 000～4 500 元	76.88	23.12	100.00
4 500～6 000 元	87.91	12.09	100.00
6 000～10 000 元	90.48	9.52	100.00
10 000 元及以上	0.00	100.00	100.00

注：有效样本：527，缺失值：0，$p=0.000$

（二）基本医疗服务能力认知

1. 近八成医务人员认为基层医疗卫生机构能完成规定的基本医疗卫生服务

考察医务人员认为基层医疗卫生机构（卫生院/村卫生室）是否有能力完成规定的基本医疗卫生服务情况（表4-38），在527个有效样本中，有76.66%的医务人员认为基层医疗卫生机构能完成规定的基本医疗卫生服务；有23.34%的医务人员认为基层医疗卫生机构不能完成规定的基本医疗卫生服务。由此可见，近八成医务人员认为基层医疗卫生机构能完成规定的基本医疗卫生服务。

表 4-38　基层医疗卫生机构完成规定的基本医疗卫生服务情况

基层医疗卫生机构是否有能力完成规定的基本医疗卫生服务	样本量/个	占比/%
能	404	76.66
不能	123	23.34
合计	527	100.00

注：有效样本：527，缺失值：0

2. 40～50 岁医务人员认为基层医疗卫生机构能完成基本医疗卫生服务的占比最高

考察不同年龄医务人员认为基层医疗卫生机构是否能完成规定的基本医疗卫生服务情况发现（表4-39），40～50岁和50～60岁医务人员认为基层医疗卫生机构能完成基本医疗卫生服务的占比较高，分别为80.12%和80.00%；30岁以下和60岁及以上的医务人员认为"有能力"的占比较低，分别为75.22%和76.47%；30～40岁认为"有能力"的占比最低，为73.48%。由此可见，40～50岁医务人员认为基层医疗卫生机构能完成基本医疗卫生服务的占比最高。

表 4-39　不同年龄医务人员对基层医疗卫生机构是否有能力完成规定的基本医疗卫生服务的认知（%）

年龄	是否有能力		合计
	能	不能	
30 岁以下	75.22	24.78	100.00
30～40 岁	73.48	26.52	100.00
40～50 岁	80.12	19.88	100.00
50～60 岁	80.00	20.00	100.00
60 岁及以上	76.47	23.53	100.00

注：有效样本 527，缺失值：0，$p=0.631$

3. 工作年限为 20～30 年的医务人员认为基层医疗卫生机构能完成规定的基本医疗卫生服务的占比最高

考察不同工作年限医务人员对基层医疗卫生机构能否完成规定的基本医疗卫生服务的认知情况（表 4-40），工作年限为 10 年以下的医务人员认为基层医疗卫生机构有能力完成规定的基本医疗卫生服务的占比为 70.30%；工作年限为 10～20 年的医务人员认为"能"的占比为 78.09%；工作年限为 20～30 年的医务人员认为"能"的占比为 83.33%；工作年限为 30 年及以上的医务人员认为"能"的占比为 78.57%。差异不具有统计学意义（$p=0.062$）。由此可见，工作年限为 20～30 年的医务人员认为基层医疗卫生机构能完成规定的基本医疗卫生服务的占比最高。

表 4-40　不同工作年限医务人员对基层医疗卫生机构能否完成规定的
基本医疗卫生服务的认知（%）

工作年限	是否有能力		合计
	能	不能	
10 年以下	70.30	29.70	100.00
10～20 年	78.09	21.91	100.00
20～30 年	83.33	16.67	100.00
30 年及以上	78.57	21.43	100.00

注：有效样本：516，缺失值：11，$p=0.062$

4. 八成高中文化程度医务人员认为基层医疗卫生机构能完成规定的基本医疗卫生服务

考察不同文化程度医务人员对基层医疗卫生机构能否完成规定的基本医疗卫生服务的认知情况（表 4-41），高中文化程度医务人员认为基层医疗卫生机构能完成规定的基本医疗卫生服务的占比最高，为 80.00%；大专/本科和硕士及以上文化程度医务人员认为"能"的占比次高，分别为 76.08% 和 76.53%；中专文化程度医务人员认为"能"的占比最低，为 64.81%。差异具有统计学意义（$p=0.019$）。由此可见，八成高中文化程度医务人员认为基层医疗卫生机构能完成规定的基本医疗卫生服务。

表 4-41　不同文化程度医务人员对基层医疗卫生机构能否完成规定的
基本医疗卫生服务的认知（%）

文化程度	是否有能力		合计
	能	不能	
初中及以下	66.67	33.33	100.00
高中	80.00	20.00	100.00

文化程度	是否有能力		合计
	能	不能	
中专	64.81	35.19	100.00
大专/本科	76.08	23.92	100.00
硕士及以上	76.53	23.47	100.00

注：有效样本：524，缺失值：3，$p=0.019$

5. 职称越高的医务人员越认为基层医疗卫生机构能完成规定的基本医疗卫生服务

考察不同职称医务人员对基层医疗卫生机构能否完成规定的基本医疗卫生服务的认知（表4-42），在527个有效样本中，高级职称医务人员认为基层医疗卫生机构能完成规定的基本医疗卫生服务的占比为86.49%；初级、中级、副高级职称的医务人员认为"能"的占比分别为72.47%、74.19%、85.15%。由此可见，职称越高的医务人员越认为基层医疗卫生机构能完成规定的基本医疗卫生服务。差异不具有统计学意义（$p=0.076$）。

表4-42　不同职称医务人员对基层医疗卫生机构能否完成规定的基本医疗卫生服务的认知（%）

职称	是否有能力		合计
	能	不能	
初级	72.47	27.53	100.00
中级	74.19	25.81	100.00
副高级	85.15	14.85	100.00
高级	86.49	13.51	100.00
其他	76.00	24.00	100.00

注：有效样本：527，缺失值：0，$p=0.076$

6. 月收入为 10 000 元以下的医务人员随着收入的增加认为基层医疗卫生机构能完成规定的基本医疗卫生服务的占比也在增加

考察不同月收入医务人员对基层医疗卫生机构能否完成规定的基本医疗卫生服务的认知（表4-43），月收入为0～1500元的医务人员认为基层医疗卫生机构能完成规定的基本医疗卫生服务的占比为62.07%；月收入为1500～3000元的医务人员认为"能"的占比为69.34%；月收入为3000～4500元的医务人员认为"能"的占比为79.19%；月收入为4500～6000元、6000～10 000元的医务人员认为"能"

的占比分别为 90.11%、95.24%；月收入为 10 000 元及以上的全部认为基层医疗卫生机构不能完成规定的基本医疗卫生服务。由此可见，月收入为 10 000 元以下的医务人员随着收入的增加认为基层医疗卫生机构能完成规定的基本医疗卫生服务的占比也在增加。差异具有统计学意义（p=0.000）。

表 4-43 不同月收入医务人员对基层医疗卫生机构能否完成规定的
基本医疗卫生服务的认知（%）

月收入	是否有能力		合计
	能	不能	
0～1 500 元	62.07	37.93	100.00
1 500～3 000 元	69.34	30.66	100.00
3 000～4 500 元	79.19	20.81	100.00
4 500～6 000 元	90.11	9.89	100.00
6 000～10 000 元	95.24	4.76	100.00
10 000 元及以上	0.00	100.00	100.00

注：有效样本：527，缺失值：0，p=0.000

五、医务人员对基层首诊制度推行困境的认知情况

（一）政策推行困境认知

1. 制定的基层医疗卫生服务制度和政策不完善是基层首诊制度推行过程中政府面临的主要问题

考察医务人员对基层首诊制度在推行过程中政府面临的问题的认知情况发现（表 4-44），医务人员认为在基层首诊制度推行过程中国家对基本医疗卫生服务的投入、措施没跟上问题的占比为 40.80%；认为政策没有规定基层首诊制度问题的占比为 26.25%；认为制定的基层医疗卫生服务制度和政策不完善问题的占比为 65.71%；认为宣传力度不够问题的占比为 55.75%。由此可见，制定的基层医疗卫生服务制度和政策不完善是基层首诊制度推行过程中政府面临的主要问题。

表 4-44 基层首诊制度推行过程中政府面临的问题

面临问题	样本量/个	占比/%
国家对基本医疗卫生服务的投入、措施没跟上	213	40.80
政策没有规定基层首诊制度	137	26.25
制定的基层医疗卫生服务制度和政策不完善	343	65.71
宣传力度不够	291	55.75
合计	984	188.51

注：有效样本：522，缺失值：5

2. 城乡流动人口要返乡就诊才能报销医疗费是基层首诊制度推行过程中医疗保险制度面临的最大问题

在 524 个有效样本中，考察医务人员对基层首诊制度推行过程中医疗保险制度面临的问题情况发现（表 4-45），医务人员认为城乡流动人口要返乡就诊才能报销医疗费问题的占比最高，为 48.28%；医务人员认为医疗保险制度中基层医疗卫生机构报销比例与大医院拉开的距离不够和城市化后失地失业农民的医疗保险流失问题的占比次高，分别为 37.98% 和 37.60%；医务人员认为医疗保险制度中基层医疗卫生机构费用没体现低价，不具备竞争力问题的占比为 35.69%；医务人员认为医疗保险没有规定基层首诊制度问题的占比最低，为 25.38%。由此可见，城乡流动人口要返乡就诊才能报销医疗费是基层首诊制度推行过程中医疗保险制度面临的最大问题。

表 4-45　基层首诊制度推行过程中医疗保险制度面临的问题

面临的问题	样本量/个	占比/%
医疗保险没有规定基层首诊制度	133	25.38
医疗保险制度中基层医疗卫生机构报销比例与大医院拉开的距离不够	199	37.98
医疗保险制度中基层医疗卫生机构费用没体现低价，不具备竞争力	187	35.69
城市化后失地失业农民的医疗保险缺失	197	37.60
城乡流动人口要返乡就诊才能报销医疗费	253	48.28
合计	969	184.93

注：有效样本：524，缺失值：3

3. 基层医疗卫生机构的医疗设备差和药品不齐全是基层首诊制度推行过程中基层医疗卫生机构面临的主要问题

在 527 个有效样本中，考察医务人员认为基层首诊制度推行过程中基层医疗卫生机构面临的问题的情况发现（表 4-46），医务人员认为基层首诊制度在推行过程中，基层医疗卫生机构的医疗卫生设备差且不足，药品不齐全问题的占比最高，为 68.88%；医务人员认为全科医师缺乏且诊疗水平不高，以及大医院和基层抢患者问题的占比次高，分别为 53.89% 和 37.38%；医务人员认为基层医疗卫生机构的卫生管理跟不上问题的占比最低，为 27.70%。由此可见，基层医疗卫生机构的医疗卫生设备差且不足，药品不齐全是基层首诊制度推行过程中基层医疗卫生机构面临的主要问题。

表 4-46　基层首诊制度推行过程中基层医疗卫生机构面临的问题

面临问题	样本量/个	占比/%
基层医疗卫生机构的卫生管理跟不上	146	27.70
全科医师缺乏且诊疗水平不高	284	53.89
基层医疗卫生机构的医疗卫生设备差且不足，药品不齐全	363	68.88
大医院和基层抢患者	197	37.38
合计	990	187.85

注：有效值：527，缺失值：0

4. 对基层医疗卫生机构的认同度低是基层首诊制度推行过程中患者面临的最大问题

考察医务人员认为基层首诊制度推行过程中患者面临的问题（表 4-47），有 355 名医务人员认为在基层首诊制度推行过程中面临患者经济生活水平较差的问题，占比为 67.75%；有 471 名医务人员认为患者对基层医疗卫生机构的认同度低，占比为 89.89%。由此可见，对基层医疗卫生机构的认同度低是基层首诊制度推行过程中患者面临的最大问题。

表 4-47　基层首诊制度推行过程中患者面临的问题

面临问题	样本量/个	占比/%
患者经济生活水平较差	355	67.75
对基层医疗卫生机构的认同度低	471	89.89
合计	826	157.64

注：有效样本：524，缺失值：3

（二）不同利益主体对政策推行的建议

1. 政府应完善基层医疗卫生服务相关制度和政策

调查医务人员认为在推行基层首诊制度过程中，政府应做的努力的情况发现（表 4-48），有 301 名医务人员认为政府应该完善基层医疗卫生服务相关制度和政策，占比最高，为 57.12%；266 名医务人员认为政府应加大宣传力度，占比次高，为 50.47%；205 名医务人员认为政府应加大对基层医疗卫生服务的投入（设备和药物等），提高基层医疗卫生机构服务能力，占比为 38.90%；139 名医务人员认为应该由政府推动解决全科医师人员配备问题，占比为 26.38%；99 名医务人员认为政府应该制定政策规定基层首诊制度，占比最低，为18.79%。由此可见，政府应完善基层医疗卫生服务相关制度和政策。

表 4-48 基层首诊制度推行过程中政府应做的努力

工作	样本量/个	占比/%
加大对基层医疗卫生服务的投入（设备和药品等），提高基层医疗卫生机构服务能力	205	38.90
由政府推动解决全科医师人员配备问题	139	26.38
制定政策规定基层首诊制度	99	18.79
加大宣传力度	266	50.47
完善基层医疗卫生服务相关制度和政策	301	57.12
合计	1010	191.66

注：有效样本：527，缺失值：0

2. 医疗保障部门应该针对患者对医疗保险费用和报销比例进行积极引导

在了解医务人员对在基层首诊制度推行过程中医疗保障部门应做的努力的建议中（表 4-49），医务人员认为医疗保障部门应针对患者对医疗保险费用和报销比例进行积极引导的占比最高，为84.22%；认为医疗保障部门应完善医疗保险制度无缝衔接的占比次高，为57.79%；认为医疗保障部门应对医疗保险规定基层首诊制度的占比最低，为39.73%。由此可见，医疗保障部门应该针对患者对医疗保险费用和报销比例进行积极引导。

表 4-49 基层首诊制度推行过程中医疗保障部门应做的努力

工作	样本量/个	占比/%
对医疗保险规定基层首诊制度	209	39.73
针对患者对医疗保险费用和报销比例进行积极引导	443	84.22
完善医疗保险制度无缝衔接	304	57.79
合计	956	181.74

注：有效样本：526，缺失值：1

3. 基层医疗卫生机构更应理顺和大医院关系，两者合理分工，开展多种形式的互动活动

在了解医务人员对基层首诊制度推行过程中基层医疗卫生机构应做的努力的建议中（表 4-50），认为基层医疗卫生机构应理顺和大医院关系，两者合理分工,开展多种形式的互动活动的占比最高,为 45.33%;认为应加大对患者的健康教育宣传力度和加强卫生机构管理,改善服务态度,主动深入基层的占比次高,分别为 43.24% 和 31.81%;认为应加强对全科医师的培训和激励及完善必备设备和药品的占比相差不大,分别为 29.33% 和 28.00%;而认为应解决全科医师数量及质量问题的占比最低,为 20.57%。由此可见,基层医疗卫生机构更应理顺和大医院关系,两者合理分工,开展多种形式的互动活动。

表 4-50　基层首诊制度推行过程中基层医疗卫生机构应做的努力

工作	样本量/个	占比/%
解决全科医师数量及质量问题	108	20.57
加强对全科医师的培训和激励	154	29.33
加强卫生机构管理,改善服务态度,主动深入基层	167	31.81
完善必备设备和药品	147	28.00
理顺和大医院关系,两者合理分工,开展多种形式的互动活动	238	45.33
加大对患者的健康教育宣传力度	227	43.24
合计	1041	198.28

注:有效样本:525,缺失值:2

4. 患者更应增加对基层医疗卫生服务的了解,转变观念

调查医务人员认为在基层首诊制度推行过程中患者应做的努力的情况发现(表 4-51),认为患者应增加对基层医疗卫生服务的了解,转变观念的占比为 90.13%;认为患者应提高居民健康需求和购买力的占比为 72.49%。由此可见,患者更应增加对基层医疗卫生服务的了解,转变观念。

表 4-51　基层首诊制度推行过程中患者应做的努力

工作	样本量/个	占比/%
提高居民健康需求和购买力	382	72.49
增加对基层医疗卫生服务的了解,转变观念	475	90.13
合计	857	162.62

注:有效样本:527,缺失值:0

第二节　河南省城乡居民对分级诊疗制度认知及就医流向分析

就医行为是指人们在感到身体不适或在出现某种疾病症状时,综合考虑病情、

经济生活水平和医疗卫生机构等，而采取的医疗帮助行为（韩志琰，2012）。分级诊疗的最终目的是保障医疗资源的合理配置和利用，有效引导患者有序就医。分析河南省城乡居民患病后的就医流向，有针对性地制定医疗保险报销等相关卫生政策，完善分级诊疗服务体系，引导河南省城乡居民合理就医，最终达到分级诊疗服务制度设计初衷。

一、河南省城乡居民对分级诊疗制度的认知情况

（一）总体认知

农民对分级诊疗制度的基本认知水平较低。调查农民对分级诊疗制度的基本认知情况（表 4-52），1110 个有效样本中，关于"您是否听说过国家倡导的分级诊疗制度？"的回答中，"是"和"否"的样本数量分别为 349 个和 761 个，各占有效样本总数的 31.44%和 68.56%。由此可见，农民对分级诊疗制度的基本认知水平较低。

表 4-52　农民对分级诊疗制度的基本认知情况

是否听说过国家倡导的分级诊疗制度	样本量/个	占比/%
是	349	31.44
否	761	68.56
合计	1110	100.00

注：有效样本：1110，缺失值：2

（二）不同类型城乡居民认知情况

1. 七成以上城乡居民赞成分级诊疗制度，六成以上城乡居民认为分级诊疗制度可行

调查城乡居民对分级诊疗制度的认知情况（表 4-53），在 349 个有效样本中，270 名城乡居民赞成分级诊疗制度，占比为 77.4%；79 名城乡居民不赞成分级诊疗制度，占比为 22.6%；226 名城乡居民认为分级诊疗制度可行，占比为 64.8%；59 名城乡居民认为分级诊疗制度不可行，占比为 16.9%；64 名城乡居民不清楚，占比为 18.3%。由此可见，七成以上城乡居民赞成分级诊疗制度，六成以上城乡居民认为分级诊疗制度可行。

表 4-53　城乡居民对分级诊疗制度的认知情况

项目	认知	样本量/个	占比/%
是否赞成分级诊疗制度	赞成	270	77.4
	不赞成	79	22.6
分级诊疗制度是否可行	可行	226	64.8
	不可行	59	16.9
	不清楚	64	18.3

注：有效值：349，缺失值：0

2. 超过五成城乡居民通过网络、电视媒体获得分级诊疗知识

考察城乡居民获得分级诊疗知识的渠道情况（表 4-54），在 349 个有效样本中，187 名城乡居民通过网络、电视媒体获得分级诊疗知识，占比最高，为 53.58%；通过文件、报纸和听别人说获得分级诊疗知识的占比均为 40.97%；通过宣传栏和专门分级诊疗知识讲座获得分级诊疗知识的占比分别为 33.81% 和 25.21%。由此可见，城乡居民获取分级诊疗知识的渠道呈现多样化，超过五成城乡居民通过网络、电视媒体获得分级诊疗知识。

表 4-54　城乡居民获得分级诊疗知识的渠道

分级诊疗知识获得渠道	样本量/个	占比/%
文件、报纸	143	40.97
听别人说	143	40.97
网络、电视媒体	187	53.58
宣传栏	118	33.81
专门分级诊疗知识讲座	88	25.21
其他	69	19.77

注：有效样本：349，缺失值：0

二、河南省城乡居民就医医疗卫生机构选择情况

（一）患常见病时首选医疗卫生机构情况

1. 四成城乡居民患常见病首选医疗卫生机构为村级医疗卫生机构，基本都能做到不出县

考察城乡居民在患常见病时的首选医疗卫生机构情况（表 4-55），在 1059 个有效样本中，474 名城乡居民选择村卫生室作为患常见病的首选医疗卫生机构，

占比最高，为 44.76%；选择自己到药店买药的城乡居民的占比次高，为 19.07%；选择去县医院及以上医院看病的城乡居民的占比最低，为 1.70%。由此可见，四成城乡居民患常见病首选医疗卫生机构为村级医疗卫生机构，基本都能做到不出县。

表 4-55　城乡居民患常见病时的首选医疗卫生机构

做法	样本量/个	占比/%
村卫生室看病	474	44.76
个体小诊所看病	188	17.75
采用民间偏方治疗	31	2.93
自己到药店买药	202	19.07
乡镇卫生院看病	51	4.82
县医院及以上医院看病	18	1.70
不理会让其自愈	95	8.97
合计	1059	100.00

注：有效样本：1059，缺失值：53

2. 医疗卫生机构离家近是城乡居民患常见病时选择首选医疗卫生机构的首要考虑因素

考察城乡居民患常见病时选择首选医疗卫生机构的影响情况（表 4-56），在 1063 个有效样本中，有 373 名城乡居民选择了离家近这一项，占比最高，为 35.09%；选择依据经验和身体状况做出决定的城乡居民的占比次高，为 31.89%。此外，影响城乡居民患常见病时选择首选医疗卫生机构占比最小的是相信偏方，仅为 1.41%。由此可见，医疗卫生机构离家近是城乡居民患常见病时选择首选医疗卫生机构的首要考虑因素。

表 4-56　城乡居民患常见病时选择首选医疗卫生机构的考虑因素

因素	样本量/个	占比/%
离家近	373	35.09
看病便宜	309	29.07
有熟悉的医生	283	26.62
不用排队	165	15.52
家人决定	32	3.01
诊疗水平高	60	5.64
态度和环境好	56	5.27

续表

因素	样本量/个	占比/%
医疗保险定点	59	5.55
相信偏方	15	1.41
依据经验和身体状况做出决定	339	31.89
合计	1691	159.07

注：有效样本：1063，缺失值：49

（二）患慢性病时首选医疗卫生机构情况

1. 超过四成城乡居民患慢性病首选医疗卫生机构为县级医疗卫生机构

考察城乡居民患慢性病时的首选医疗卫生机构情况（表 4-57），在 1053 个有效样本中，460 名城乡居民选择县医院作为患慢性病时首选医疗卫生机构的占比最高，为 43.68%；227 名城乡居民选择乡镇卫生院，占比次高，为 21.56%；选择其他医疗卫生机构的城乡居民的占比最低，为 0.95%。由此可见，超过四成城乡居民患慢性病首选医疗卫生机构为县级医疗卫生机构。

表 4-57　城乡居民患慢性病时的首选医疗卫生机构

首选医疗卫生机构	样本量/个	占比/%
村卫生室	177	16.81
私人诊所	38	3.61
乡镇卫生院	227	21.56
县医院	460	43.68
市级及以上医院	141	13.39
其他	10	0.95
合计	1053	100.00

注：有效样本：1053，缺失值：59

2. 三成以上的城乡居民患慢性病时会根据病情需要选择首选医疗卫生机构

考察城乡居民患慢性病时选择首选医疗卫生机构的影响因素（表 4-58），在 1048 个有效样本中，379 名城乡居民选择病情需要作为慢性病看病首选医疗卫生机构的影响因素，占比最高，为 36.16%；选择诊疗水平高的城乡居民的占比次高，为 32.73%；而选择候诊时间短的城乡居民的占比最低，仅为 7.54%；由此可见，三成以上的城乡居民患慢性病时会根据病情需要选择首选医疗卫生机构。

表 4-58　城乡居民患慢性病时选择首选医疗卫生机构的影响因素

影响因素	样本量/个	占比/%
离家近	251	23.95
报销比例高	130	12.40
有熟悉的医生	168	16.03
候诊时间短	79	7.54
诊疗水平高	343	32.73
病情需要	379	36.16
家人决定	99	9.45
环境和态度好	115	10.97
医疗保险定点	147	14.03
合计	1711	163.26

注：有效样本：1048，缺失值：64

（三）患大病时首选医疗卫生机构情况

1. 近五成城乡居民大病首诊不出县

考察城乡居民在患大病时的首选医疗卫生机构情况（表 4-59），在 1059 个有效样本中，444 名城乡居民选择县医院作为患大病时首选医疗卫生机构的占比最高，为 42.3%；选择市级医院的城乡居民的占比次高，为 39.1%；选择省级医院的城乡居民的占比为 12.3%；而选择乡镇卫生院和省内知名医院的占比较低，分别为 4.0% 和 2.3%。由此可见，四成以上城乡居民在患大病时选择到县医院就诊。由此可知，近五成城乡居民大病首诊不出县。

表 4-59　城乡居民患大病时的首选医疗卫生机构

首选医疗卫生机构	样本量/个	占比/%
乡镇卫生院	42	4.0
县医院	444	42.3
市级医院	411	39.1
省级医院	129	12.3
省内知名医院	24	2.3
合计	1050	100.0

注：有效样本：1050，缺失值：62

2. 病情需要是城乡居民患大病时选择首选医疗卫生机构的首要考虑因素

考察城乡居民患大病时选择首选医疗卫生机构的影响因素情况（表 4-60），在 1063 个有效样本中，对城乡居民患大病时选择首选医疗卫生机构影响最大的因素是病情需要，占比为 50.33%；选择技术好的城乡居民的占比次高，为 46.94%；选择候诊时间短的城乡居民的占比最低，仅为 4.14%；由此可见，病情需要是城乡居民患大病时选择首选医疗卫生机构的首要考虑因素，其次是技术好。

表 4-60 城乡居民患大病时选择首选医疗卫生机构的影响因素

影响因素	样本量/个	占比/%
家人决定	137	12.89
离家近	90	8.47
报销比例高	91	8.56
有熟悉的医生	55	5.17
候诊时间短	44	4.14
技术好	499	46.94
态度和环境好	170	15.99
病情需要	535	50.33
医疗保险定点	172	16.18
合计	1793	168.67

注：有效样本：1063，缺失值：49

三、河南省城乡居民就医选择影响因素

（一）影响因素

1. 六成以上城乡居民就医选择受家庭成员影响

根据对 1041 名城乡居民的调查情况（表 4-61），就医选择受家庭成员影响的有 641 人，占比为 61.5754%；其次为自己决定，共 337 人，占比为 32.3727%。由此可见，城乡居民就医选择主要受家庭成员和自己影响，其中，六成以上城乡居民就医选择受家庭成员影响。

表 4-61　城乡居民就医选择影响因素

影响因素	样本量/个	占比/%
自己	337	32.3727
家庭成员	641	61.5754
亲戚	38	3.6503
朋友	11	1.0567
邻居	6	0.5764
同事	2	0.1921
其他人	6	0.5764
合计	1041	100.00

注：有效样本：1041，缺失值：71，$p=0.081$

2. 经济生活水平较差的城乡居民就医选择受家庭成员影响较大

从不同经济生活水平方面考察，在调查的 1023 个有效样本中（表 4-62），经济生活水平很好的城乡居民就医选择受自己影响最大，占比为 51.85%；经济生活水平好到很差的城乡居民就医选择均受家庭成员影响最大，占比分别为 56.91%、63.24%、64.17%、62.50%。由此可见，不同经济生活水平城乡居民就医选择主要受家庭成员和自己影响，随着经济生活水平的提高，就医选择受自己影响的占比有增加趋势。经济生活水平较差的城乡居民就医选择受家庭成员影响较大。

表 4-62　不同经济生活水平城乡居民就医选择影响因素　　　单位：%

经济生活水平	自己	家庭成员	亲戚	朋友	邻居	同事	其他人	合计
很好	51.85	44.44	0.00	3.71	0.00	0.00	0.00	100.00
好	36.70	56.91	5.32	0.54	0.53	0.00	0.00	100.00
一般	30.88	63.24	3.38	0.88	0.59	0.29	0.74	100.00
一般偏下	27.50	64.17	4.17	2.50	0.83	0.00	0.83	100.00
很差	37.50	62.50	0.00	0.00	0.00	0.00	0.00	100.00

注：有效样本：1023，缺失值：89，$p=0.816$

3. 随着年龄增加，城乡居民就医选择受家庭成员影响的占比有增加趋势

从不同年龄方面考察，根据对 1009 名城乡居民的调查情况（表 4-63），30 岁以下城乡居民就医选择受家庭成员影响的占比为 60.97%；30～40 岁城乡居民就医选择受家庭成员影响和亲戚影响的占比分别为 50.00% 和 6.45%；40～50 岁、50～60 岁与60 岁及以上城乡居民就医选择影响最大的均为家庭成员，占比分别为 61.84%、

65.54%与67.34%。由此可见，不同年龄城乡居民就医选择主要受家庭成员和自己影响，随着年龄增加，城乡居民就医选择受家庭成员影响的占比有增加趋势。

表4-63　不同年龄城乡居民就医选择影响因素（%）

年龄	自己	家庭成员	亲戚	朋友	邻居	同事	其他人	合计
30岁以下	31.94	60.97	4.84	0.65	0.64	0.31	0.65	100.00
30~40岁	41.13	50.00	6.45	2.42	0.00	0.00	0.00	100.00
40~50岁	33.33	61.84	2.19	1.32	0.00	0.44	0.88	100.00
50~60岁	28.38	65.54	2.70	0.68	2.03	0.00	0.67	100.00
60岁及以上	29.15	67.34	2.51	1.00	0.00	0.00	0.00	100.00

注：有效样本：1009，缺失值：103，p=0.816

4. 个体商贩就医选择受家庭成员影响的占比最高

从不同职业方面考察，根据对1009名城乡居民的调查情况（表4-64），农业劳动者和农民工就医选择均受家庭成员影响最高，占比分别为62.97%和51.88%；教师就医选择受自己影响和亲戚影响的占比分别为43.18%和13.64%；乡村干部、个体商贩、在校学生就医选择影响最大的均为家庭成员，占比分别为60.00%、68.29%、67.41%。由此可见，不同职业城乡居民就医选择主要受家庭成员和自己影响，个体商贩就医选择受家庭成员影响的占比最高。

表4-64　不同职业城乡居民就医选择影响因素（%）

职业	自己	家庭成员	亲戚	朋友	邻居	同事	其他人	合计
农业劳动者	33.25	62.97	2.02	0.00	0.76	0.00	1.00	100.00
农民工	42.86	51.88	2.26	2.26	0.00	0.74	0.00	100.00
教师	43.18	36.36	13.64	4.55	0.00	2.27	0.00	100.00
乡村干部	20.00	60.00	20.00	0.00	0.00	0.00	0.00	100.00
个体商贩	25.20	68.29	2.44	1.63	0.81	0.00	1.63	100.00
在校学生	29.63	67.41	0.74	0.74	1.48	0.00	0.00	100.00
其他	27.39	64.33	7.01	1.27	0.00	0.00	0.00	100.00

注：有效样本：1009，缺失值：103，p=0.816

5. 本科及以上文化程度城乡居民就医选择受家庭成员影响最大

从不同文化程度方面考察，根据对1009名城乡居民的调查情况（表4-65），各种文化程度城乡居民就医选择均受家庭成员影响最大，小学及以下文化程度城乡居民受家庭成员影响的占比为61.92%；初中文化程度城乡居民受家庭成员影响的占比为 63.20%；高中/中专文化程度城乡居民受家庭成员影响的占比为 59.89%；大专文化程度城乡居民受家庭成员影响的占比为 47.14%；本科及以上文化程度城乡居民受家庭成员影响的占比为 66.96%。由此可见，各种文化程度城乡居民就医选择均受家庭成员影响最大，本科及以上文化程度城乡居民就医选择受家庭成员影响最大。

表 4-65　不同文化程度城乡居民就医选择影响因素（%）

文化程度	自己	家庭成员	亲戚	朋友	邻居	同事	其他人	合计
小学及以下	31.46	61.92	3.31	1.32	1.00	0.00	0.99	100.00
初中	31.74	63.20	3.94	0.28	0.00	0.28	0.56	100.00
高中/中专	33.34	59.89	3.39	1.69	0.57	0.56	0.56	100.00
大专	41.43	47.14	8.57	1.43	1.43	0.00	0.00	100.00
本科及以上	28.70	66.96	1.74	1.74	0.86	0.00	0.00	100.00

注：有效样本：1009，缺失值：103，$p=0.816$

（二）看重因素

1. 城乡居民在就医时更看重医生水平

考察城乡居民在就医时看重的因素情况（表 4-66），通过城乡居民对医院名气、医生水平、就医环境及医护人员态度、服务价格、医疗设备、就医的方便性和报销比例等其他方面的选择因素的了解，其中，看重医生水平的占比为 67.5362%，其他各方面因素的占比均在 10% 以下。由此可见，城乡居民在就医时更看重医生水平。

表 4-66　城乡居民在就医时看重的因素

看重因素	样本量/个	占比/%
医院名气	90	8.6957
医生水平	699	67.5362
就医环境及医护人员态度	77	7.4396
服务价格	56	5.4106
医疗设备	38	3.6715
就医的方便性	46	4.4444
报销比例	25	2.4155
其他	4	0.3865
合计	1035	100.00

注：有效样本：1035，缺失值：77

2. 60 岁及以上城乡居民就医时更看重医生水平

考察不同年龄城乡居民在就医时看重的因素情况（表 4-67），60 岁及以上的城乡居民看重医生水平的占比最高，为 73.60%；40～50 岁的城乡居民看重医生水平的占比次高，为 69.00%；30 岁以下看重医生水平的占比最低，为 65.05%。差异具有统计学意义（*p*=0.013）。由此可见，不同年龄城乡居民就医时看重"医生水平"的占比均为最高，60 岁及以上城乡居民就医时更看重医生水平。

表 4-67　不同年龄城乡居民在就医时看重的因素（%）

年龄	医院名气	医生水平	就医环境及医护人员态度	服务价格	医疗设备	就医的方便性	报销比例	其他	合计
30 岁以下	7.44	65.05	10.04	4.53	4.85	5.83	1.94	0.32	100.00
30～40 岁	12.40	67.77	8.26	1.65	3.30	5.79	0.83	0.00	100.00
40～50 岁	6.12	69.00	7.86	7.42	3.49	4.37	0.87	0.87	100.00
50～60 岁	11.92	66.89	3.97	5.96	3.31	5.30	2.65	0.00	100.00
60 岁及以上	6.60	73.60	3.55	6.61	2.03	1.52	5.58	0.51	100.00

注：有效样本：1007，缺失值：105，*p*=0.013

3. 近七成不同文化程度城乡居民在就医时选择看重医生水平，其中，高中/中专文化的程度占比最高

考察不同文化程度城乡居民在就医时看重的因素情况（表 4-68），不同文化程度城乡居民都看重医生水平，占比均超过 60.00%。此外，本科及以上文化程度城乡居民选择看重医院名气、医疗设备的占比分别为 10.53%、6.14%；大专文化程度城乡居民在选择看重的因素时，就医环境及医护人员态度的占比为 16.42%；高中/中专文化程度城乡居民在选择看重的因素时，就医的方便性的占比为 6.91%；小学及以下文化程度城乡居民选择看重服务价格和报销比例的占比分别为 8.00% 和4.33%。由此可见，不同文化程度选择看重医生水平的占比最高。近七成不同文化程度城乡居民在就医时选择看重医生水平，其中，高中/中专文化程度的占比最高，为 70.11%。差异不具有统计学意义（*p*=0.012）。

表 4-68　不同文化程度城乡居民在就医时看重的因素（%）

文化程度	医院名气	医生水平	就医环境及医护人员态度	服务价格	医疗设备	就医的方便性	报销比例	其他	合计
小学及以下	7.00	68.67	4.00	8.00	3.67	4.00	4.33	0.33	100.00
初中	8.65	67.15	7.49	6.34	3.17	4.61	2.02	0.57	100.00

文化程度	医院名气	医生水平	就医环境及医护人员态度	服务价格	医疗设备	就医的方便性	报销比例	其他	合计
高中/中专	9.77	70.11	6.32	2.30	2.87	6.91	1.15	0.57	100.00
大专	7.46	68.66	16.42	0.00	5.97	1.49	0.00	0.00	100.00
本科及以上	10.53	60.53	13.15	3.51	6.14	3.51	2.63	0.00	100.00

注：有效样本：1002，缺失值：110，$p=0.012$

4. 乡村干部看重医生水平的占比相对较低，农业劳动者看重医生水平的占比相对较高

考察不同职业城乡居民就医时看重的因素情况（表4-69），不同职业的城乡居民都看重医生水平，占比均超过40.00%（含40.00%）。此外，个体商贩看重医院名气的占比最高，为14.05%；农业劳动者看重医生水平和报销比例的占比最高，分别为72.39%和3.98%；乡村干部看重就医环境及医护人员态度、医疗设备的占比最高，分别为40.00%和13.33%；农民工看重服务价格及就医的方便性的占比最高，分别为8.27%和6.77%。差异具有统计学意义（$p=0.000$）。由此可见，乡村干部看重医生水平的占比相对较低，农业劳动者看重医生水平的占比相对较高。

表4-69　不同职业城乡居民就医时看重的因素（%）

职业	医院名气	医生水平	就医环境及医护人员态度	服务价格	医疗设备	就医的方便性	报销比例	其他	合计
农业劳动者	6.72	72.39	3.73	6.97	1.98	3.48	3.98	0.75	100.00
农民工	6.76	62.41	8.27	8.27	3.76	6.77	3.01	0.75	100.00
教师	9.30	60.47	25.58	0.00	0.00	4.65	0.00	0.00	100.00
乡村干部	6.67	40.00	40.00	0.00	13.33	0.00	0.00	0.00	100.00
个体商贩	14.05	70.25	4.12	3.31	2.48	5.79	0.00	0.00	100.00
在校学生	7.35	65.44	9.56	4.41	6.62	5.15	1.47	0.00	100.00
其他	10.90	66.67	7.69	4.49	5.77	2.56	1.92	0.00	100.00

注：有效样本：1006，缺失值：106，$p=0.000$

5. 经济生活水平很差的城乡居民考虑报销比例的占比更高

考察不同经济生活水平的城乡居民就医时看重的因素情况（表4-70），经济生活水平一般偏下至很好的城乡居民都看重医生水平，占比均超过50.00%。经济生活水平很差的城乡居民看重医院名气、就医环境及医护人员态度、服务价格、就医的方便性和报销比例的占比最高，分别为25.00%、12.50%、12.50%、12.50%

和 25.00%。经济生活水平很好的城乡居民看重医生水平的占比最高，为 74.07%。差异具有统计学意义（$p=0.000$）。由此可见，经济生活水平很差的城乡居民考虑报销比例的占比更高。

表 4-70　不同经济生活水平的城乡居民就医时看重的因素（%）

经济生活水平	医院名气	医生水平	就医环境及医护人员态度	服务价格	医疗设备	就医的方便性	报销比例	其他	合计
很好	3.70	74.07	3.71	3.70	7.41	3.71	3.70	0.00	100.00
好	8.52	70.45	10.23	2.27	3.98	3.98	0.57	0.00	100.00
一般	8.48	70.24	6.40	4.91	3.86	4.02	1.79	0.30	100.00
一般偏下	9.01	51.64	9.02	12.30	1.63	7.38	7.38	1.64	100.00
很差	25.00	12.50	12.50	12.50	0.00	12.50	25.00	0.00	100.00

注：有效样本：1005，缺失值：107，$p=0.000$

（三）患病未就医情况

1. 两成以上城乡居民存在患病后未就医的情况

考察城乡居民在过去 1 年是否存在患病未就医的情况调查（表 4-71），在 1029 个有效样本中，248 名城乡居民存在患病未就医的情况，占比为 24.10%；781 名城乡居民不存在患病未就医的情况，占比为 75.90%。由此可见，两成以上城乡居民存在患病未就医的情况。

表 4-71　城乡居民患病未就医的情况

是否存在	样本量/个	占比/%
是	248	24.10
否	781	75.90
合计	1029	100.00

注：有效样本：1029，缺失值：83

2. 不同文化程度的城乡居民患病后未就医的主要原因是觉得不看也能好

在调查的 241 个有效样本中（表 4-72），各种文化程度的城乡居民选择不看也能好的占比均最高。小学及以下文化程度此项的占比为 57.61%；初中文化程度此项的占比为 55.13%；高中/中专文化程度此项的占比为 50.00%；大专文化程度此项的占比为 61.54%；本科及以上文化程度此项的占比为 70.83%。由此可见，不同文化程度的城乡居民患病后未就医的主要原因是觉得不看也能好。

表 4-72 不同文化程度城乡居民患病未就医影响因素（%）

文化程度	不愿意去	看病太贵	怕麻烦	不看也能好	看不好了	没时间	其他	合计
小学及以下	8.70	11.96	16.30	57.61	1.09	1.08	3.26	100.00
初中	11.55	12.82	15.38	55.13	1.28	2.56	1.28	100.00
高中/中专	8.82	5.89	23.53	50.00	5.88	0.00	5.88	100.00
大专	7.69	0.00	23.08	61.54	0.00	0.00	7.69	100.00
本科及以上	16.67	0.00	4.17	70.83	0.00	4.17	4.16	100.00
合计	10.38	9.54	16.18	57.26	1.66	1.66	3.32	100.00

注：有效样本：241，缺失值：871，$p=0.640$

3. 在校学生认为不看也能好而未就医的占比最高

考察不同职业城乡居民在选择患病时未就医的影响因素（表 4-73），其中，选择不愿意去的占比最高的是教师，为 36.36%；选择看病太贵的占比最高的是农业劳动者，为 14.66%；选择怕麻烦的占比最高的是其他，为 26.67%；选择不看也能好的占比最高的是在校学生，为 75.86%；选择看不好了的占比最高的是个体商贩，为 4.00%；选择没时间的占比最高的分别是农民工和个体商贩，均为 4.00%。由此可见，各种职业城乡居民患病未就医时觉得不看也能好的占比最高，其中，在校学生认为不看也能好而未就医的占比最高。差异不具有统计学意义（$p=0.347$）。

表 4-73 不同职业城乡居民患病未就医影响因素（%）

职业	不愿意去	看病太贵	怕麻烦	不看也能好	看不好了	没时间	其他	合计
农业劳动者	8.62	14.66	11.21	60.34	0.86	1.72	2.59	100.00
农民工	20.00	12.00	24.00	36.00	0.00	4.00	4.00	100.00
教师	36.36	9.10	9.09	45.45	0.00	0.00	0.00	100.00
乡村干部	0.00	0.00	25.00	75.00	0.00	0.00	0.00	100.00
个体商贩	4.00	8.00	20.00	56.00	4.00	4.00	4.00	100.00
在校学生	3.45	0.00	10.34	75.86	3.45	0.00	6.90	100.00
其他	10.01	3.33	26.67	53.33	3.33	0.00	3.33	100.00
合计	10.00	10.00	15.41	57.92	1.67	1.67	3.33	100.00

注：有效样本：240，缺失值：872，$p=0.347$

4. 当经济生活水平受限时城乡居民更多考虑能不能看得起病的问题

对比不同经济生活水平城乡居民患病未就医的原因情况（表 4-74），在 242 个有效样本中，除经济生活水平很差的城乡居民外，其他各种经济生活水平的城乡居民选择未就医原因占比最高的，都是觉得不看也能好，经济生活水平为很好、好、一般、一般偏下选择这一项的占比分别为57.14%、50.00%、61.27%、52.83%；经济生活水平很差的城乡居民则大多数选择看病太贵，占比为66.67%。由此可见，当经济生活水平受限时城乡居民更多考虑能不能看得起病的问题。

表4-74　不同经济生活水平城乡居民患病未就医影响因素（%）

经济生活水平	不愿意去	看病太贵	怕麻烦	不看也能好	看不好了	没时间	其他	合计
很好	0.00	0.00	28.57	57.14	14.29	0.00	0.00	100.00
好	20.59	5.88	17.65	50.00	0.00	2.94	2.94	100.00
一般	9.16	5.63	15.49	61.27	1.41	2.11	4.93	100.00
一般偏下	9.43	18.87	16.98	52.83	1.89	0.00	0.00	100.00
很差	0.00	66.67	0.00	33.33	0.00	0.00	0.00	100.00
合计	10.33	9.92	16.12	57.02	1.65	1.65	3.31	100.00

注：有效样本：242，缺失值：870，$p=0.002$

5. 各个年龄城乡居民认为不看也能好的占比最高

考察不同年龄城乡居民患病时未就医的影响因素（表4-75），选择不愿意去的是40~50岁的城乡居民的占比最高，为14.81%；选择看病太贵的是50~60岁的城乡居民的占比最高，为15.38%；选择怕麻烦的是30~40岁的城乡居民的占比最高，为20.00%；选择不看也能好和看不好了的是30岁以下城乡居民的占比最高，分别为66.00%和4.00%；选择没时间的是30~40岁的城乡居民的占比最高，为3.33%。由此可见，各个年龄城乡居民认为不看也能好的占比最高，均在50.00%以上（含50.00%）。差异不具有统计学意义（$p=0.419$）。

表4-75　不同年龄城乡居民患病未就医影响因素（%）

年龄	不愿意去	看病太贵	怕麻烦	不看也能好	看不好了	没时间	其他	合计
30岁以下	6.00	2.00	10.00	66.00	4.00	2.00	10.00	100.00
30~40岁	13.33	6.67	20.00	56.67	0.00	3.33	0.00	100.00
40~50岁	14.81	12.97	14.81	50.00	1.85	1.86	3.70	100.00
50~60岁	9.62	15.38	13.46	59.62	0.00	1.92	0.00	100.00
60岁及以上	9.43	11.32	16.98	58.49	1.89	0.00	1.89	100.00
合计	10.46	10.05	14.64	58.16	1.67	1.67	3.35	100.00

注：有效样本：239，缺失值：873，$p=0.419$

四、河南省城乡居民患病后就诊路线情况

（一）就诊路线

1. 超六成城乡居民患病后倾向于选择基层首诊就诊路线

考察城乡居民患病后的就诊路线选择情况（表4-76），在1045个有效样本中，选择"村卫生室—乡镇卫生院—县级及以上医院"就诊路线的占比为38.85%；选择"村卫生室—县级及以上医院"就诊路线的占比为26.70%。综合来看，首先选择基层首诊就诊路线的占比最高，为65.55%；其次选择"根据病情选择"就诊路线的占比较低，为25.65%；最后选择"县医院—市级及以上医院"就诊路线的占比最低，为 8.80%。由此可见，基层首诊在城乡推行现状较好，超六成城乡居民患病后倾向于选择基层首诊就诊路线。

表4-76　城乡居民患病后的就诊路线选择

就诊路线	频数/个	占比/%
村卫生室—乡镇卫生院—县级及以上医院	406	38.85
村卫生室—县级及以上医院	279	26.70
县医院—市级及以上医院	92	8.80
根据病情选择	268	25.65
合计	1045	100.00

注：有效样本：1045，缺失值：67

2. 城乡居民年龄越大，患病后越倾向于选择基层首诊就诊路线

考察不同年龄城乡居民患病后的就诊路线选择情况（表4-77），首先，随着年龄增长，城乡居民选择"村卫生室—乡镇卫生院—县级及以上医院"就诊路线的占比逐渐增大，30岁以下、30~40岁、40~50岁、50~60岁和60岁及以上的占比分别为33.87%、34.15%、36.17%、45.39%和48.22%；其次，不同年龄城乡居民选择"村卫生室—县级及以上医院"就诊路线的占比相当；最后，30~40岁选择"县医院—市级及以上医院"就诊路线的占比最高，为13.82%。由此可见，城乡居民年龄越大，患病后越倾向于选择基层首诊就诊路线。

表4-77　不同年龄城乡居民患病后的就诊路线选择（%）

年龄	村卫生室—乡镇卫生院—县级及以上医院	村卫生室—县级及以上医院	县医院—市级及以上医院	根据病情选择	合计
30岁以下	33.87	30.32	8.71	27.10	100.00（310）
30~40岁	34.15	24.39	13.82	27.64	100.00（123）

年龄	村卫生室—乡镇卫生院—县级及以上医院	村卫生室—县级及以上医院	县医院—市级及以上医院	根据病情选择	合计
40～50 岁	36.17	28.09	8.94	26.80	100.00（235）
50～60 岁	45.39	21.72	7.89	25.00	100.00（152）
60 岁及以上	48.22	23.86	6.09	21.83	100.00（197）

注：有效样本：1017，缺失值：95，$p=0.063$；括号内数据为各分组所对应样本数。下同

3. 文化程度低的城乡居民更倾向于选择基层首诊就诊路线

对比不同文化程度城乡居民的就诊路线选择情况（表 4-78），随着文化程度的提高，选择"村卫生室—乡镇卫生院—县级及以上医院"就诊路线的占比呈递减趋势，本科及以上文化程度的占比最低，为 30.43%。同时选择"县医院—市级及以上医院"就诊路线的占比随着文化程度的提高而递增，本科及以上文化程度的占比最高，为 16.52%；小学及以下文化程度的占比最低，为 5.67%。由此可见，文化程度低的城乡居民更倾向于选择基层首诊就诊路线。

表 4-78　不同文化程度城乡居民的就诊路线选择（%）

文化程度	村卫生室—乡镇卫生院—县级及以上医院	村卫生室—县级及以上医院	县医院—市级及以上医院	根据病情选择	合计
小学及以下	50.33	23.67	5.67	20.33	100.00（300）
初中	34.18	31.36	7.34	27.12	100.00（354）
高中/中专	33.90	27.68	11.30	27.12	100.00（177）
大专	33.82	26.47	13.24	26.47	100.00（68）
本科及以上	30.43	23.48	16.52	29.57	100.00（115）

注：有效样本：1014，缺失值：98，$p<0.050$

4. 不同经济生活水平的城乡居民约四成在患病后选择基层首诊就诊路线

在调查的 1016 个有效样本中（表 4-79），首先，经济生活水平好的城乡居民选择"村卫生室—乡镇卫生院—县级及以上医院"就诊路线的占比最高，为 49.19%；经济生活水平"很差"的占比次高，为 40.74%。此外，随着经济生活水平提高，城乡居民选择"村卫生室—县级及以上医院"就诊路线的占比大致呈现递减趋势，说明经济生活水平越高，城乡居民跳级转诊的倾向越小。由此可见，不同经济生活水平的城乡居民约四成在患病后选择基层首诊就诊路线。

表 4-79　　不同经济生活水平城乡居民的就诊路线选择（%）

经济生活水平	村卫生室—乡镇卫生院—县级及以上医院	村卫生室—县级及以上医院	县医院—市级及以上医院	根据病情选择	合计
很差	40.74	29.64	14.81	14.81	100.00（27）
一般偏下	34.83	33.71	11.24	20.22	100.00（178）
一般	37.85	26.22	8.39	27.54	100.00（679）
好	49.19	21.77	6.45	22.59	100.00（124）
很好	37.50	12.50	12.50	37.50	100.00（8）

注：有效样本：1016，缺失值：96，$p=0.119$

5. 健康状况很差的城乡居民更倾向于选择基层首诊就诊路线

考察不同健康状况城乡居民的就诊路线情况（表 4-80），随着健康状况变差，城乡居民选择"村卫生室—乡镇卫生院—县级及以上医院"就诊路线的占比升高，其中，健康状况"很差"的占比最高，为50.00%，"很健康"的占比最低，为30.30%，两者相差近 20 个百分点；"较差""一般""较健康"的占比分别为40.78%、43.53%、35.78%。由此可见，健康状况很差的城乡居民更倾向于选择基层首诊就诊路线。

表 4-80　　不同健康状况城乡居民的就诊路线选择单位：（%）

健康状况	村卫生室—乡镇卫生院—县级及以上医院	村卫生室—县级及以上医院	县医院—市级及以上医院	根据病情选择	合计
很差	50.00	14.29	0.00	35.71	100.00（14）
较差	40.78	33.01	6.80	19.41	100.00（103）
一般	43.53	23.88	8.21	24.38	100.00（402）
较健康	35.78	26.78	10.66	26.78	100.00（366）
很健康	30.30	33.33	8.33	28.04	100.00（132）

注：有效样本：1017，缺失值：95，$p=0.117$

（二）报销比例

1. 四成以上城乡居民就医选择受报销比例影响

根据对 1040 名城乡居民的调查情况（表 4-81），就医选择受报销比例影响很大的有 116 人，占比为 11.15%；影响比较大的有 300 人，占比为 28.85%；影响一般的有 485 人，占比为 46.63%；影响比较小的有 100 人，占比为 9.62%；影响很小的有 39 人，占比为 3.75%。由此可见，四成以上城乡居民就医选择受报销比例影响。

表 4-81　报销比例对城乡居民就医选择的影响程度

影响程度	频数/个	占比/%
很大	116	11.15
比较大	300	28.85
一般	485	46.63
比较小	100	9.62
很小	39	3.75
合计	1040	100.00

注：有效样本：1040，缺失值：72

2. 随着年龄增加，城乡居民就医选择受报销比例影响比较大的占比有增加趋势

从不同年龄方面考察，根据对 1015 名城乡居民的调查情况（表 4-82），30 岁以下城乡居民就医选择受报销比例影响一般的占比为 50.81%；30～40 岁城乡居民受报销比例影响一般的占比为 50.79%；40～50 岁城乡居民就医受报销比例影响一般的占比为 52.59%；50～60 岁城乡居民就医受报销比例影响一般的占比为 39.07%；60 岁及以上城乡居民就医受报销比例影响比较大的占比最高，为 44.67%。由此可见，不同年龄城乡居民就医选择均受报销比例影响，随着年龄增加，城乡居民就医选择受报销比例影响比较大的占比有增加趋势。差异具有统计学意义（$p < 0.050$）。

表 4-82　报销比例对不同年龄城乡居民就医选择的影响程度（%）

年龄	很大	比较大	一般	比较小	很小	合计
30 岁以下	7.12	25.24	50.81	9.06	7.77	100.00（309）
30～40 岁	12.70	23.02	50.79	11.90	1.59	100.00（126）
40～50 岁	12.50	20.26	52.59	12.07	2.58	100.00（232）
50～60 岁	14.58	33.77	39.07	9.93	2.65	100.00（151）
60 岁及以上	11.17	44.67	37.06	5.58	1.52	100.00（197）

注：有效样本：1015，缺失值：97，$p < 0.050$

3. 随着文化程度增高，报销比例对城乡居民就医选择影响大的占比增高

从不同文化程度方面考察，根据对 1010 名城乡居民的调查情况（表 4-83），小学及以下文化程度城乡居民就医选择受报销比例影响一般的占比最高，为 50.81%；初中文化程度城乡居民就医选择受报销比例影响一般的占比最高，为 50.79%；高中/中专文化程度城乡居民就医选择受报销比例影响一般的占比最高，为 52.59%；大专文化程度城乡居民就医选择受报销比例影响一般的占比最高，为

39.07%；本科及以上文化程度城乡居民就医选择受报销比例影响比较大的占比最高，为44.67%。由此可见，本科及以上文化程度城乡居民就医选择受报销比例影响比较大的占比最高。随着文化程度增高，报销比例对城乡居民就医选择影响大的占比增高。差异具有统计学意义（$p < 0.050$）。

表4-83　报销比例对不同文化程度城乡居民就医选择的影响程度（%）

文化程度	很大	比较大	一般	比较小	很小	合计
小学及以下	7.12	25.24	50.81	9.06	7.77	100.00（299）
初中	12.70	23.02	50.79	11.90	1.59	100.00（351）
高中/中专	12.50	20.26	52.59	12.07	2.58	100.00（177）
大专	14.58	33.77	39.07	9.93	2.65	100.00（70）
本科及以上	11.17	44.67	37.06	5.58	1.52	100.00（113）

注：有效样本：1010，缺失值：102，$p < 0.050$

4. 经济生活水平很好的城乡居民就医选择受报销比例影响最大

从不同经济生活水平方面考察，根据对1012名城乡居民的调查情况（表4-84），经济生活水平很差的城乡居民就医选择受报销比例影响一般的占比为33.33%；经济生活水平一般偏下的城乡居民就医选择受报销比例影响一般的占比为44.51%；经济生活水平一般的城乡居民就医选择受报销比例影响一般的占比为52.53%；经济生活水平好的城乡居民就医选择受报销比例影响比较大的占比为46.34%；经济生活水平很好的城乡居民就医选择受报销比例影响很大的占比为62.50%。由此可见，经济生活水平很好的城乡居民就医选择受报销比例影响最大。数据显示，经济生活水平越差，受报销比例影响大的占比越小。差异具有统计学意义（$p < 0.050$）。

表4-84　报销比例对不同经济生活水平城乡居民就医选择的影响程度（%）

经济生活水平	很大	比较大	一般	比较小	很小	合计
很差	11.11	18.52	33.33	18.52	18.52	100.00（27）
一般偏下	7.14	30.77	44.51	10.44	7.14	100.00（182）
一般	8.93	25.15	52.53	10.42	2.97	100.00（672）
好	24.39	46.34	24.39	4.07	0.81	100.00（123）
很好	62.50	12.50	12.50	12.50	0.00	100.00（8）

注：有效样本：1012，缺失值：100，$p < 0.050$

5. 健康状况越差，城乡居民就医选择受报销比例影响越大

从不同健康状况方面考察，根据对 1015 名城乡居民的调查情况（表 4-85），健康状况很差、较差的城乡居民就医选择受报销比例影响比较大的占比分别为 50.00%、40.20%；健康状况一般、较健康和很健康的城乡居民就医选择受报销比例影响一般的占比分别为 49.01%、48.77% 和 48.44%。由此可见，健康状况越差，城乡居民就医选择受报销比例影响越大，健康状况很差的城乡居民受报销比例影响比较大的占比最大。差异具有统计学意义（$p < 0.050$）。

表 4-85　报销比例对不同健康状况城乡居民就医选择的影响程度（%）

健康状况	很大	比较大	一般	比较小	很小	合计
很差	21.43	50.00	21.43	7.14	0.00	100.00（14）
较差	21.57	40.20	32.35	4.90	0.98	100.00（102）
一般	8.66	31.69	49.01	8.66	1.98	100.00（404）
较健康	11.44	23.71	48.77	12.81	3.27	100.00（367）
很健康	7.03	21.09	48.44	9.38	14.06	100.00（128）

注：有效样本：1015，缺失值：97，$p < 0.050$

五、河南省城乡居民住院情况

（一）住院概况

1. 超八成的城乡居民在过去 1 年不存在生病住院的情况

对过去 1 年城乡居民是否存在生病住院的情况调查（表 4-86），在 1033 个有效样本中，138 名城乡居民存在生病住院的情况，占比为 13.36%；895 名城乡居民不存在生病住院的情况，占比为 86.64%。由此可见，超八成的城乡居民在过去 1 年不存在生病住院的情况。

表 4-86　过去 1 年城乡居民生病住院的情况

是否生病住院	频数/个	占比/%
是	138	13.36
否	895	86.64
合计	1033	100.00

注：有效样本：1033，缺失值：79

2. 超五成的城乡居民患者住院会选择县级医院

考察城乡居民患者住院医院级别选择情况（表4-87），在129个有效样本中，有66名城乡居民选择"县级医院"，占比最高，为51.16%；选择"乡镇卫生院"的占比次高，为27.13%；此外，选择"省外知名医院"的占比最低，为0.78%。由此可见，超五成的城乡居民患者住院会选择县级医院。

表4-87　城乡居民患者住院医院级别

住院医院级别	频数/个	占比/%
乡镇卫生院	35	27.13
县级医院	66	51.16
市级医院	19	14.73
省级医院	8	6.20
省外知名医院	1	0.78
合计	129	100.00

注：有效样本：129，缺失值：9

3. 超六成的城乡居民患者住院是首诊医院

考察城乡居民患者住院是否是首诊医院的情况（表4-88），在136个有效样本中，92名城乡居民患者住院是首诊医院，占比为67.65%；44名城乡居民患者住院不是首诊医院，占比为32.35%。由此可见，超六成的城乡居民患者住院是首诊医院。

表4-88　城乡居民患者住院是否是首诊医院

住院是否为首诊医院	频数/个	占比/%
是	92	67.65
否	44	32.35
合计	136	100.00

注：有效样本：136，缺失值：2

（二）选择医院影响因素

1. 六成以上城乡居民患者根据病情需要转院

考察城乡居民患者转院时影响因素情况（表4-89），城乡居民患者因为病情需要选择转院的占比最高，为65.22%；根据医务人员建议选择转院的占比次高，为

36.96%；再次为根据亲朋推荐，占比为 19.57%；根据报销比例转院的占比为 13.04%。由此可见，城乡居民患者转院时较为理性，六成以上城乡居民患者根据病情需要转院。

表 4-89　城乡居民患者转院时影响因素

影响因素	频数/个	占比/%
病情需要	30	65.22
亲朋推荐	9	19.57
医务人员建议	17	36.96
报销比例	6	13.04
其他	5	10.87
合计	67	145.66

注：有效样本：46，缺失值：0

2. 对不同年龄城乡居民患者转院影响最大的因素是病情需要

考察不同年龄城乡居民患者转院时影响因素的情况（表 4-90），在 42 个有效样本中，病情需要这一项在不同年龄城乡居民患者转院影响因素中的占比均为最高，30 岁以下、30~40 岁、40~50 岁、50~60 岁和 60 岁及以上的占比分别为 50.00%、50.00%、70.00%、66.67%和 64.29%。由此可见，对不同年龄城乡居民患者转院影响最大的因素是病情需要。

表 4-90　不同年龄城乡居民患者转院时影响因素（%）

年龄	病情需要	亲朋推荐	医务人员建议	报销比例	其他	占比
30 岁以下	50.00	0.00	0.00	25.00	25.00	100.00
30~40 岁	50.00	0.00	50.00	0.00	0.00	100.00
40~50 岁	70.00	40.00	10.00	0.00	0.00	120.00
50~60 岁	66.67	16.67	58.33	33.33	8.33	183.33
60 岁及以上	64.29	21.43	50.00	7.14	7.14	150.00

注：有效样本：42，缺失值：0

3. 病情需要是对不同文化程度城乡居民患者转院影响最大的因素

对比不同文化程度城乡居民患者转院时影响因素情况（表 4-91），在 42 个有效样本中，不同文化程度城乡居民选择病情需要作为转院影响因素的占比均为最高。初中及以下、高中、中专、大专/本科、硕士及以上文化程度城乡居民选择此项的占比分别为 55.00%、81.25%、60.00%、100.00%、50.00%。由此可见，"病情需要"是对不同文化程度城乡居民患者转院影响最大的因素。

表 4-91　不同文化程度城乡居民患者转院时影响因素（%）

文化程度	病情需要	亲朋推荐	医务人员建议	报销比例	其他	占比
初中及以下	55.00	25.00	50.00	20.00	5.00	155.00
高中	81.25	18.75	31.25	6.25	18.75	156.25
中专	60.00	20.00	0.00	20.00	0.00	100.00
大专/本科	100.00	0.00	50.00	0.00	0.00	150.00
硕士及以上	50.00	0.00	0.00	0.00	50.00	100.00

注：有效样本：42，缺失值：0

4. 教师在转院时考虑病情需要的占比最高

考察不同职业城乡居民患者转院时影响因素情况（表 4-92），在 42 个有效样本中，不同职业城乡居民患者选择病情需要这一项的占比均最高，农业劳动者、农民工、教师、个体商贩、在校学生、其他此项的占比分别为 73.68%、44.44%、100.00%、80.00%、33.33%、50.00%。由此可见，病情需要是不同职业城乡居民患者转院时最大的影响因素。其中，教师在转院时考虑病情需要的占比最高。

表 4-92　不同职业城乡居民患者转院时影响因素（%）

职业	病情需要	亲朋推荐	医务人员建议	报销比例	其他	占比
农业劳动者	73.68	21.05	47.37	15.79	5.26	163.15
农民工	44.44	33.33	33.33	22.22	11.11	144.43
教师	100.00	0.00	50.00	0.00	0.00	150.00
个体商贩	80.00	0.00	40.00	0.00	0.00	120.00
在校学生	33.33	0.00	0.00	33.33	33.33	99.99
其他	50.00	33.33	33.33	0.00	0.00	116.66

注：有效样本：42，缺失值：0

5. 健康状况越差，在转院时听从医务人员建议的占比越高

考察不同健康状况城乡居民患者转院时影响因素（表 4-93），随着健康状况变差，选择医务人员建议作为城乡居民患者转院影响因素的占比越来越高。健康状况为很健康、较健康、一般、较差、很差此项的占比分别为 0.00%、14.29%、29.41%、41.18%、100.00%。由此可见，健康状况越差，在转院时听从医务人员建议的占比越高。

表 4-93 不同健康状况城乡居民患者转院时影响因素（%）

健康状况	病情需要	亲朋推荐	医务人员建议	报销比例	其他	占比
很差	75.00	0.00	100.00	0.00	0.00	175.00
较差	58.82	23.53	41.18	11.76	0.00	135.29
一般	58.82	23.53	29.41	23.53	11.76	147.05
较健康	85.71	14.29	14.29	0.00	42.86	157.15
很健康	100.00	0.00	0.00	0.00	0.00	100.00

注：有效样本：42，缺失值：0

六、河南省城乡居民自我医疗情况

1. 六成以上城乡居民偶尔到药店自行选药

根据对 1038 名城乡居民的调查情况（表 4-94），经常到药店自行选药的有 97 人，占比为 9.345%；偶尔到药店自行选药的有 652 人，占比为 62.813%；没有到药店自行选药的有 289 人，占比为 27.842%。由此可见，六成以上城乡居民偶尔到药店自行选药。

表 4-94 城乡居民到药店自行选药经历

频率	频数/个	占比/%
经常	97	9.345
偶尔	652	62.813
没有	289	27.842
合计	1038	100.00

注：有效样本：1038，缺失值：74

2. 根据自己的身体状况到药店自行选药的占比最高

根据对 724 名城乡居民的调查情况（表 4-95），城乡居民根据自己的身体状况到药店自行选药的有 207 人，占比为 28.591%；根据以往医生对相似症状的用药记录到药店自行选药的有 173 人，占比为 23.895%；根据以往自我服药的经验到药店自行选药的有 164 人，占比为 22.652%；根据药店人员推荐到药店自行选药的有 157 人，占比为 21.685%。由此可见，城乡居民根据自己的身体状况、根据以往医生对相似症状的用药记录、根据以往自我服药的经验、根据药店人员推荐到药店自行选药的占比均在两成以上，根据自己的身体状况到药店自行选药的占比最高。

表 4-95　城乡居民到药店自行选药的考虑因素

因素	频数/个	占比/%
自己的身体状况	207	28.591
以往医生对相似症状的用药记录	173	23.895
以往自我服药的经验	164	22.652
药店人员推荐	157	21.685
其他途径	23	3.177
合计	724	100.00

注：有效样本：724，缺失值：388

3. 随着年龄增大，根据自己的身体状况到药店自行选药的占比减小

从不同年龄方面考察，根据对 706 名城乡居民的调查情况（表 4-96），30 岁以下城乡居民根据自己的身体状况到药店自行选药的占比为 34.88%；30～40 岁城乡居民根据自己的身体状况到药店自行选药的占比为 32.97%；40～50 岁城乡居民根据自己的身体状况到药店自行选药的占比为 28.31%；50～60 岁城乡居民根据以往自我服药经验到药店自行选药的占比为 32.08%；60 岁及以上城乡居民根据以往医生对相似症状的用药记录到药店自行选药的占比为 30.47%。由此可见，50～60 岁城乡居民根据以往自我服药经验到药店自行选药的占比最大。随着年龄增大，根据自己的身体状况到药店自行选药的占比减小。差距具有统计学意义（$p=0.040$）。

表 4-96　不同年龄城乡居民到药店自行选药的考虑因素（%）

年龄	自己的身体状况	以往医生对相似症状的用药记录	以往自我服药经验	药店人员的推荐	其他途径	合计
30 岁以下	34.88	17.21	21.40	22.79	3.72	100.00（215）
30～40 岁	32.97	27.47	21.98	14.29	3.29	100.00（91）
40～50 岁	28.31	26.51	22.29	20.48	2.41	100.00（166）
50～60 岁	22.64	22.64	32.08	18.87	3.77	100.00（106）
60 岁及以上	19.53	30.47	18.75	28.12	3.13	100.00（128）

注：有效样本：706，缺失值：406，$p=0.040$

4. 文化程度越高，根据自己的身体状况到药店自行选药的占比越高

从不同文化程度方面考察，根据对 707 名城乡居民的调查情况（表 4-97），初中及以下文化程度城乡居民根据药店人员的推荐到药店自行选药的占比最高，为 28.29%；高中文化程度城乡居民根据自己的身体状况到药店自行选药的占比最高，为 27.42%；中专文化程度城乡居民根据自己的身体状况到药店自行选药的占比为

38.21%；大专/本科文化程度城乡居民根据以往医生对相似症状的用药记录到药店自行选药的占比为 32.65%；硕士及以上文化程度城乡居民根据自己的身体状况到药店自行选药的占比为 30.49%。由此可见，中专文化程度城乡居民根据自己的身体状况到药店自行选药的占比最高，文化程度越高，根据自己的身体状况到药店自行选药的占比越高。

表4-97　不同文化程度城乡居民到药店自行选药的考虑因素（%）

文化程度	自己的身体状况	以往医生对相似症状的用药记录	以往自我服务经验	药店人员的推荐	其他途径	合计
初中及以下	22.93	25.37	20.98	28.29	2.43	100.00（205）
高中	27.42	24.18	25.81	18.15	4.44	100.00（248）
中专	38.21	20.33	18.69	21.14	1.63	100.00（123）
大专/本科	30.61	32.65	18.37	18.37	0.00	100.00（49）
硕士及以上	30.49	18.29	24.39	20.73	6.10	100.00（82）

注：有效样本：707，缺失值：405，$p=0.075$

5. 乡村干部根据以往医生对相似症状的用药记录到药店自行选药的占比最高

通过考察不同职业城乡居民到药店自行选药的考虑因素（表4-98），在校学生根据自己的身体状况到药店自行选药的占比最高，为 39.39%；乡村干部根据以往医生对相似症状的用药记录到药店自行选药的占比最高，为 44.44%；农业劳动者根据以往自我服药经验到药店自行选药的占比最高，为 25.17%；个体商贩则根据药店人员推荐到药店自行选药的占比最高，为 35.29%。由此可见，乡村干部根据以往医生对相似症状的用药记录到药店自行选药的占比最高。差异不具有统计学意义（$p=0.070$）。

表4-98　不同职业城乡居民到药店自行选药的考虑因素（%）

职业	自己的身体状况	以往医生对相似症状的用药记录	以往自我服药经验	药店人员的推荐	其他途径	合计
农业劳动者	25.87	24.83	25.17	22.73	1.40	100.00（286）
农民工	25.27	25.27	24.18	20.88	4.40	100.00（91）
教师	33.33	33.33	16.67	13.34	3.33	100.00（30）
乡村干部	22.22	44.44	11.12	22.22	0.00	100.00（9）
个体商贩	17.65	23.53	20.00	35.29	3.53	100.00（85）
在校学生	39.39	19.19	20.20	16.16	5.06	100.00（99）
其他	35.85	19.81	19.81	18.87	5.66	100.00（106）

注：有效样本：706，缺失值：406，$p=0.070$

6. 不同经济生活水平城乡居民多数选择根据自己的身体状况到药店自行选药

考察不同经济生活水平城乡居民到药店自行选药的考虑因素（表4-99），经济生活水平很好的城乡居民根据自己的身体状况到药店自行选药的占比最高，为60.00%；经济生活水平好的城乡居民根据以往医生对相似症状的用药记录到药店自行选药的占比最高，为29.41%；而经济生活水平很差的城乡居民根据以往自我服药经验到药店自行选药的占比最高，为31.58%；经济生活水平一般的城乡居民根据药店人员的推荐到药店自行选药的占比最高，为24.37%。由此可见，不同经济生活水平城乡居民多数选择根据自己的身体状况到药店自行选药。差异不具有统计学意义（$p=0.289$）。

表4-99　不同经济生活水平城乡居民到药店自行选药的考虑因素（%）

经济生活水平	自己的身体状况	以往医生对相似症状的用药记录	以往自我服药经验	药店人员的推荐	其他途径	合计
很差	52.63	5.26	31.58	5.26	5.27	100.00（19）
一般偏下	25.81	26.61	24.19	20.16	3.23	100.00（124）
一般	27.73	23.11	21.64	24.37	3.15	100.00（476）
好	28.24	29.41	23.53	15.29	3.53	100.00（85）
很好	60.00	20.00	20.00	0.00	0.00	100.00（5）

注：有效样本：709，缺失值：403，$p=0.289$

7. 健康状况越差，城乡居民根据以往自我服药经验到药店自行选药的占比越高

考察不同健康状况城乡居民到药店自行选药的考虑因素（表4-100）。身体很健康的城乡居民选择根据自己的身体状况到药店自行选药的占比最高，为37.38%；身体很差的城乡居民选择根据以往医生对相似症状的用药记录和以往自我服药经验到药店自行选药的占比最高，分别为45.45%和27.27%。由此可见，健康状况越差，城乡居民根据以往自我服药经验到药店自行选药的占比越高。

表4-100　不同健康状况城乡居民到药店自行选药的考虑因素（%）

健康状况	自己的身体状况	以往医生对相似症状的用药记录	以往自我服药经验	药店人员的推荐	其他途径	合计
很差	18.19	45.45	27.27	9.09	0.00	100.00（11）
较差	23.08	29.23	23.08	23.08	1.53	100.00（65）
一般	24.81	26.30	23.70	21.86	3.33	100.00（270）
较健康	30.91	22.91	22.18	21.82	2.18	100.00（275）
很健康	37.78	13.33	18.89	22.22	7.78	100.00（90）

注：有效样本：711，缺失值：401，$p=0.118$

8. 对药店熟悉度是城乡居民在选择同系列药品时考虑的主要因素

考察城乡居民对同系列药品的选择依据（表 4-101），在 723 个有效样本中，城乡居民在购药时选择到熟悉的药店的占比最高，为 62.24%；根据药店推荐购药的占比次高，为 24.62%；选择同系列药品最贵的占比最低，为 1.52%。由此可见，对药店熟悉度是城乡居民在选择同系列药品时考虑的主要因素。

表 4-101　城乡居民对同系列药品的选择依据

因素	频数/个	占比/%
最贵的	11	1.52
最便宜的	41	5.67
熟悉的药店	450	62.24
药店推荐	178	24.62
不确定	43	5.95
合计	723	100.00

注：有效样本：723，缺失值：389

第三节　供需双方分级诊疗认知及城乡居民分级诊疗就医意愿因果关系分析

一、供需双方分级诊疗认知及城乡居民分级诊疗就医意愿影响因素分析

1. 河南省医务人员分级诊疗政策认知影响因素分析

调查发现，男性医务人员对分级诊疗政策的了解程度大于女性。工作年限为 20～30 年的医务人员及在编医务人员对政策的了解程度最高。且职称越高，了解程度相对越高。由于男性较女性更乐意了解国家政策，男性医务人员通过网络了解政策的占比更大；职称高的医务人员对国家分级诊疗政策比较熟悉，接触医疗改革相关信息的机会多。而工作年限少，没有编制的医务人员受环境和职位的限制，接触分级诊疗信息的机会较少。

2. 医务人员对基层首诊制度推行困境的认知影响因素分析

本次调查中，医务人员认为制定的基层医疗卫生服务制度和政策不完善的占比为 65.71%。基层医疗卫生机构的医疗卫生设备差且不足，药品不齐全的占比为 68.88%。这在一定程度上说明了我国社区医疗卫生机构医疗水平不高，社区医疗

卫生机构仪器设备简陋，实验检查手段欠缺，导致患者不愿到基层就诊；政府对其投入不足，以及技术力量薄弱，难以吸引城乡居民就医，故很难实现自我完善，由此陷入一种恶性循环。

3. 河南省城乡居民就医流向影响因素分析

农村居民选择村卫生室作为患常见病时首选医疗卫生机构的占比为44.76%。选择县医院作为患慢性病时首选医疗卫生机构的占比为43.68%；选择县医院作为患大病时首选医疗卫生机构的占比为42.3%；且六成以上城乡居民就医选择受家庭成员影响。这主要是因为：一是患者生病后，更关注医疗卫生机构技术水平和服务质量，三级医院的医疗水平高，设备先进，服务好，大大增加了患者的满足感和心理安全感。因此，即便就诊过程复杂，许多患者也依然倾向于选择综合医院。二是患者根据疾病严重程度选择医疗卫生机构，常见病倾向于选择基层医疗卫生机构。患大病时为了能够得到精准的医疗卫生服务，更愿意选择综合医院就诊。三是随着人口老龄化程度加剧，老年人口比例越来越大，其患病后就诊受子女影响较大，为保证父母尽快恢复，子女更愿意寻求大医院，以确保医疗技术水平不会延误病情。四是随着城乡居民生活质量的提高，患有不满足于基层医疗卫生机构的医疗水平，同时农村居民距离综合医疗卫生机构不会太远，在时间和空间上，具备可及性，许多患者更倾向于去综合医院就诊。五是目前医疗卫生行业竞争激烈，医疗卫生机构利用多渠道进行宣传，城乡居民潜移默化地受到其宣传的影响，在患病时会依据自己的印象及宣传的口碑选择医院。

4. 河南省城乡居民住院及转诊影响因素分析

调查发现，约五成的城乡居民患者住院会选择县级医院，六成以上城乡居民患者根据病情需要转院。可见，农村居民基层首诊比例较低。在分级诊疗制度实施过程中，实现双向转诊存在一定的困难。从医院方面分析，医院在经济利益的驱动下，倾向于接收更多患者，增加门诊量和住院人数，提高业务收入，以获取更多利益。从患者方面分析，一是基层医疗卫生机构技术水平有限，不能为患者提供较好的医疗卫生服务，患者不信任基层医疗卫生服务水平；二是报销制度层次不明确，医疗保险报销没有向基层倾斜，患者在基层和大医院的治疗费用相差不大，所以更愿意选择到医疗技术水平较高的医院就医。

5. 患者就医选择看重因素影响因素分析

根据对1035名城乡居民的调查情况，就医时看重医生水平的有699人，占比为67.5362%。在当前基层医生能力普遍偏低或城乡居民对基层医生信任度偏低的情况下，城乡居民支付能力普遍提高，交通日趋便利，患病后即使全额自费也会去大医院就诊，因为面对生命攸关的疾病，其更珍惜健康和生命，而基层医疗卫生机构硬件设施不齐全，常见的检查设备与药品短缺，不具备检查与治疗某些疾病的能力，不能为患者提供较好的医疗卫生服务。

6. 河南省城乡居民患病后就诊路线影响因素分析

根据调查结果综合来看，城乡居民患病后首先选择在基层就诊的占比为65.55%；文化程度低、健康状况较差的城乡居民，更多地选择在基层首诊。城乡居民年龄越大，越倾向于在基层首诊。这主要是因为：一是文化程度会影响城乡居民对疾病健康及保健知识的掌握，从而影响城乡居民的就医选择，文化程度低的城乡居民，一般缺乏较丰富的医疗卫生知识和较强的健康风险意识，患病时没有及时获得有效健康服务的能力，更愿意选择比较熟悉的基层医疗卫生机构就诊。二是平均月收入低的城乡居民，对疾病经济负担的心理承受力和实际支付能力均不及收入高的城乡居民，就诊时会考虑去性价比较高的医疗卫生机构。三是年龄较大的患者，对医疗费用低，或者病情不严重的常见病种，更容易选择去距离较近、技术水平较高、费用较低、就医方便的基层医疗卫生机构就医。

7. 河南省城乡居民患病未就医及自我医疗影响因素分析

调查发现，城乡居民存在患病未就医情况的占比为24.10%，觉得不看也能好的占比最大。其原因一是农村居民考虑到就诊费用高而选择自行解决；二是随着知识水平的提高和健康素养的提升，城乡居民在患常见病时，根据自己掌握的医学知识，自行购药即可解决；三是为提高生活水平，农村工作压力加大，难以有充足的时间前往医疗卫生机构就医；四是部分城乡居民认为，去医疗卫生机构就医的效果相对较差，医生的诊疗并不能解决自己的问题，还增加了医疗开支而不愿就医。

二、供需双方分级诊疗认知及城乡居民分级诊疗就医意愿因果关系

图4-3描述了河南省医务人员、城乡居民分级诊疗认知及城乡居民分级诊疗就医意愿的因果关系。医疗保险政策导向、基层医疗卫生机构服务能力、医疗卫生服务可及性对分级诊疗就医意愿有正向性的影响，而自我医疗、经济生活水平及城乡居民健康状况、年轻人就医观念及亲朋好友就医经历对分级诊疗就医意愿有负向性的影响。

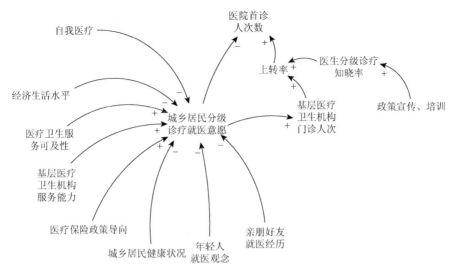

图 4-3　医务人员、城乡居民分级诊疗认知及城乡居民分级诊疗就医意愿的因果关系图

第五章　基于分级诊疗的河南省医疗供需双方对医患关系的认知

新一轮医改启动以来，特别是党的十八届三中全会以来，各地区各有关卫生部门认真贯彻落实党中央、国务院决策部署，坚持把基本医疗卫生制度作为公共产品向全民提供的核心理念，坚持保基本、强基层、建机制的基本原则，坚持统筹安排、突出重点、循序推进的基本路径，攻坚克难，扎实推进各项改革工作，深化医改取得重大进展和明显成效，城乡居民也因此受益颇多。然而，近年来医患暴力冲突事件时有发生，医患关系有待进一步改善。作为医疗卫生服务过程中的一种基本社会互动关系，医患关系的和谐与否是影响医务人员诊疗行为和患者就医行为的重要因素，和谐的医患关系是顺利推进医药卫生体制改革、促进卫生事业健康可持续发展的基础环境和重要保障。医患关系评价的认知是个体从自己的角度对当前医方与患方之间的关系程度和可能的医患风险情况作出评估的过程（孙红洁等，2016）。在医患关系中，医患双方认知差异是产生行为差异的重要根源。

因此，研究医疗供需双方对医患关系相关问题的认知差异，有利于把握医患双方认知、消解分歧，也有利于为目前医患关系研究提供新视角和新思路。本章以医患关系直接利益相关者的医方和患方为观察视角，考察医患双方对基层医患关系的评价和认知。主要分为两个部分：一是医患关系中医方的视角。在对 675 名医务人员进行问卷调查与实地访谈的基础上，结合统计学方法，从医务人员角度对医患关系进行全方位的定量与定性分析；二是医患关系中患方的视角。在对 892 名河南省城乡居民进行问卷调查与实地访谈的基础上，结合统计学方法，从患者角度对医患关系进行全方位的定量与定性分析。

第一节　河南省医务人员对医患关系的认知

一、医务人员对医患关系的认知

（一）基本认知

1. 近六成医务人员对基层医患关系持肯定态度

考查医务人员对基层医患关系的评价情况（表 5-1），在 675 个有效样本中，有 99 名医务人员认为基层医患关系"很好"，占比为 14.67%；有 284 名医务人员认为基层医患关系"好"，占比为 42.07%；认为基层医患关系"很好"和"好"的累计占比为 56.74%。同时，认为基层医患关系"一般"的占比为 40.15%；认为基层医患关系"差"的占比为 2.37%；认为医患关系"很差"的占比为 0.74%。由此可见，近六成医务人员对基层医患关系持肯定态度。

表 5-1　医务人员对基层医患关系的评价

评价	样本数/个	占比/%
很好	99	14.67
好	284	42.07
一般	271	40.15
差	16	2.37
很差	5	0.74
合计	675	100.00

注：有效样本：675，缺失值：0

2. 五成以上医务人员对社区医疗卫生机构医患关系表示乐观并且希望关系可以更好

考查医务人员对社区医疗卫生机构医患关系认知情况（表 5-2），有 65.04% 的医务人员不认同其患者想要控制他帮其治疗，占比最高；有 54.37% 的医务人员不认同自己潜意识中希望某个患者不要再来，占比次高；有 51.56% 的医务人员不认同与患者交流有困难。可见，医务人员对社区医疗卫生机构医患关系认知还是很乐观的。此外，有 52.15% 的医务人员认为自己照顾患者时没有热情或激情。可见，医患关系的不和谐会影响医务人员照顾患者的情绪和态度。由此可见，五成以上医务人员对社区医疗卫生机构医患关系表示乐观并且希望关系可以更好。

表 5-2　医务人员对社区医疗卫生机构医患关系认知（%）

医患关系认知	认可度					合计
	完全不是	不是	有一点	是	非常	
是否对您的患者进行随访	5.04	36.89	29.33	26.96	1.78	100.00（675）
您是否发现您的患者灰心颓废	14.85	49.50	32.18	1.98	1.49	100.00（675）
您的患者是否想要控制您帮他治疗	17.19	65.04	14.37	2.96	0.44	100.00（675）
您是否被患者抱怨，而心情不好	2.96	21.33	20.89	49.93	4.89	100.00（675）
您的患者是否有自暴自弃倾向	9.04	49.78	33.48	6.96	0.74	100.00（675）
您是否潜意识中希望某个患者不要再来	8.00	54.37	31.11	6.08	0.44	100.00（675）

医患关系认知	认可度					合计
	完全不是	不是	有一点	是	非常	
您见到患者时是否轻松自在	8.30	45.36	31.11	14.34	0.89	100.00（675）
您照顾患者时是否感觉浪费自己的时间	4.44	28.74	27.41	33.78	5.63	100.00（675）
您照顾患者时是否有热情或激情	10.96	52.15	24.00	10.67	2.22	100.00（675）
您与患者交流是否困难	10.07	51.56	31.85	6.37	0.15	100.00（675）

注：有效样本：675，缺失值：0

3. 高年龄医务人员认为社区医疗卫生机构医患关系比较好

考察不同年龄医务人员对社区医疗卫生机构医患关系认知情况（表 5-3），在 675 个有效样本中，随着年龄的增长，认为社区医疗卫生机构医患关系"很好"的医务人员的占比呈递增趋势，"30 岁以下""30～40 岁""40～50 岁""50～60 岁""60 岁及以上"的医务人员此项的占比分别为 10.64%、10.00%、19.90%、20.29%、35.29%。此外，"50～60 岁"和"60 岁及以上"的医务人员认为社区医疗卫生机构医患关系"差"和"很差"的占比均最低，为 0.00%。由此可见，高年龄医务人员认为社区医疗卫生机构医患关系比较好。

表 5-3　不同年龄医务人员对社区医疗卫生机构医患关系认知（%）

年龄	很好	好	一般	差	很差	合计
30 岁以下	10.64	42.02	42.55	2.66	2.13	100.00（188）
30～40 岁	10.00	38.10	47.89	2.86	1.15	100.00（183）
40～50 岁	19.90	46.60	30.37	2.62	0.51	100.00（199）
50～60 岁	20.29	44.93	34.78	0.00	0.00	100.00（82）
60 岁及以上	35.29	29.42	35.29	0.00	0.00	100.00（23）

注：有效样本：675，缺失值：0

4. 医务人员文化程度越高，认为社区医疗卫生机构医患关系越好

考察不同文化程度医务人员对社区医疗卫生机构医患关系认知情况（表 5-4），在 675 个有效样本中，随着文化程度的提高，认为社区医患关系"好"的医务人员的占比大致呈递增趋势，"小学及以下""初中""高中/中专""大专""本科及以上"文化程度此项的占比分别为 33.33%、36.84%、37.37%、36.44%、48.11%。由此可见，医务人员文化程度越高，认为社区医疗卫生机构医患关系越好。

表 5-4　　不同文化程度医务人员对社区医疗卫生机构医患关系认知（%）

文化程度	很好	好	一般	差	很差	合计
小学及以下	33.33	33.33	33.34	0.00	0.00	100.00（3）
初中	26.32	36.84	36.84	0.00	0.00	100.00（19）
高中/中专	17.18	37.37	40.40	3.03	2.02	100.00（99）
大专	15.68	36.44	42.80	3.81	1.27	100.00（236）
本科及以上	12.27	48.11	38.36	1.26	0.00	100.00（318）

注：有效样本：675，缺失值：0

5. 主任医师职称医务人员对社区医疗卫生机构医患关系的认知最好

考察不同职称医务人员对社区医疗卫生机构医患关系认知情况，（表 5-5），将"好"和"很好"视为"比较好"。在 674 个有效样本中，有 57.89%的未聘或待聘职称医务人员认为社区医疗卫生机构医患关系"比较好"；63.16%的住院医师职称医务人员认为社区医疗卫生机构医患关系"比较好"；49.78%的主治医师职称医务人员认为社区医疗卫生机构医患关系"比较好"；65.11%的副主任医师职称医务人员认为社区医疗卫生机构医患关系"比较好"，69.57%的主任医师职称医务人员认为社区医疗卫生机构医患关系"比较好"，占比最高。由此可见，主任医师职称医务人员对社区医疗卫生机构医患关系的认知最好。

表 5-5　　不同职称医务人员对社区医疗卫生机构医患关系认知（%）

职称	很好	好	一般	差	很差	合计
未聘或待聘	16.84	41.05	40.53	1.05	0.53	100.00（190）
住院医师	26.32	36.84	36.84	0.00	0.00	100.00（225）
主治医师	12.00	37.78	48.00	2.22	0.00	100.00（193）
副主任医师	9.30	55.81	27.91	6.98	0.00	100.00（43）
主任医师	26.09	43.48	30.43	0.00	0.00	100.00（23）

注：有效样本：674，缺失值：1

6. 工作年限为"30 年及以上"的医务人员认为社区医疗卫生机构医患关系"差"和"很差"的占比最低

考察不同工作年限医务人员对社区医疗卫生机构医患关系认知情况（表 5-6），在 674 个有效样本中，工作年限为 30 年及以上的医务人员认为社区医疗卫生机构医患关系"差"和"很差"的占比最低，均为 0.00%；工作年限为 10 年以下、10~20 年、20~30 年的医务人员这两项的累计占比分别为 2.56%、3.47%、4.96%。

由此可见，工作年限为 30 年及以上的医务人员认为社区医疗卫生机构医患关系"差"和"很差"的占比最低。

表 5-6　不同工作年限医务人员对社区医疗卫生机构医患关系认知（%）

工作年限	很好	好	一般	差	很差	合计
10 年以下	10.90	40.06	46.48	2.24	0.32	100.00（312）
10～20 年	14.85	49.50	32.18	1.98	1.49	100.00（202）
20～30 年	22.31	41.33	31.40	4.13	0.83	100.00（121）
30 年及以上	17.95	23.08	58.97	0.00	0.00	100.00（39）

注：有效样本：674，缺失值：1

7. 是否为全科医生对社区医疗卫生机构医患关系认知影响不大

考察是否为全科医生对社区医疗卫生机构医患关系认知影响情况（表 5-7），在 675 个有效样本中，有 173 名全科医生和 502 名非全科医生，其中，26.01% 的全科医生认为医患关系"很好"，31.21% 的全科医生认为医患关系"好"，累计占比为 57.22%；10.76% 的非全科医生认为医患关系"很好"，45.82% 的非全科医生认为医患关系"好"，累计占比为 56.58%，两者占比相当。由此可见，是否为全科医生对社区医疗卫生机构医患关系认知影响不大。

表 5-7　是否全科医生对社区医疗卫生机构医患关系认知（%）

您是全科医生吗	很好	好	一般	差	很差	合计
是	26.01	31.21	35.26	5.21	2.31	100.00（173）
否	10.76	45.82	41.83	1.39	0.20	100.00（502）

注：有效样本：675，缺失值：0

（二）医务人员对社区医疗卫生机构医患关系的评价依据

1. 近七成医务人员以自己的切身感受评价社区医疗卫生机构医患关系

在考察医务人员对社区医疗卫生机构医患关系的主要判断依据时发现（表 5-8），在 675 个有效样本中，以"自己的切身感受"来判断社区医疗卫生机构医患关系的占比最高，为 69.8%；以"同事或同行的经历"来判断社区医疗卫生机构医患关系的占比次高，为 17.3%；以"亲戚朋友等口口相传""媒体报道"为判断依据的占比分别为 7.6% 和 4.3%。由此可见，近七成医务人员以自己的切身感受评价社区医疗卫生机构医患关系。

表 5-8　医务人员对社区医疗卫生机构医患关系的主要判断依据

评价	频数/个	占比/%
自己的切身感受	471	69.8
亲戚朋友等口口相传	51	7.6
同事或同行的经历	117	17.3
媒体报道	29	4.3
学校教育	7	1.0
合计	675	100.00

注：有效样本：675，缺失值：0

2. 50～60 岁医务人员以自己的切身感受判断社区医疗卫生机构医患关系的占比最高

在考察不同年龄医务人员对社区医疗卫生机构医患关系的主要判断依据时发现（表 5-9），在 675 个有效样本中，各个年龄医务人员均以自己的切身感受作为社区医疗卫生机构医患关系判断的主要依据，其中，30 岁以下的占比为 68.09%；30～40 岁的占比为 66.67%；40～50 岁的占比为 73.30%；50～60 岁的占比为 73.91%；60 岁及以上的占比为 70.59%。由此可见，50～60 岁医务人员以自己的切身感受判断社区医疗卫生机构医患关系的占比最高。

表 5-9　不同年龄医务人员对社区医疗卫生机构医患关系的主要判断依据（%）

年龄	自己的切身感受	亲戚朋友等口口相传	同事或同行的经历	媒体报道	学校教育	合计
30 岁以下	68.09	3.19	21.81	3.72	3.19	100.00（188）
30～40 岁	66.67	10.00	16.67	6.18	0.48	100.00（210）
40～50 岁	73.30	8.38	15.18	3.14	0.00	100.00（191）
50～60 岁	73.91	5.80	15.94	4.35	0.00	100.00（69）
60 岁及以上	70.59	23.53	5.88	0.00	0.00	100.00（17）

注：有效样本：675，缺失值：0

3. 高中/中专文化程度医务人员以自己的切身感受作为社区医疗卫生机构医患关系主要判断依据的占比最高

在考察不同文化程度医务人员对社区医疗卫生机构医患关系的主要判断依据时发现（表 5-10），在 675 个有效样本中，不同文化程度医务人员以自己的切身感受作为社区医疗卫生机构医患关系主要判断依据的占比均在六成以上，其中，小学及以下文化程度的占比为 66.67%；初中文化程度的占比为 68.42%；高中/中专文化程度的占比为 70.71%；大专文化程度的占比为 69.07%；本科及以上文化程度的占比为 70.13%。由此可见，高中/中专文化程度医务人员以自己的切身感受作为社区医疗卫生机构医患关系判断主要依据的占比最高。

表 5-10　不同文化程度医务人员对社区医疗卫生机构医患关系的主要判断依据（%）

文化程度	自己的切身感受	亲戚朋友等口口相传	同事或同行的经历	媒体报道	学校教育	合计
小学及以下	66.67	0.00	33.33	0.00	0.00	100.00（3）
初中	68.42	10.53	15.79	0.00	5.26	100.00（19）
高中/中专	70.71	8.08	15.15	4.04	2.02	100.00（99）
大专	69.07	9.75	17.80	3.38	0.00	100.00（236）
本科及以上	70.13	5.66	17.60	5.35	1.26	100.00（318）

注：有效样本：675，缺失值：0

4. 主任医师职称医务人员以自己的切身感受作为社区医疗卫生机构医患关系主要判断依据的占比最高

在考察不同职称医务人员对社区医疗卫生机构医患关系的主要判断依据时发现（表 5-11），在 674 个有效样本中，不同职称医务人员以自己的切身感受和同事或同行的经历作为社区医疗卫生机构医患关系的主要判断依据。以自己的切身感受作为主要判断依据中，未聘或待聘职称医务人员的占比为 72.11%；住院医师职称医务人员的占比为 68.00%；主治医师职称医务人员的占比为 69.95%；副主任医师职称医务人员的占比为 62.79%；主任医师职称医务人员的占比为 78.26%。由此可见，主任医师职称医务人员以自己的切身感受作为社区医疗卫生机构医患关系主要判断依据的占比最高。

表 5-11　不同职称医务人员对社区医疗卫生机构医患关系的主要判断依据（%）

职称	自己的切身感受	亲戚朋友等口口相传	同事或同行的经历	媒体报道	学校教育	合计
未聘或待聘	72.11	4.74	14.73	4.74	3.68	100.00（190）
住院医师	68.00	8.44	20.89	2.67	0.00	100.00（225）
主治医师	69.95	6.74	17.09	6.22	0.00	100.00（193）
副主任医师	62.79	18.61	13.95	4.65	0.00	100.00（43）
主任医师	78.26	8.70	13.04	0.00	0.00	100.00（23）

注：有效样本：674，缺失值：1

5. 以自己的切身感受判断社区医疗卫生机构医患关系的占比随着工作年限增加而增高

在考察不同工作年限医务人员对社区医疗卫生机构医患关系的主要判断依据时发现（表5-12），在674个有效样本中，不同工作年限医务人员均以自己的切身感受作为主要判断依据，工作年限为10年以下的占比为66.67%，工作年限为10～20年的占比为71.29%，工作年限为20～30年的占比为71.90%，工作年限为30年及以上的占比为79.49%，占比最高。由此可见，以自己的切身感受判断社区医疗卫生机构医患关系的占比随着工作年限增加而增高。

表5-12　不同工作年限医务人员对社区医疗卫生机构医患关系的主要判断依据（%）

工作年限	自己的切身感受	亲戚朋友等口口相传	同事或同行的经历	媒体报道	学校教育	合计
10年以下	66.67	5.77	19.87	5.77	1.92	100.00（312）
10～20年	71.29	9.40	14.85	3.96	0.50	100.00（202）
20～30年	71.90	6.61	19.83	1.66	0.00	100.00（121）
30年及以上	79.49	15.39	2.56	2.56	0.00	100.00（39）

注：有效样本：674，缺失值：1

6. 非全科医生更倾向于以自己的切身感受作为社区医疗卫生机构医患关系的主要判断依据

在考察全科医生与非全科医生对社区医疗卫生机构医患关系的主要判断依据时发现（表5-13），在675个有效样本中，以自己的切身感受来判断社区医疗卫生机构医患关系的医务人员中，全科医生的占比为60.69%，非全科医生的占比为72.91%；以同事或同行的经历来判断社区医疗卫生机构医患关系中，全科医生的占比为23.70%，非全科医生的占比为15.14%；以亲戚朋友等口口相传来判断社区医疗卫生机构医患关系中，全科医生的占比为10.40%，非全科医生的占比为6.57%。由此可见，非全科医生更倾向于以自己的切身感受作为社区医疗卫生机构医患关系的主要判断依据。

表5-13　是否为全科医生对社区医疗卫生机构医患关系的主要判断依据（%）

是否为全科医生	自己的切身感受	亲戚朋友等口口相传	同事或同行的经历	媒体报道	学校教育	合计
是	60.69	10.40	23.70	4.05	1.16	100.00（173）
否	72.91	6.57	15.14	4.38	1.00	100.00（502）

注：有效样本：675，缺失值：0

二、医务人员对医疗风险的基本估计情况

医疗风险不可避免，四成左右医务人员完全同意"任何药物都有不良反应"。考察医务人员对医疗风险的基本估计情况发现（表 5-14），有近五成的医务人员选择基本同意"医疗风险存在于诊疗和护理的全过程""目前 20%～30%的误诊率是正常的""任何药物都有不良反应"，其中，认为"目前 20%～30%的误诊率是正常的"的占比最高，为 53.33%。由此可见，医疗风险不可避免，四成左右医务人员完全同意"任何药物都有不良反应"。

表 5-14　医务人员对医疗风险的基本估计（%）

医疗风险	完全同意	基本同意	不确定	基本不同意	完全不同意	合计
治病就要冒风险	27.85	46.96	15.56	8.74	0.89	100.00（675）
医疗风险客观存在	33.48	46.81	14.22	4.89	0.60	100.00（675）
医疗风险存在于诊疗和护理的全过程	29.49	50.81	14.22	4.44	1.04	100.00（675）
目前 20%～30%的误诊率是正常的	31.70	53.33	10.38	4.00	0.59	100.00（675）
目前 30%左右的疾病是无法确定的	25.48	46.22	17.04	10.22	1.04	100.00（675）
任何药物都有不良反应	40.59	48.44	6.82	2.81	1.34	100.00（675）

注：有效样本：675，缺失值：0

三、医患关系影响因素分析

医务人员职业道德低下是导致医患关系紧张的主要因素。通过考察医务人员对导致医患关系紧张的影响因素分析情况（表 5-15），近九成的医务人员认可"医务人员职业道德低下""医闹处理不当，诱发医患冲突""媒体报道不公，激化医患矛盾"，其中，认可"医务人员职业道德低下"的占比最高，为 88.44%。由此可见，医务人员职业道德低下是导致医患关系紧张的主要因素。

表 5-15　医务人员对导致医患关系紧张的影响因素分析（%）

影响因素	认可度			合计
	是	否	不确定	
医务人员技术差	83.70	11.26	5.04	100.00（675）
医疗效果没有达到患者心理预期	85.78	6.67	7.55	100.00（675）

续表

影响因素	认可度			合计
	是	否	不确定	
实际医疗费用超出患者心理预期	84.00	7.85	8.15	100.00（675）
医务人员职业道德低下	88.44	6.23	5.33	100.00（675）
医闹处理不当，诱发医患冲突	86.81	6.96	6.23	100.00（675）
媒体报道不公，激化医患矛盾	86.68	7.55	5.77	100.00（675）
医患双方沟通较少，信息不对等	84.15	10.67	5.18	100.00（675）

注：有效样本：675，缺失值：0

四、医务人员对改善医患关系措施的认知

提高医务人员正式收入是改善医患关系的重要举措。考察医务人员对改善医患关系紧张现状的措施情况（表5-16），在受访医务人员中，认可"改善医务人员正式收入过低的问题"的占比最高，为95.41%；"规范媒体对医疗事件报道"和"发挥社区医患纠纷仲裁机制"的占比次高，为94.96%；"提高医务人员的服务意识、多个笑脸、多句问候"和"强化职业道德教育，严厉打击红包、回扣现象，惩治害群之马"两种措施的认可度相对较低，占比分别为92.74%和92.00%。由此可见，医务人员认为改善医患关系需要多措并举，提高医务人员正式收入是改善医患关系的重要举措。

表5-16　医务人员对改善医患关系紧张现状的措施分析（%）

影响因素	认可度			合计
	是	否	不确定	
改善医务人员正式收入过低的问题	95.41	1.33	3.26	100.00（675）
规范媒体对医疗事件报道	94.96	2.08	2.96	100.00（675）
发挥社区医患纠纷仲裁机制	94.96	1.93	3.11	100.00（675）
加快医疗体制改革步伐	94.81	2.08	3.11	100.00（675）
提高社区医生技术水平	94.22	2.08	3.70	100.00（675）
贯彻基本药物制度	94.52	2.22	3.26	100.00（675）
对患者或家属开展有针对性的健康观和生命观教育	94.67	2.22	3.11	100.00（675）
提高医务人员的服务意识、多个笑脸、多句问候	92.74	2.96	4.30	100.00（675）
强化职业道德教育，严厉打击红包、回扣现象，惩治害群之马	92.00	2.07	5.93	100.00（675）

注：有效样本：675，缺失值：0

第二节　河南省城乡居民对医患关系的认知

一、城乡居民对医患关系的认知

（一）总体认知

五成以上城乡居民对社区医疗卫生机构医患关系持肯定态度。考察城乡居民对社区医疗卫生机构医患关系的评价情况（表5-17、图5-1），在892个有效样本中，76名城乡居民认为社区医疗卫生机构医患关系"很好"，占比为8.5%；399名城乡居民认为社区医疗卫生机构医患关系"好"，占比为44.7%；认为社区医疗卫生机构医患关系"很好"和"好"的累计占比为53.2%。同时，认为社区医疗卫生机构医患关系"一般"的占比为43.3%，认为社区医疗卫生机构医患关系"差"的占比为3.3%，认为社区医疗卫生机构医患关系"很差"的占比为0.2%。由此可见，五成以上城乡居民对社区医疗卫生机构医患关系持肯定态度。

表 5-17　城乡居民对社区医疗卫生机构医患关系的评价

评价	样本数/个	占比/%
很好	76	8.5
好	399	44.7
一般	386	43.3
差	29	3.3
很差	2	0.2
合计	892	100.00

注：有效样本：892，缺失值：0

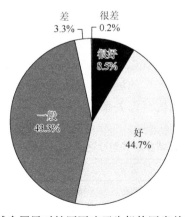

图 5-1　城乡居民对社区医疗卫生机构医患关系的评价

（二）不同类别城乡居民医患关系评价

1. 30～40 岁的城乡居民对社区医疗卫生机构医患关系的评价最好

考察不同年龄城乡居民对社区医疗卫生机构医患关系的评价情况（表 5-18），把认为社区医疗卫生机构医患关系"好"和"很好"的情况合并为"不错"。在 892 个有效样本中，年龄在 30 岁以下、30～40 岁、40～50 岁、50～60 岁、60 岁及以上的城乡居民此项的累计占比分别为 48.56%、60.00%、58.76%、54.03%、49.26%，占比最高的为 30～40 岁的城乡居民。由此可见，30～40 岁的城乡居民对社区医疗卫生机构医患关系的评价最好。

表 5-18　不同年龄城乡居民对社区医疗卫生机构医患关系的评价（%）

年龄	很好	好	一般	差	很差	合计
30 岁以下	7.03	41.53	46.01	4.79	0.64	100.00（313）
30～40 岁	9.60	50.40	38.40	1.60	0.00	100.00（125）
40～50 岁	9.28	49.48	38.14	3.10	0.00	100.00（194）
50～60 岁	5.64	48.39	41.94	4.03	0.00	100.00（124）
60 岁及以上	12.50	36.76	50.00	0.74	0.00	100.00（136）

注：有效样本：892，缺失值：0，p=0.100

2. "大专"文化程度的城乡居民认为社区医疗卫生机构医患关系"比较好"的占比最高

考察不同文化程度城乡居民对社区医疗卫生机构医患关系的评价情况（表 5-19），把认为社区医疗卫生机构医患关系"好"和"很好"视为"比较好"。在 892 个有效样本中，文化程度为"不识字或很少识字""小学""初中""高中、中专和职高""大专""本科及以上"认为社区医疗卫生机构医患关系"比较好"的城乡居民的占比分别为 52.73%、51.96%、54.09%、50.00%、61.22%、54.99%，此项占比最高的是文化程度为"大专"的城乡居民。由此可见，"大专"文化程度的城乡居民认为社区医疗卫生机构医患关系"比较好"的占比最高。

表 5-19　不同文化程度城乡居民对社区医疗卫生机构医患关系的评价（%）

文化程度	很好	好	一般	差	很差	合计
不识字或很少识字	12.73	40.00	46.36	0.91	0.00	100.00（110）
小学	8.38	43.58	43.58	4.46	0.00	100.00（179）

续表

文化程度	很好	好	一般	差	很差	合计
初中	3.64	50.45	42.73	2.73	0.45	100.00（220）
高中、中专和职高	4.60	45.40	45.98	4.02	0.00	100.00（174）
大专	6.12	55.10	32.66	6.12	0.00	100.00（49）
本科及以上	17.50	37.49	41.88	2.50	0.63	100.00（160）

注：有效样本：892，缺失值：0，$p=0.003$

3. 县城或镇的城乡居民对社区医疗卫生机构医患关系的评价最好

考察不同居住地城乡居民对社区医疗卫生机构医患关系的评价情况（表5-20），在892个有效样本中，53.30%的居住地在"县城或镇"的城乡居民认为社区医疗卫生机构医患关系"好"，此项占比最高；居住地在"地级市及以上城市"和"城乡"此项的占比分别为38.03%和44.75%。此外，居住地在"县城或镇"的城乡居民认为社区医疗卫生机构医患关系"很差"的占比最低，为0.00%。由此可见，县城或镇的城乡居民对社区医疗卫生机构医患关系的评价最好。

表5-20　不同居住地城乡居民对社区医疗卫生机构医患关系的评价（%）

居住地	很好	好	一般	差	很差	合计
地级市及以上城市	14.96	38.03	43.59	2.99	0.43	100.00（234）
城乡	7.35	44.75	43.70	3.99	0.21	100.00（476）
县城或镇	3.29	53.30	41.76	1.65	0.00	100.00（182）

注：有效样本：892，缺失值：0，$p=0.001$

4. 年医疗费用水平高的城乡居民对社区医疗卫生机构医患关系的评价更好

考察不同年医疗费用水平城乡居民对社区医疗卫生机构医患关系的评价情况（表5-21），在892个有效样本中，认为社区医疗卫生机构医患关系好的情况，年医疗费用水平在10 001元及以上的城乡居民的占比最高，为57.50%，而年医疗费用水平在500元以下的城乡居民此项的占比最低，为38.05%。此外，认为社区医疗卫生机构医患关系差的占比最高的是年医疗费用水平在500元以下的城乡居民，为5.31%；占比最低的是年医疗费用水平在10 001元及以上的城乡居民，为0.00%。由此可见，年医疗费用水平高的城乡居民对社区医疗卫生机构医患关系的评价更好。

表 5-21　不同年医疗费用水平城乡居民对社区医疗卫生机构医患关系的评价（%）

年医疗费用水平	很好	好	一般	差	很差	合计
500 元以下	12.39	38.05	44.25	5.31	0.00	100.00（113）
501～1 000 元	12.88	44.07	40.34	2.71	0.00	100.00（295）
1 001～3 000 元	5.43	46.10	45.42	2.71	0.34	100.00（295）
3 001～10 000 元	3.35	44.97	46.98	4.70	0.00	100.00（149）
10 001 元及以上	7.50	57.50	32.50	0.00	2.50	100.00（40）

注：有效样本：892，缺失值：0，$p=0.009$

（三）评价依据

城乡居民评价社区医疗卫生机构医患关系主要依据自己的切身感受。考察城乡居民对社区医疗卫生机构医患关系看法的判断依据情况（图 5-2、表 5-22），受访的城乡居民中有 63.565% 的人依据自己的切身感受来评价社区医疗卫生机构医患关系，有 23.543% 的人依据亲朋好友的相关经历来评价，选择依据媒体报道渲染的占比为 10.538%，除其他以外，选择依据健康教育的占比最低，为1.906%。由此可见，城乡居民评价社区医疗卫生机构医患关系主要依据自己的切身感受。

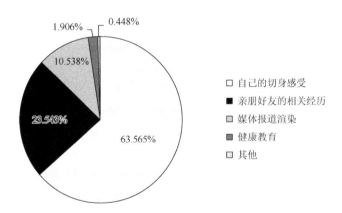

图 5-2　城乡居民对社区医疗卫生机构医患关系看法的判断依据

表 5-22　城乡居民对社区医疗卫生机构医患关系看法的判断依据

判断依据	样本数/个	占比/%
自己的切身感受	567	63.565
亲朋好友的相关经历	210	23.543
媒体报道渲染	94	10.538

判断依据	样本数/个	占比/%
健康教育	17	1.906
其他	4	0.448
合计	892	100.00

注：有效样本：892，缺失值：0

（四）城乡居民对社区医疗卫生机构医患关系的评价依据

1. 50～60 岁城乡居民主要依据自己的切身感受评价社区医疗卫生机构医患关系

考察不同年龄城乡居民对社区医疗卫生机构医患关系的评价依据（表 5-23），50～60 岁的城乡居民依据自己的切身感受的占比最高，为 70.97%；30～40 岁的城乡居民的占比次高，为 69.60%；40～50 岁此项的占比最低，为 55.67%。此外，除其他以外，各个年龄城乡居民依据健康教育判断社区医疗卫生机构医患关系的占比最低。由此可见，50～60 岁城乡居民主要依据自己的切身感受评价社区医疗卫生机构医患关系。差异不具有统计学意义（$p=0.162$）。

表 5-23 不同年龄城乡居民对社区医疗卫生机构医患关系的评价依据（%）

年龄	自己的切身感受	亲朋好友相关经历	媒体报道	健康教育	其他	合计
30 岁以下	61.66	23.64	11.18	3.20	0.32	100.00（313）
30～40 岁	69.60	19.20	11.20	0.00	0.00	100.00（125）
40～50 岁	55.67	29.38	11.34	3.09	0.52	100.00（194）
50～60 岁	70.97	18.54	8.87	0.81	0.81	100.00（124）
60 岁及以上	66.91	23.53	8.82	0.00	0.74	100.00（136）

注：有效样本：892，缺失值：0，$p=0.162$

2. 城乡居民依据健康教育评价社区医疗卫生机构医患关系的占比随着文化程度的提高而增高

分析不同文化程度城乡居民对社区医疗卫生机构医患关系的评价依据情况（表 5-24），高中、中专和职高文化程度城乡居民依据自己的切身感受的占比最高，为 67.24%；不识字或很少识字文化程度城乡居民依据亲朋好友相关经历的占比最高，为 30.91%；小学文化程度城乡居民依据媒体报道的占比最高，为 15.08%；本科及以上文化程度城乡居民依据健康教育的占比最高，为 5.00%。由此可见，城乡居民依据健康教育评价社区医疗卫生机构医患关系的占比基本随着文化程度的提高而增高。差异具有统计学意义（$p=0.010$）。

表 5-24 不同文化程度城乡居民对社区医疗卫生机构医患关系的评价依据（%）

文化程度	自己的切身感受	亲朋好友相关经历	媒体报道	健康教育	其他	合计
不识字或很少识字	59.09	30.91	8.18	0.00	1.82	100.00（110）
小学	66.48	17.88	15.08	0.56	0.00	100.00（179）
初中	62.27	24.55	10.45	1.82	0.91	100.00（220）
高中、中专和职高	67.24	20.11	11.50	1.15	0.00	100.00（174）
大专	61.22	28.58	6.12	4.08	0.00	100.00（49）
本科及以上	61.88	25.62	7.50	5.00	0.00	100.00（160）

注：有效样本：892，缺失值：0，p=0.010

3. 城乡居民依据自己的切身感受评价社区医疗卫生机构医患关系的占比最高

考察不同居住地城乡居民对社区医疗卫生机构医患关系的评价依据情况（表 5-25），居住在城乡、县城或镇、地级市及以上城市的城乡居民根据自己的切身感受评价社区医疗卫生机构医患关系的占比逐渐降低，分别为 65.55%、62.64%、60.26%。居住在城乡、县域或镇的城乡居民依据亲朋好友相关经历的占比差别不大，分别为 22.69%和 22.53%，而地级市及以上城市的占比最高，为 26.07%。由此可见，城乡居民依据自己的切身感受评价社区医疗卫生机构医患关系的占比最高。差异具有统计学意义（p=0.009）。

表 5-25 不同居住地城乡居民对社区医疗卫生机构医患关系的评价依据（%）

居住地	自己的切身感受	亲朋好友相关经历	媒体报道	健康教育	其他	合计
地级市及以上城市	60.26	26.07	8.97	4.70	0.00	100.00（234）
城乡	65.55	22.69	10.08	0.84	0.84	100.00（476）
县城或镇	62.64	22.53	13.74	1.09	0.00	100.00（182）

注：有效样本：892，缺失值：0，p=0.009

4. 年医疗费用水平对城乡居民对社区医疗卫生机构医患关系的评价依据影响较大

考察不同年医疗费用水平城乡居民对社区医疗卫生机构医患关系的评价依据情况（表 5-26），家庭年医疗费用水平在 10 000 元及以下的居民的依据自己的切身感受作为评价依据的占比随着年医疗费用水平的增加而增加，年医疗费用水平在 10 001 元及以上的占比最低，为 50.00%，年医疗费用水平为 3001～10 000 元的占比最高，为 77.18%。相反，依据亲朋好友相关经历作为评价依据的占比基本随着年医疗费用水平的增加而降低,年医疗费用水平在 500 元以下的占比最高,为 38.05%,年医疗费用水平为 3001～10 000 元的占比最低,为 14.77%。由此可见,年医疗费用水平对城乡居民对社区医疗卫生机构医患关系评价依据影响较大。差异具有统计学意义（$p < 0.050$）。

表 5-26 不同年医疗费用水平城乡居民对社区医疗卫生机构医患关系的评价依据（%）

年医疗费用水平	自己的切身感受	亲朋好友相关经历	媒体报道	健康教育	其他	合计
500 元以下	52.21	38.05	3.54	6.20	0.00	100.00（113）
501～1 000 元	61.36	26.10	10.84	1.36	0.34	100.00（295）
1 001～3 000 元	65.08	20.34	12.54	1.36	0.68	100.00（295）
3 001～10 000 元	77.18	14.77	6.71	0.67	0.67	100.00（149）
10 001 元及以上	50.00	20.00	27.50	2.50	0.00	100.00（40）

注:有效样本:892,缺失值:0,$p < 0.050$

二、城乡居民对基层医疗卫生机构认知

对基层医疗卫生机构环境卫生状况评价好的占比最高。考察城乡居民对基层医疗卫生机构反应性的评价情况（表 5-27）,在 892 个有效样本中,对各个项目,评价中占比最大的均为"好",其中,环境卫生状况的占比最高,为 53.03%;病情解释的占比次高,为 49.55%;就诊程序合理程度的占比最低,为 41.14%。由此可见,对基层医疗卫生机构环境卫生状况评价好的占比最高。

表 5-27 城乡居民对基层医疗卫生机构反应性的评价情况（%）

项目	很好	好	一般	差	很差	合计
医务人员尊重程度	15.36	46.97	34.87	2.58	0.22	100.00（892）
得到各种治疗方案信息	16.48	45.52	33.97	3.36	0.67	100.00（892）
信息保密程度	15.25	48.99	34.30	1.46	0.00	100.00（892）
医务人员认真倾听	13.79	47.65	34.53	2.91	1.12	100.00（892）
病情解释	18.27	49.55	30.83	1.35	0.00	100.00（892）
健康或疾病知识询问的回答	15.47	46.30	35.54	2.58	0.11	100.00（892）
等待时间合理程度	14.13	43.83	38.90	2.91	0.23	100.00（892）
就诊程序合理程度	13.79	41.14	39.91	4.60	0.56	100.00（892）
环境卫生状况	23.43	53.03	22.65	0.89	0.00	100.00（892）
不公平对待	13.57	41.82	36.21	7.62	0.78	100.00（892）

注:有效样本:892,缺失值:0

三、医患关系影响因素分析

1. 医患双方沟通较少，信息不对等对基层医患关系影响最大

考察患方视角下基层医患关系的影响因素（表 5-28），在 892 个有效样本中，认为"医务人员职业道德低下"影响基层医患关系的患者的占比最低，为 79.93%；而认为"医患双方沟通较少，信息不对等"影响基层医患关系的患者的占比最高，为 88.00%。由此可见，城乡居民认为基层医患关系受多方面因素的影响，"医患双方沟通较少，信息不对等"对基层医患关系影响最大。

表 5-28　城乡居民对医患关系影响因素的认知（%）

影响因素	认可度			合计
	是	否	不确定	
医务人员技术差	87.22	6.73	6.05	100.00（892）
医疗效果没达到患者心理预期	83.74	6.28	9.98	100.00（892）
实际医疗费用超出患者心理预期	87.22	7.06	5.72	100.00（892）
医务人员职业道德低下	79.93	9.98	10.09	100.00（892）
医疗纠纷处理不当	85.76	8.86	5.38	100.00（892）
医患双方信息不对称	81.61	9.42	8.97	100.00（892）
医患双方沟通较少，信息不对等	88.00	6.39	5.61	100.00（892）

注：有效样本：892，缺失值：0

2. 超七成的城乡居民面对医疗纠纷时会选择向院方或有关主管部门投诉

考察城乡居民面对医疗纠纷时的应对措施发现（表 5-29），在 892 个有效样本中，向院方或有关主管部门投诉的占比最高，为 75.22%；通过网络、媒体曝光的占比次高，为 68.72%；不会选择与当事人医生协商解决的占比 52.58%；不会选择暴力解决的占比为 51.01%。由此可见，超七成的城乡居民面对医疗纠纷时会选择向院方或有关主管部门投诉。

表 5-29　城乡居民面对医疗纠纷时的应对措施（%）

应对措施	认可度			合计
	是	否	不确定	
向院方或有关主管部门投诉	75.22	12.89	11.89	100.00（892）
与当事人医生协商解决	33.41	52.58	14.01	100.00（892）
通过法律途径解决	34.75	40.70	24.55	100.00（892）
通过网络、媒体曝光	68.72	20.18	11.10	100.00（892）
暴力解决	40.47	51.01	8.52	100.00（892）

注：有效样本：892，缺失值：0

四、城乡居民对改进社区医疗卫生机构医患关系的认知

提高医务人员的服务意识最有助于改进社区医疗卫生机构医患关系。考察城乡居民对一系列解决医疗纠纷措施是否会改进社区医疗卫生机构医患关系情况（表 5-30），在 892 个有效样本中，选择"提高医务人员的服务意识"的占比最高，为 96.86%；"规范媒体对医疗事件的报道"的占比次高，为 96.08%；此外，5.94% 的患者认为提高社区医生技术水平不会改进社区医疗卫生机构医患关系。由此可见，提高医务人员的服务意识最有助于改进社区医疗卫生机构医患关系。

表 5-30　改进社区医疗卫生机构医患关系的措施分析（%）

措施	认可度			合计
	是	否	不确定	
改善医务人员正式收入过低的问题	88.12	5.16	6.72	100.00（892）
规范媒体对医疗事件的报道	96.08	1.79	2.13	100.00（892）
发挥社区医患纠纷仲裁机制	88.51	4.32	7.17	100.00（892）
加快医疗体制改革步伐，实现分级诊疗	90.70	2.13	7.17	100.00（892）
提高社区医生技术水平	87.78	5.94	6.28	100.00（892）
贯彻基本药物制度（基本药物目录和零差价销售等）	89.01	4.15	6.84	100.00（892）
对患者或家属开展有针对性的健康观和生命观教育	93.61	2.24	4.15	100.00（892）
提高医务人员的服务意识	96.86	1.68	1.46	100.00（892）
强化医务人员的职业道德教育	92.83	2.69	4.48	100.00（892）
严厉打击违反法律的医务人员和患者行为	87.89	3.03	9.08	100.00（892）

注：有效样本：892，缺失值：0

第三节　医患关系与城乡居民分级诊疗意愿的因果关系分析

考察医患双方认为导致医患关系紧张的影响因素情况发现，医务人员技术差，医疗效果没达到患者心理预期，实际医疗费用超出患者心理预期，医务人员职业道德低下，医闹处理不当，媒体报道不公，以及医患双方沟通较少，信息不对等均对医患关系产生较大影响。由此可见，医患关系的影响因素是多重的。

一、医患关系与城乡居民分级诊疗意愿影响因素分析

（一）医务人员

1. 医患沟通不足，服务意识弱化

通过调查 892 名城乡居民发现，88.00%的城乡居民认为，医患双方沟通较少，信息不对等影响基层医患关系；96.86%的城乡居民认为，改进医患关系应提高医务人员的服务意识。可见，在医患关系中沟通显得尤为重要，在疾病诊治过程中，部分患者无法准确描述疾病症状，表达病情。而部分医务人员的素质水平不高，缺乏耐心，服务意识不强，不愿耐心地与患者沟通，患者问问题却不解答，而使双方沟通不畅，从而诱发医患矛盾。

2. 过度追求个人利益，医德缺失

目前我国精神建设不足，医务人员的道德素质参差不齐，出现了部分道德沦丧现象。部分医务工作者服务意识淡薄，医德修养不高，过分强调经济效益，导致行医过程中医疗检查繁杂，开单提成现象严重。部分医务人员存在违规违纪收红包、过度检查和用药现象，不能充分考虑患者实际病情和经济条件，自然无法最大化为患者服务，增加了患者的经济和思想负担，降低了患者对诊疗过程的满意度，不利于医患关系和谐发展。

（二）患者

分析发现，63.565%的城乡居民根据自己的切身感受来评价医患关系。而近五成的医务人员基本同意"目前 20%～30%的误诊率是正常的""任何药物都有不良反应"。医疗纠纷中患者因素主要有以下三个方面。

1. 患者对医疗卫生服务的期望值过大

患者通常对医疗行业并没有客观的认识，对自身疾病的认识匮乏，在求助医务人员后，将一切希望都寄托在医务人员身上。尽管目前的医疗水平已经可以基本满足人们的健康需求，但是仍然存在未攻克的医学难题。医疗过程本身存在一定的风险，但是患者不理解，一旦治疗效果不如意，便容易产生医患冲突。

2. 对医务人员不信任

对患者家属来说，其仅仅通过医务人员操作的熟练程度和医疗效果等来评价医院的医疗服务水平。患者认为，医务人员是疾病的"清洁工"，而住进医院，便

能药到病除解决一切病痛，付了医药费，就应该得到自己满意的服务。因此，一旦治疗效果不如意，医患矛盾随即出现，进而大大降低了患有对医务人员的信任度。如果患者过度不信任医生，沟通过程中处处防医生、审视医生，刻意找医生诊疗过程中的各种疏忽，那么医生就很可能会采取防御性措施，冲突便可能随时发生。

3. 处理纠纷手段不合理

75.22%的城乡居民出现医疗纠纷选择向院方或有关主管部门投诉，其次为通过网络、媒体曝光，占比为68.72%。如果患者自我维权方式过于偏激，则会导致医疗秩序混乱，激化医患矛盾。在治疗效果不如意时，患者及其家属便产生极大的落差感和暴躁情绪，容易产生医患冲突。情况严重时会出现辱骂、殴打医务人员的不良情况，使医务人员的工作受到严重干扰，造成医患关系紧张。

（三）医疗卫生机构

调查发现，关于基层医疗卫生机构各个项目评价中，对环境卫生状况评价好的占比最大，为53.03%，对医务人员认真倾听评价很差的占比最大。医疗纠纷中医疗卫生机构因素主要有以下两个方面。

1. 医疗卫生机构公益性弱化

医疗卫生机构的管理体制和运行机制不完善，易受市场经济影响，医院追求经济效益最大化的倾向逐步加剧，过分注重自身经济利益，而导致医疗卫生服务公益性淡化，忽视群众利益，医疗费用增长过快，群众负担加重，医院医德医风建设不健全。

2. 医务人员积极性受挫

医务人员的法定收入与其受教育程度的付出存在落差，医学同其他学科相比有其特殊性，主要体现在医学有其技术的复杂性与科学性、诊断过程的实践性和风险性，以及治疗结果的未知性。上述因素的存在，导致医务人员处于高风险、高强度、高负荷的工作状态，但医务人员的法定收入与付出并不相称，继而使医务人员的收入处于长期低迷状态，无法体现工作价值，这是导致医患关系紧张的潜在因素。

（四）社会舆论

媒体报道片面，误导受众。调查发现，96.08%的城乡居民认为，解决医疗纠纷需要规范媒体对医疗事件的报道。医患关系大多由医疗体制的内因及媒体舆论的外因共同推进，近几年舆论对医生的评价日趋严苛。随着互联网的普及，新闻网络媒体对大众的影响力越来越大，部分新闻媒体忽视报告的真实性和客观性，为博取关注度而传播未核实的事件。特别是对医疗报告来说，据实报道显得尤为重要，媒体缺乏基本的医学常识，可能会在报告中煽情地表达对患者这一弱势群体悲惨遭遇的关怀和同情。广大群众看不到媒体对该事件的一些客观分析，便可能产生医德沦丧的舆论声。

（五）政策

1. 医疗保障体系不健全

目前医疗保障体系不完善，社会保障覆盖率低，且城乡地区差距大。就目前总体覆盖的城乡医疗保险来说，还存在经济费用高、普及性和公平性不足的问题。政府卫生费用支出低，个人卫生费用负担重，从而造成"看病贵"。

2. 医疗卫生服务的公平性和可及性不足

一是国家对医疗卫生服务资源的配置缺乏法律的规制，有限的医疗资源越来越向大城市大医院集中，重复建设、高密度建设愈演愈烈。二是我国医疗卫生服务资源分配向较发达地区倾斜，落后地区群众难以享受高质量的医疗服务，这也是造成医患关系不和谐的重要因素。三是医疗卫生机构为了生存和发展，迫不得已走向市场，在缺乏竞争规则和政策对医疗卫生服务市场化没有公开认可的情况下，造成医疗卫生服务市场失灵和外部化不能及时纠正，影响了医疗卫生服务的公平性和可及性。

3. 医疗告知存在缺失

多数医疗卫生机构医疗告知仅限于程序化，由于医学技术的专业性，许多患者不能充分理解医疗告知事项的具体含义，对可能发生的医疗风险认识不足，难以正确对待医学技术的特殊性及疾病转归的复杂性和治疗效果的有效性，从而沟通交流不足，易引发医患冲突。

二、医患关系与城乡居民分级诊疗意愿因果关系

通过上述医患关系诸多影响因素分析发现，医患沟通、医生服务态度、医疗卫生服务期望、对医生的信任度、医疗卫生机构的公益性、媒体报道及医疗纠纷等对城乡居民分级诊疗意愿均有负向性的影响（图5-3）。

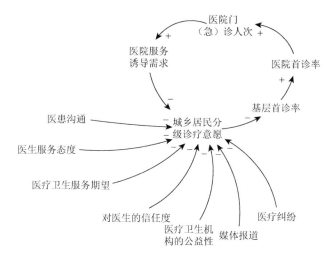

图 5-3　医患关系与城乡居民分级诊疗意愿因果关系图

第六章　基于分级诊疗的河南省贫困居民疾病经济负担分析

第一节　家庭医疗费用支出及医疗保险补偿情况

一、慢性病医疗绝对支出情况

1. 城乡居民医疗保险慢性病补偿比例平均为 24.92%，补偿比例小

对河南省城乡居民慢性病医疗绝对支出及城乡居民医疗保险补偿情况分析（表 6-1），调查的 2824 个家庭中，1870 个为患慢性病家庭，补偿其医疗绝对支出均值为 4911.07 元；补偿前医疗绝对支出均值为 4911.07 元；补偿后额度均值降为 3273.16 元；补偿额度均值为 1944.17 元；补偿比例均值为 24.92%（补偿比例由补偿前数值和补偿额度数值计算得出）。由此可见，城乡居民医疗保险慢性病补偿比例平均为 24.92%，补偿比例小。

表 6-1　河南省城乡居民慢性病医疗绝对支出及城乡居民医疗保险补偿情况

城乡居民医疗保险	样本/个	均值/元
患慢性病家庭	1870	4911.07
无慢性病家庭	954	—
补偿前	1870	4911.07
补偿后额度	1870	3273.16
补偿额度	1870	1944.17

注：有效样本：2824，缺失值：0；
患慢性病家庭有效样本：1870，缺失值：0；
无慢性病家庭有效样本：954，缺失值：0

2. 六成以上的城乡居民慢性病医疗绝对支出自付比例在 70%～100%

对调查的 1870 名城乡慢性病患者进行医疗绝对支出自付情况分析（表 6-2），自付比例在 70%～100% 的有 1183 人，占比为 63.2620%；自付比例在 30% 以下的有 277 人，占比为 14.8128%；占比最低的为自付比例在 50%～70%，有 125 人，占比为 6.6845%。由此可见，六成以上的城乡居民慢性病医疗绝对支出自付比例在 70%～100%。

表 6-2　河南省城乡居民慢性病医疗绝对支出自付情况

慢性病医疗绝对支出自付比例	样本/个	占比/%
30%以下	277	14.8128
30%～40%	159	8.5027
40%～50%	126	6.7380
50%～70%	125	6.6845
70%～100%	1183	63.2620
合计	1870	100.00

注：有效样本：1870，缺失值：0

3. 城乡居民慢性病医疗绝对支出自付比例在 70%～100%中个人纯收入为 3000 元以下的占比最高

从不同个人纯收入方面对城乡居民慢性病医疗绝对支出自付情况分析，在 1870 个有效样本中（表 6-3），个人纯收入为 4000～5000 元的自付比例在 30%以下的占比最高，为 19.16；个人纯收入为 5000～7000 元的自付比例在 30%～40%的占比最高，为 11.89；个人纯收入为 3000 元以下的自付比例在 70%～100%的占比最高，为 66.80。由此可见，城乡居民慢性病医疗绝对支出自付比例在 70%～100%中个人纯收入为 3000 元以下的占比最高。

表 6-3　河南省不同个人纯收入城乡居民慢性病医疗绝对支出自付比例　单位：%

个人纯收入	30%以下	30%～40%	40%～50%	50%～70%	70%～100%	合计
3000 元以下	13.06	7.47	6.58	6.09	66.80	100.00（918）
3000～4000 元	16.67	8.03	6.25	7.44	61.61	100.00（336）
4000～5000 元	19.16	10.18	4.79	7.19	58.68	100.00（167）
5000～7000 元	15.39	11.89	8.39	6.99	57.34	100.00（143）
7000 元及以上	15.48	9.52	9.52	5.96	59.52	100.00（306）

注：有效样本：1870，缺失值：0

4. 城乡居民慢性病医疗绝对支出自付比例为 70%～100%时，五保户的占比最高

从不同家庭属性城乡居民慢性病医疗绝对支出自付情况分析，在 1870 个有效样本中（表 6-4），自付比例为 30%以下时，五保户的占比最高，为 22.30%；自付比例为30%～40%时，非贫困户的占比最高，为9.92%；自付比例为70%～100%时，五保户的占比最高，为65.47%。由此可见，城乡居民慢性病医疗绝对支出自付比例为70%～100%时，五保户的占比最高。

表6-4　河南省不同家庭属性城乡居民慢性病医疗绝对支出自付比例（%）

家庭属性	30%以下	30%～40%	40%～50%	50%～70%	70%～100/%	合计
一般贫困户	10.81	9.46	7.94	6.76	65.03	100.00（592）
五保户	22.30	2.88	4.31	5.04	65.47	100.00（139）
低保户	15.45	8.00	5.86	6.32	64.37	100.00（887）
非贫困户	19.44	9.92	6.35	6.75	57.54	100.00（252）

　　注：有效样本：1870，缺失值：0

5. 城乡居民医疗保险对贫困户慢性病补偿比例较小

对不同家庭属性的城乡居民慢性病医疗绝对支出及城乡居民医疗保险补偿情况分析（表6-5），从补偿前医疗绝对支出来看，非贫困户和一般贫困户平均年支出较高，分别为5892.65元和5305.75元；从补偿额度来看，非贫困户补偿额度最高，平均为2622.51元；从补偿后医疗绝对支出来看，一般贫困户支出最高，为3693.93元；从补偿比例来看，非贫困户比例最高，为28.78%。由此可见，城乡居民医疗保险对贫困户慢性病补偿比例较小。

表6-5　城乡居民医疗保险对不同家庭属性慢性病年医疗支出的补偿效果对比

家庭属性	补偿样本/个	补偿前医疗绝对支出均值/元	补偿额度均值/元	补偿后医疗绝对支出均值/元	补偿比例均值/元
一般贫困户	592	5305.75	1611.82	3693.93	23.02
五保户	139	1911.86	729.86	1182.00	25.53
低保户	887	5120.80	2042.90	3077.90	24.57
非贫困户	252	5892.65	2622.51	3270.14	28.78

　　注：有效样本：1870，缺失值：0；
　　补偿前医疗绝对支出均值有效样本：1870，缺失值：0；
　　补偿额度均值有效样本：1870，缺失值：0；
　　补偿后医疗绝对支出均值有效样本：1870，缺失值：0；
　　补偿比例均值有效样本：1870，缺失值：0

二、城乡居民住院医疗支出情况

1. 近三成城乡居民存在应住院未住院情况

对河南省城乡居民进行应住院未住院情况分析（表6-6），调查的2824个样本中，1120 户有住院经历，占比为 39.66%；223 户应住院未住院，占比为 7.90%；患病应住院户数为 1343 户，占比为 47.56%；应住院未住院次数为 490 次，占比为 28.76%。由此可见，近三成城乡居民存在应住院未住院情况。

表 6-6　河南省城乡居民住院情况

住院情况	样本/个	占比/%
调查户数	2824	—
住院户数	1120	39.66
应住院未住院户数	223	7.90
患病应住院户数	1343	47.56
住院次数	1214	—
应住院未住院次数	490	28.76

注：有效样本：2824，缺失值：0；

住院家庭有效样本：1120，缺失值：6

2. 近六成城乡居民因经济困难应住院未住院

对河南省城乡居民进行应住院未住院情况分析（表 6-7），调查的 223 个有效样本中，因自己感觉病轻没必要未住院的有 38 户，占比为 15.3%；因无有效措施未住院的有 14 户，占比为 5.6%；因经济困难未住院的有 139 户，占比为 55.8%；因医院服务差未住院的有 1 户，占比为 0.4%；因没有时间未住院的有 54 户，占比为 21.7%；因没有床位未住院的有 3 户，占比为 1.2%。由此可见，近六成城乡居民因经济困难应住院未住院。

表 6-7　河南省城乡居民应住院未住院情况

应住院未住院原因	样本/个	占比/%
自己感觉病轻没必要	38	15.3
无有效措施	14	5.6
经济困难	139	55.8
医院服务差	1	0.4
没有时间	54	21.7
没有床位	3	1.2
合计	249	100.0

注：有效样本：223，缺失值：26

3. 城乡居民医疗保险补偿比例平均为 55.58%

对河南省城乡居民进行家庭医疗绝对支出及城乡居民医疗保险补偿情况分析（表 6-8），调查的 1121 个家庭补偿前医疗绝对支出均值为 19 013.35 元，补偿后额度均值降为 9972.04 元，补偿额度均值为 9052.31 元，补偿比例均值为 55.58%。由此可见，城乡居民医疗保险补偿比例均值为 55.58%，对缓解城乡居民家庭疾病负担有一定效果，但缓解程度有待进一步提升。

表 6-8　河南省城乡居民家庭医疗绝对支出及医疗保险补偿情况

城乡居民医疗保险	样本/个	均值/元
住院家庭	1120	—
补偿前医疗绝对支出	1121	19 013.35
补偿后额度	1121	9 972.04
补偿额度	1121	9 052.31

注：有效样本：1121，缺失值：5；
补偿前家庭有效样本：1121，缺失值：5；
补偿家庭有效样本：1121，缺失值：5

4. 近七成的城乡居民家庭住院医疗绝对支出超过 30% 的自付比例

考察河南省城乡居民家庭住院医疗绝对支出自付情况（表 6-9），城乡居民住院医疗绝对支出自付比例在 30% 以下的占比最高，为 33.2%；城乡居民住院医疗绝对支出自付比例在 50%～70% 的占比最低，为 13.4%；城乡居民住院医疗绝对支出自付比例在 70%～100% 的占比为 19.5%。由此可见，近七成的城乡居民家庭住院医疗绝对支出超过 30% 的自付比例，且住院医疗绝对支出自付比例为 70%～100% 的占比近两成。

表 6-9　河南省城乡居民家庭住院医疗绝对支出自付情况

住院医疗绝对支出自付比例	样本/个	占比/%
30% 以下	372	33.2
30%～40%	183	16.3
40%～50%	197	17.6
50%～70%	150	13.4
70%～100%	219	19.5
合计	1121	100.00

注：有效样本：1121，缺失值：5

5. 近两成的个人纯收入在 3026 元以下的城乡居民家庭住院医疗绝对支出自付比例在 70%～100%

考察不同个人纯收入的城乡居民家庭住院医疗绝对支出自付比例情况（表 6-10），个人纯收入在 5000～7000 元的城乡居民家庭随着住院医疗绝对支出自付比例的增加，占比逐渐降低；个人纯收入在 3026～4000 元的城乡居民住院医疗绝对支出自付比例在 30%以下的占比最高，为 38.97%，在住院医疗绝对支出自付比例为 30%～40%的占比最低，为 15.90%；个人纯收入在 7000 元及以上的城乡居民住院医疗绝对支出自付比例为 30%以下的占比最高，为 37.93%；个人纯收入在 3026 元以下的城乡居民住院医疗绝对支出自付比例在 50%～70%和 70%～100%的占比最高，分别为 15.05%和 19.97%。由此可见，近两成的个人纯收入在 3026 元以下的城乡居民家庭住院医疗绝对支出自付比例在 70%～100%。不同个人纯收入的城乡居民家庭住院医疗绝对支出自付比例的差异没有显著的统计学意义（p=0.714）。

表 6-10　河南省不同个人纯收入城乡居民家庭住院医疗绝对支出自付比例（%）

个人纯收入	30%以下	30%～40%	40%～50%	50%～70%	70%～100%	合计
3026 元以下	31.18	16.13	17.67	15.05	19.97	100.00（651）
3026～4000 元	38.97	15.90	16.41	13.34	15.38	100.00（195）
4000～5000 元	38.74	18.02	22.52	10.81	9.91	100.00（111）
5000～7000 元	38.36	23.28	16.44	12.33	9.59	100.00（73）
7000 元及以上	37.93	17.24	22.41	8.62	13.80	100.00（58）

注：有效样本：1088，缺失值：38，p=0.174

6. 贫困户住院医疗绝对支出自付比例为 40%以下的占比最高，非贫困户住院医疗绝对支出自付比例为 40%以上的占比最高

考察不同家庭属性城乡居民家庭住院医疗绝对支出自付比例情况（表 6-11），从数据中可知，一般贫困户住院医疗绝对支出自付比例为 30%以下的占比最高，为 59.40%；五保户住院医疗绝对支出自付比例为 30%～40%和 40%～50%的占比最高，分别为 40.00%和 16.67%；非贫困户在住院医疗绝对支出自付比例为 50%～70%和 70%～100%的占比最高，分别为 15.38%和 16.92%。由此可见，贫困户住院医疗绝对支出自付比例为 40.00%以下的占比最高，非贫困户住院医疗绝对支出自付比例为 40.00%以上的占比最高。差异具有显著的统计学意义（p=0.000）。

表 6-11　河南省不同家庭属性城乡居民家庭住院医疗绝对支出自付比例（%）

家庭属性	30%以下	30%～40%	40%～50%	50%～70%	70%～100%	合计
一般贫困户	59.40	13.73	8.36	10.45	8.06	100.00（335）
五保户	28.33	40.00	16.67	8.33	6.67	100.00（60）
低保户	61.19	18.47	10.68	5.42	4.24	100.00（590）
非贫困户	39.24	15.38	13.08	15.38	16.92	100.00（130）

注：有效样本：1115，缺失值：11，p=0.000

7. 医疗保险对五保户的补偿比例均值最高, 对一般贫困户的补偿比例均值最低

考察医疗保险对不同属性城乡居民家庭慢性病年医疗绝对支出的补偿效果对比情况（表 6-12），从数据中可知，一般贫困户的补偿比例均值在 51.68%；五保户的补偿比例均值在 62.26%；低保户的补偿比例均值在 56.70%；非贫困户的补偿比例均值在 56.87%。由此可见，医疗保险对五保户的补偿比例均值最高，对一般贫困户的补偿比例均值最低。

表 6-12 医疗保险对不同属性城乡居民家庭慢性病年医疗绝对支出的补偿效果对比

家庭属性	补偿样本/个	补偿前医疗绝对支出均值/元	补偿额度均值/元	补偿后医疗绝对支出均值/元	补偿比例均值/%
一般贫困户	335	22 483.27	9 320.18	13 163.09	51.68
五保户	60	7 780.07	3 880.24	3 899.83	62.26
低保户	590	17 897.75	9 220.72	8 659.03	56.70
非贫困户	130	18 850.29	10 040.79	8 809.50	56.87

注：有效样本：1115，缺失值：11；
补偿前医疗绝对支出均值有效样本：1115，缺失值：11；
补偿额度均值有效样本：1115，缺失值：11；
补偿后医疗绝对支出均值有效样本：1115，缺失值：11；
补偿比例均值有效样本：1115，缺失值：11

三、大病医疗支出情况

1. 大病保险对城乡居民的补偿比例不高

考察河南省城乡居民大病医疗绝对支出及医疗保险补偿情况（表 6-13），在大病家庭的 1236 个有效样本中，补偿前医疗绝对支出均值为 20 539.49 元；补偿后医疗绝对支出均值为 10 640.91 元，补偿额度均值为 9898.58 元；补偿比例均值为 39.93%。由此可见，大病保险对城乡居民的补偿比例不高。

表 6-13 河南省城乡居民大病医疗绝对支出及医疗保险补偿情况

城乡居民医疗保险	样本/个	均值/元
调查户数	2 824	—
补偿前医疗绝对支出均值	1 236	20 539.49
补偿后医疗绝对支出均值	1 236	10 640.91
补偿额度均值	1 236	9 898.58

注：有效样本：2824，缺失值：0；
大病家庭有效样本：1236，缺失值：0

2. 六成多的城乡居民家庭大病医疗绝对支出自付比例在 50% 以上

考察城乡居民家庭大病医疗绝对支出自付比例情况（表 6-14），自付比例在 30% 以下的占比为 12.86%；自付比例在 30%～40% 的占比为 8.74%；自付比例在 40%～50% 的占比为 15.29%；自付比例在 50%～70% 的占比为 33.17%；自付比例在 70%～100% 的占比为 29.94%。从数据中可以看出，大病医疗绝对支出自付比例为 30%～40% 的占比最低，为 8.74%，自付比例为 50%～70% 的占比最高，为 33.17%。由此可见，六成多的城乡居民家庭大病医疗绝对支出自付比例在 50% 以上。

表 6-14　河南省城乡居民家庭大病医疗绝对支出自付比例情况

大病医疗绝对支出自付比例	样本/个	占比/%
30% 以下	159	12.86
30%～40%	108	8.74
40%～50%	189	15.29
50%～70%	410	33.17
70%～100%	370	29.94
合计	1236	100.00

注：有效样本：1236，缺失值：0

3. 除 4000～5000 元组以外，不同个人纯收入的城乡居民家庭大病医疗绝对支出自付比例为 50%～70% 的占比最高

考察不同个人纯收入的城乡居民家庭大病医疗绝对支出自付比例情况（表 6-15），个人纯收入在 3026 元以下及 3026～4000 元的城乡居民自付比例为 50%～70% 的占比最高，分别为 33.91% 和 32.83%；个人纯收入在 4000～5000 元的城乡居民自付比例为 70%～100% 的占比最高，为 31.86%；个人纯收入在 7000 元及以上的城乡居民自付比例为 50%～70% 的占比最高，为 35.29%。由此可见，除 4000～5000 元组以外，不同个人纯收入的城乡居民家庭大病医疗绝对支出自付比例为 50%～70% 的占比最高。差异不具有显著的统计学意义（$p=0.281$）。

表 6-15　河南省不同个人纯收入城乡居民家庭大病医疗绝对支出自付比例（%）

个人纯收入	30% 以下	30%～40%	40%～50%	50%～70%	70%～100%	合计
3026 元以下	11.61	8.97	14.38	33.91	31.13	100.00（758）
3026～4000 元	16.16	8.59	16.16	32.83	26.26	100.00（198）
4000～5000 元	12.39	7.96	24.78	23.01	31.86	100.00（113）
5000～7000 元	13.40	9.28	11.34	38.14	27.84	100.00（97）
7000 元及以上	17.65	7.35	13.24	35.29	26.47	100.00（68）

注：有效样本：1234，缺失值：2，$p=0.281$

4. 四成以上的贫困户大病医疗绝对支出自付比例为 70%～100%

考察不同家庭属性城乡居民家庭大病医疗绝对支出自付比例情况（表 6-16），一般贫困户自付比例为 30%～40%的占比最低，为 5.67%；五保户自付比例为 40%～50%的占比最低，为 5.77%；低保户和非贫困户自付比例为 40%～50%的占比最低，分别为 11.63%和 10.00%。由此可见，四成以上的贫困户大病医疗绝对支出自付比例为 70%～100%。差异具有显著的统计学意义（*p*=0.000）。

表 6-16　河南省不同家庭属性城乡居民家庭大病医疗绝对支出自付比例（%）

家庭属性	30%以下	30%～40%	40%～50%	50%～70%	70%～100%	合计
一般贫困户	9.93	5.67	12.77	20.33	51.30	100.00（423）
五保户	26.92	9.62	5.77	13.46	44.23	100.00（52）
低保户	19.34	13.44	11.63	13.90	41.69	100.00（662）
非贫困户	26.67	13.33	10.00	12.22	37.78	100.00（90）

注：有效样本：1227，缺失值：9，*p*=0.000

5. 大病医疗保险对非贫困户的补偿比例均值最高

考察医疗保险对不同家庭属性大病医疗绝对支出的补偿效果对比情况（表 6-17），从医疗补偿前的平均支出来看，非贫困户平均花费最高，为 21 594.19 元，五保户花费平均最低，为 10 976.92 元；补偿额度均值中，五保户最低，为 4250.79 元，非贫困户最高，为 10 673.66 元。一般贫困户的补偿比例均值最低，为 29.33%，非贫困户的补偿比例最高，为 42.10%。由此可见，大病医疗保险对非贫困户的补偿比例均值最高。

表 6-17　医疗保险对不同家庭属性大病年医疗绝对支出的补偿效果对比

家庭属性	补偿样本/个	补偿前医疗绝对支出均值/元	补偿额度均值/元	补偿后医疗绝对支出均值/元	补偿比例均值/%
一般贫困户	423	20 807.11	8 817.94	11 989.17	29.33
五保户	52	10 976.92	4 250.79	6 726.13	37.76
低保户	662	20 576.91	10 290.87	10 286.04	37.82
非贫困户	90	21 594.19	10 673.66	10 920.53	42.10

注：有效样本：1227，缺失值：9；
补偿前医疗绝对支出均值有效样本：1227，缺失值：9；
补偿额度均值有效样本：1227，缺失值：9；
补偿后医疗绝对支出均值有效样本：1227，缺失值：9；
补偿比例均值有效样本：1227，缺失值：9

第二节　河南省城乡居民医疗补偿与城乡居民分级诊疗就医意愿因果关系分析

考察河南省城乡居民慢性病医疗绝对支出及城乡居民医疗保险补偿情况，本研究从患者个人纯收入、不同的家庭属性及不同家庭属性的补偿效果对比来考察城乡居民慢性病医疗绝对支出、家庭住院支出与大病医疗绝对支出的医疗保险补偿情况。

一、城乡居民医疗补偿与城乡居民分级诊疗就医意愿

1. 医疗保险对慢性病医疗的补偿情况

慢性病医疗费用纳入统筹基金补偿后，一定程度上缓解了慢性病患者看病的经济负担，但缓解程度有待进一步提升。从数据中可知，城乡居民医疗保险慢性病补偿比例平均为24.92%，在慢性病患者医疗绝对支出的自付比例情况中，63.3%的城乡居民自付比例在 70%～100%。究其原因，有以下三个方面：①城乡居民对慢性病门诊医疗政策了解较少，很多慢性病患者在门诊医疗中按照普通的门诊医疗就医，对政策的有效利用程度需要提升。②"保大病"的制度目标与实际医疗服务利用之间存在偏差，慢性病重在预防和长期的治疗，日常诊疗以买药和普通检查为主，而门诊慢性病主要针对大病患者，因此，许多慢性病患者无法利用慢性病门诊进行诊疗。③慢性病门诊费用纳入大病统筹基金管理的制度不健全，筹资水平较高与居民收入水平较低之间存在矛盾，统筹层次和补偿方案的设计有待完善。

2. 医疗保险对家庭住院医疗绝对支出的补偿情况

从调查中可知，有近六成的患者因经济困难存在应住院而没住院的现象，进一步来讲，整体住院自付比例较高，收入低的患者住院补偿效果低。分析原因如下：①住院费用的报销内容烦琐，过程较复杂，补偿流程不规范。②很多医院照搬普通住院费用的支付方式，忽略慢性病的特殊性，没有设立专门的支付方式。许多慢性病住院报销情况按照普通疾病住院来报销，而无法享受到慢性病住院的补偿。③慢性病住院补偿是在特定的辖区范围内对患者实行住院费用的补偿，患者的就医流向会对住院费用的补偿有很大的影响。④在住院医疗中，贫困户自付比例较低，非贫困户自付比例较高，近两年，国家实施精准扶贫，对"因病致贫""因病返贫"家庭的医疗政策宣传更多，因此，补偿效果高于非贫困户。

3. 医疗保险对家庭大病医疗绝对支出的补偿情况

六成多的城乡居民家庭在大病医疗绝对支出中的自付比例在50%以上，四成以上

的贫困户在大病医疗绝对支出中的自付比例在 70%～100%，大病医疗保险对非贫困户的补偿比例均值最高，为 42.10%。总体来说，大病医疗报销的比例较低，城乡居民承受的负担较重。

大病保险制度实施的目的是美好的，它在一定程度上缓解了城乡居民的疾病负担，但其内容是有待完善的。大病标准的设定较模糊，且大病医疗保险患者起付线与当地居民实际收入不相符合，因此，在参加医疗保险及补偿方面无法达到大病补偿的目的。

4. 医疗卫生服务价格

医疗消费者的价格需求模型显示，患者的医疗卫生服务需求量与价格呈负相关，该价格是指医疗价格减去医疗保险补偿部分的价格，因此，基层服务价格的降低和医疗保险额度的提高均可能激发患者对基层医疗卫生服务的进一步利用。但是目前基层与医院服务价格差距尚未对患者产生有效吸引力，新型农村合作医疗、城乡居民医疗保险的补偿额度较低，因此，难以激发患者利用基层医疗卫生服务。

另外，通过调查分析发现，基层医疗卫生机构服务能力有限，一些常见病治疗效果不佳甚至疗效甚低，而在常见老年慢性疾病高发季节，因基层医疗卫生机构条件局限患者无法住院，导致其不得不到上一级医疗卫生机构就医，因此医疗费用增加。

二、医疗保险政策与城乡居民分级诊疗就医因果关系

通过上述分析发现，医疗保险补偿后，家庭住院疾病负担、大病住院疾病负担及经济生活水平、健康状况对城乡居民分级诊疗就医意愿有正向性的影响，而上级医院服务诱导需求及基层医院设施与诊疗质量对城乡居民分级诊疗就医意愿有负向性的影响（图 6-1）。

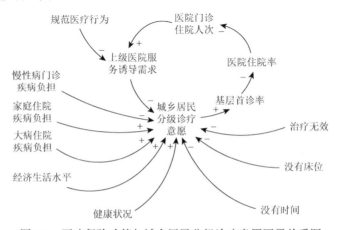

图 6-1　医疗保险政策与城乡居民分级诊疗意愿因果关系图

第七章　基于分级诊疗的河南省城乡居民慢性病健康管理现状

　　慢性病是严重威胁我国城乡居民健康的一类疾病，已成为影响国家经济社会发展的重大公共卫生问题。《中国防治慢性病中长期规划（2017—2025年）》将慢性病的内涵规定为"主要包括心脑血管疾病、癌症、慢性呼吸系统疾病、糖尿病和口腔疾病，以及内分泌、肾脏、骨骼、神经等疾病"。我国慢性病的发生和流行与人口结构、环境、生活方式密切相关。随着我国工业化、新型城镇化和人口老龄化进程的逐年加快，生态环境、城乡居民生活方式的改变和食品安全等因素均成为诱发慢性病的主要原因。近年来，慢性病患者数量、发病率逐年增加，一方面，导致城乡居民慢性病健康负担逐年增加，日益影响其身体健康和生活水平；另一方面，慢性病复杂的致病原因直接导致慢性病防治任务的紧迫性、长期性和艰巨性。

　　分级诊疗制度的初衷和最终目的是建立"基层首诊、双向转诊、急慢分治、上下联动"的理想就医模式。根据制度设计，高血压和糖尿病等慢性病的防治和管理，便成为各级医疗卫生机构推动建立新型分级诊疗服务模式的突破口。针对慢性病健康防控，河南省出台了相关政策，通过提升各级医疗卫生机构服务能力，着力提升城乡慢性病健康防治能力。然而，河南省作为人口大省，慢性病患者基数大、患病比例高，城乡医疗卫生服务基础弱、底子薄的问题影响了慢性病健康防控，不利于分级诊疗的实现。本章通过对河南省2795名城乡居民的调查与访谈，在分析河南省城乡慢性病患者的疾病负担和就诊选择的基础上，研究河南省慢性病患者健康防治的开展与实施效果。

第一节　河南省城乡慢性病患者的疾病负担

　　慢性病的发病及长期治疗不仅会降低患者个人及其家庭的生活质量，而且会导致全社会巨额支出快速增加。通过以慢性病防治为切入点，建立分级诊疗制度，引导群众科学有序就医，强化对慢性病诊治的规范管理，既能有效降低其并发症的发生，提高患者生存质量，又可减少医药、医疗保险费用支出，并将大大缓解大医院接诊压力，根本改善"看病难"的局面，最终为实现社区首诊的医疗改革打下坚实基础。本节着重了解河南省城乡居民慢性病经济负担情况，为进一步研究慢性病健康防治策略奠定基础。本研究中的慢性病指高血压和糖尿病。

一、慢性病患病比例

（一）河南省城乡居民慢性病患病总体情况

近两成城乡居民患有高血压或糖尿病。对 2565 名城乡居民进行关于"您是否是高血压和糖尿病患者"的调查（表 7-1），其中，有 486 名高血压或糖尿病患者，占比为 18.95%。由此可见，近两成的城乡居民患有高血压或糖尿病。

表 7-1　高血压或糖尿病患者占比情况

是否患病	样本量/个	占比/%
是	486	18.95
否	2079	81.05
合计	2565	100.00

注：有效样本：2565，缺失值：230

（二）河南省不同类型城乡居民慢性病患病情况

1. 随着文化程度的增高，城乡居民患有高血压或糖尿病的占比逐渐降低

考察不同文化程度城乡居民是否患有高血压或糖尿病的情况（表 7-2），从数据中可知，小学及以下文化程度城乡居民患病率的占比最高，为 33.52%；初中文化程度城乡居民患病率的占比次高，为 18.32%；高中/中专和大专文化程度城乡居民患病率的占比相似，分别为 9.91% 和 9.93%；本科及以上文化程度城乡居民患病率的占比最低，为 5.47%。不同文化程度差异对患病率的影响具有显著的统计学意义（$p=0.000$）。由此可见，随着文化程度的增高，城乡居民患有高血压或糖尿病的占比逐渐降低。

表 7-2　不同文化程度城乡居民慢性病患病情况（%）

文化程度	是否患有高血压或糖尿病		合计
	是	否	
小学及以下	33.52	66.48	100.00
初中	18.32	81.68	100.00

续表

文化程度	是否患有高血压或糖尿病		合计
	是	否	
高中/中专	9.91	90.09	100.00
大专	9.93	90.07	100.00
本科及以上	5.47	94.53	100.00

注：有效样本：2477，缺失值：318，$p=0.000$

2. 乡村干部患病率占比最高，在校学生患病率占比最低

考察不同职业城乡居民是否患有高血压或糖尿病的情况（表7-3），从数据中可知，乡村干部患病率的占比最高，为36.00%；农业劳动者患病率的占比次高，为28.24%；农民工和教师患病率的占比相差不大，分别为19.68%和18.94%；个体商贩患病率的占比为12.42%；在校学生患病率的占比最低，为3.11%。由此可见，乡村干部患病率的占比最高，在校学生患病率的占比最低，差异具有显著的统计学意义（$p=0.000$）。

表7-3 不同职业城乡居民慢性病患病情况（%）

职业	是否患有高血压或糖尿病		合计
	是	否	
农业劳动者	28.24	71.76	100.00
农民工	19.68	80.32	100.00
教师	18.94	81.06	100.00
乡村干部	36.00	64.00	100.00
个体商贩	12.42	87.58	100.00
在校学生	3.11	96.89	100.00
其他	15.69	84.31	100.00

注：有效样本：2484，缺失值：311，$p=0.000$

3. 经济生活水平较差的城乡居民累计患病率明显高于经济生活水平较好的城乡居民累计患病率

考察不同经济生活水平的城乡居民是否患有高血压或糖尿病的情况（表7-4），从数据中可知，经济生活水平一般、一般偏下、很差的城乡居民患病率的占比分别为16.78%、33.02%、23.33%；经济生活水平很好、好的城乡居民患病率的占比分别为15.87%、14.99%。由此可见，经济生活水平较差的城乡居民累计患病率明

显高于经济生活水平较好的城乡居民累计患病率。不同经济生活水平的城乡居民患病率具有显著的差异性（$p=0.000$）。

表7-4 不同经济生活水平的城乡居民慢性病患病情况（%）

经济生活水平	是否患有高血压或糖尿病		合计
	是	否	
很好	15.87	84.13	100.00
好	14.99	85.01	100.00
一般	16.78	83.22	100.00
一般偏下	33.02	66.98	100.00
很差	23.33	76.67	100.00

注：有效样本：2481，缺失值：314，$p=0.000$

4. 健康状况越好，患病率越低

分析不同健康状况的城乡居民是否患有高血压或糖尿病的情况（表7-5），从数据中可知，健康状况很差、较差的患病率的占比相近，分别为50.00%和51.34%；健康状况一般的患病率的占比为22.64%；较健康和很健康的患病率的占比分别为8.71%和3.33%。差异具有统计学意义（$p=0.000$）。由此可见，健康状况越好，患病率越低。

表7-5 不同健康状况的城乡居民慢性病患病情况（%）

健康状况	是否患有高血压或糖尿病		合计
	是	否	
很差	50.00	50.00	100.00
较差	51.34	48.66	100.00
一般	22.64	77.36	100.00
较健康	8.71	91.29	100.00
很健康	3.33	96.67	100.00

注：有效样本：2487，缺失值：308，$p=0.000$

5. 随着城乡居民年龄的增加，患病率明显增高

考察不同年龄城乡居民是否患有高血压或糖尿病的比例情况（表7-6），从数据中可知，30岁以下的城乡居民患病率的占比最低，为2.52%；60岁及以上的城乡居民患病率的占比最高，为44.77%；40岁及以上的城乡居民患病率明显高于

40 岁以下的城乡居民。差异具有显著的统计学意义（$p=0.000$）。由此可见，随着城乡居民年龄的增加，患病率明显增高。

表 7-6　不同年龄城乡居民慢性病患病情况（%）

年龄	是否患有高血压或糖尿病		合计
	是	否	
30 岁以下	2.52	97.48	100.00
30～40 岁	8.79	91.21	100.00
40～50 岁	17.86	82.14	100.00
50～60 岁	30.87	69.13	100.00
60 岁及以上	44.77	55.23	100.00

注：有效样本：2480，缺失值：315，$p=0.000$

二、城乡慢性病患者可承受疾病经济负担情况

（一）城乡慢性病患者可承受疾病经济负担总体情况

超七成城乡居民可承受的年医疗费用低于 2000 元。了解城乡居民可承受的年医疗费用情况，在 956 个有效样本中（表 7-7），可承受的年医疗费用在 500 元以下的占比为 12.6%；500～1000 元的占比为 32.5%；1000～2000 元的占比为 25.3%；2000～5000 元的占比为 18.4%；5000～10 000 元的占比为 8.2%；10 000 元及以上的占比为 3.0%。其中，70.4% 的城乡居民可承受的年医疗费用低于 2000 元。由此可见，城乡居民的年医疗费用承受能力整体偏低，超七成城乡居民可承受的年医疗费用低于 2000 元。

表 7-7　城乡居民可承受的年医疗费用

年医疗费用	样本数/个	占比/%
500 元以下	120	12.6
500～1 000 元	311	32.5
1 000～2 000 元	242	25.3
2 000～5 000 元	176	18.4
5 000～10 000 元	78	8.2
10 000 元及以上	29	3.0
合计	956	100.00

注：有效样本：956，缺失值：41

（二）不同类型城乡慢性病患者可承受疾病经济负担情况

1. 年医疗费用承受能力随经济生活水平的提高不断增加

从经济生活水平角度来考察城乡居民可承受的年医疗费用情况，在 938 个有效样本中（表 7-8），与其他经济生活水平组相比，经济生活水平很差、承受低于1000 元年医疗费用的占比最高，为 77.78%；1000～2000 元经济生活水平一般的占比最高，为 27.56%；2000 元以上经济生活水平好的占比最高，为 58.19%。由此可见，年医疗费用承受能力随经济生活水平的提高不断增加。

表 7-8　不同经济生活水平城乡居民可承受的年医疗费用（%）

经济生活水平	500 元以下	500～1 000 元	1 000～2 000 元	2 000～5 000 元	5 000～10 000 元	10 000 元及以上	合计
很好	9.09	45.45	22.73	9.09	4.55	9.09	100.00
好	4.93	18.85	18.03	25.41	19.67	13.11	100.00
一般	10.07	33.04	27.56	19.79	7.60	1.94	100.00
一般偏下	21.90	36.19	25.71	12.86	3.34	0.00	100.00
很差	50.00	27.78	11.11	5.55	5.56	0.00	100.00

注：有效样本：938，缺失值：59

2. 文化程度与年医疗费用承受能力呈正相关

从文化程度角度来考察城乡居民可承受的年医疗费用情况，在 935 个有效样本中（表 7-9），与其他文化程度相比，小学及以下文化程度承受低于 1000 元年医疗费用的占比最高，为 52.80%；1000～2000 元初中文化程度的占比最高，为 31.49%；2000～5000 元大专文化程度的占比最高，为 25.00%；5000～10 000 元本科及以上文化程度的占比最高，为 18.18%；10 000 元及以上本科及以上文化程度的占比最高，为 9.10%。由此可见，文化程度与年医疗费用承受能力呈正相关。

表 7-9　不同文化程度城乡居民可承受的年医疗费用（%）

文化程度	500 元以下	500～1 000 元	1 000～2 000 元	2 000～5 000 元	5 000～10 000 元	10 000 元及以上	合计
小学及以下	16.22	36.58	22.33	16.58	6.49	1.80	100.00
初中	8.51	25.11	31.49	22.13	9.36	3.40	100.00
高中/中专	3.41	31.82	27.27	18.18	11.36	7.96	100.00
大专	8.33	25.00	25.00	25.00	12.50	4.17	100.00
本科及以上	9.09	24.24	27.27	12.12	18.18	9.10	100.00

注：有效样本：935，缺失值：62

3. 年医疗费用承受能力与健康状况呈正相关

从健康状况角度来考察城乡居民可承受的年医疗费用情况，在 937 个有效样本中（表 7-10），与其他健康状况相比，健康状况很差、承受低于 1000 元年医疗费用的占比最高，为 51.62%；1000～2000 元健康状况较差的占比最高，为 30.45%；2000～5000 元健康状况一般的占比最高，为 21.08%；大于 5000 元很健康的占比最高，为 18.18%。由此可见，年医疗费用承受能力与健康状况呈正相关。

表 7-10　不同健康状况城乡居民可承受的年医疗费用（%）

健康状况	500 元以下	500～1 000 元	1 000～2 000 元	2 000～5 000 元	5 000～10 000 元	10 000 元及以上	合计
很差	19.36	32.26	12.90	19.35	6.45	9.68	100.00
较差	12.78	30.08	30.45	13.91	10.52	2.26	100.00
一般	13.00	34.08	23.54	21.08	6.28	2.02	100.00
较健康	10.47	31.40	25.00	18.60	9.88	4.65	100.00
很健康	18.18	27.27	22.73	13.64	4.54	13.64	100.00

注：有效样本：937，缺失值：60

4. 60 岁及以上年龄可承受 500～1000 元年医疗费用的占比最高

从年龄角度来考察城乡居民可承受的年医疗费用情况，在 929 个有效样本中（表 7-11），可承受 500～1000 元年医疗费用的年龄占比较高，其中，30 岁以下年龄的占比为 33.33%，30～40 岁年龄的占比为 36.11%，40～50 岁年龄的占比为 28.92%，60 岁及以上年龄的占比为 35.74%。50～60 岁年龄可承受的年医疗费用为 1000～2000 元的占比最高，为 29.82%。由此可见，各个年龄城乡居民的年医疗费用承担能力均较弱，60 岁及以上年龄可承受 500～1000 元年医疗费用的占比最高。

表 7-11　不同年龄城乡居民可承受的年医疗费用（%）

年龄	500 元以下	500～1 000 元	1 000～2 000 元	2 000～5 000 元	5 000～10 000 元	10 000 元及以上	合计
30 岁以下	17.95	33.33	23.08	12.82	10.26	2.56	100.00
30～40 岁	5.55	36.11	30.56	16.67	8.33	2.78	100.00
40～50 岁	8.43	28.92	24.70	19.28	15.06	3.61	100.00
50～60 岁	10.55	27.52	29.82	22.94	5.96	3.21	100.00
60 岁及以上	14.68	35.74	22.98	17.02	6.60	2.98	100.00

注：有效样本：929，缺失值：68

5. 乡村干部可承受的年医疗费用最高

从不同职业来考察城乡居民可承受的年医疗费用情况，在 944 个有效样本中（表 7-12），与其他职业相比，农业劳动者可承受低于 500 元的年医疗费用的占比最高，为 14.78%；500～1000 元和 1000～2000 元在校学生的占比最高，分别为 40.00% 和 32.00%；2000～5000 元教师的占比最高，为 32.50%；5000～10 000 元个体商贩的占比最高，为 18.03%；10 000 元及以上乡村干部的占比最高，为 15.79%。随着年医疗费用的增加，可承受的人群也发生了变化，当年医疗费用大于 2000 元时，乡村干部的累计占比最高，为 57.89%。由此可见，乡村干部可承受的年医疗费用最高。

表 7-12　不同职业城乡居民可承受的年医疗费用（%）

职业	500 元以下	500～1 000 元	1 000～2 000 元	2 000～5 000 元	5 000～10 000 元	10 000 元及以上	合计
农业劳动者	14.78	33.94	24.27	18.43	6.03	2.55	100.00
农民工	8.65	39.42	27.88	16.35	5.77	1.93	100.00
教师	0.00	25.00	20.00	32.50	17.50	5.00	100.00
乡村干部	10.53	5.26	26.32	31.58	10.52	15.79	100.00
个体商贩	1.64	36.07	27.87	13.11	18.03	3.28	100.00
在校学生	12.00	40.00	32.00	8.00	4.00	4.00	100.00
其他	14.97	26.53	26.53	17.01	11.56	3.40	100.00

注：有效样本：944，缺失值：53

三、城乡慢性病患者年实际医疗费用情况

（一）城乡慢性病患者年实际医疗费用总体情况

超八成的城乡慢性病患者的年实际医疗费用在 400～4000 元。了解城乡慢性病患者的年实际医疗费用情况，在 464 个有效样本中（表 7-13），有 168 名城乡慢性病患者的年实际医疗费用在 400～1000 元，占比最高，为 36.21%；城乡慢性病患者的年实际医疗费用在 1000～2000 元的占比次高，为 29.09%；2000～4000 元的占比为 19.40%；以上三项的累计占比为 84.70%。由此可见，超八成的城乡慢性病患者的年实际医疗费用在 400～4000 元。

表 7-13　城乡慢性病患者的年实际医疗费用

年实际医疗费用	样本量/个	占比/%
200～400 元	36	7.76
400～1000 元	168	36.21
1000～2000 元	135	29.09
2000～4000 元	90	19.40
4000～8000 元	31	6.68
8000 元及以上	4	0.86
合计	464	100.00

注：有效样本：464，缺失值：22

（二）不同类型城乡慢性病患者年实际医疗费用情况

1. 40 岁以下城乡慢性病患者的年实际医疗费用偏高

从年龄来考察城乡慢性病患者的年实际医疗费用情况，在 446 个有效样本中（表 7-14），各个年龄城乡慢性病患者的年实际医疗费用占比最高的均为 400～1000 元。把 4000 元以上的费用看作高额费用，30 岁以下此项的占比为 15.00%；30～40 岁此项的占比为 16.00%；40～50 岁此项的占比为 10.53%；50～60 岁此项的占比为 4.38%；60 岁及以上此项的占比为 5.73%。由此可见，40 岁以下城乡慢性病患者的年实际医疗费用偏高。

表 7-14　不同年龄城乡慢性病患者的年实际医疗费用（%）

年龄	200～400 元	400～1000 元	1000～2000 元	2000～4000 元	4000～8000 元	8000 元及以上	合计
30 岁以下	25.00	30.00	15.00	15.00	15.00	0.00	100.00（20）
30～40 岁	4.00	36.00	32.00	12.00	16.00	0.00	100.00（25）
40～50 岁	6.32	37.89	25.26	20.00	8.42	2.11	100.00（95）
50～60 岁	4.39	40.35	31.58	19.30	2.63	1.75	100.00（114）
60 岁及以上	8.85	34.38	30.73	20.31	5.73	0.00	100.00（192）

注：有效样本：446，缺失值：40，$p=0.099$

2. 文化程度越高，年实际医疗费用的承受能力越强

考察不同文化程度城乡慢性病患者的年实际医疗费用情况，在 445 个有效样本中（表 7-15），年实际医疗费用为 200～400 元的本科及以上文化程度的占比最高，为 11.11%；年实际医疗费用为 400～1000 元的初中文化程度的占比最高，为 41.43%；

年实际医疗费用为 1000～2000 元的小学及以下文化程度的占比最高，为 30.43%；年实际医疗费用为 2000～4000 元的大专文化程度的占比最高，为 35.71%；年实际医疗费用为 4000～8000 元的本科及以上文化程度的占比最高，为 22.22%；年实际医疗费用为 8000 元及以上的初中文化程度的占比最高，为 2.86%。由此可见，文化程度越高，年实际医疗费用的承受能力越强。

表 7-15 不同文化程度城乡慢性病患者的年实际医疗费用（%）

文化程度	200～400 元	400～1000 元	1000～2000 元	2000～4000 元	4000～8000 元	8000 元及以上	合计
小学及以下	9.57	34.78	30.43	19.57	5.65	0.00	100.00（230）
初中	5.00	41.43	30.00	16.43	4.28	2.86	100.00（140）
高中/中专	6.98	39.53	27.91	20.93	4.65	0.00	100.00（43）
大专	0.00	28.57	21.43	35.71	14.29	0.00	100.00（14）
本科及以上	11.11	16.67	27.78	22.22	22.22	0.00	100.00（18）

注：有效样本：445，缺失值：41，$p=0.086$

3. 乡村干部城乡慢性病患者年实际医疗费用最高

从不同职业来考察城乡慢性病患者的年实际医疗费用情况，在 444 个有效样本中（表 7-16），把 "4000～8000 元" 和 "8000 元及以上" 合并为高额费用，职业为 "农业劳动者" "农民工" "教师" "乡村干部" "个体商贩" "在校学生" "其他" 的城乡慢性病患者这两项的累计占比分别为 4.66%、1.64%、17.39%、22.22%、18.42%、15.38%、9.38%。由此可见，乡村干部城乡慢性病患者年实际医疗费用最高。

表 7-16 不同职业城乡慢性病患者的年实际医疗费用（%）

职业	200～400 元	400～1000 元	1000～2000 元	2000～4000 元	4000～8000 元	8000 元及以上	合计
农业劳动者	10.59	37.29	27.97	19.49	3.81	0.85	100.00（236）
农民工	4.92	37.70	44.26	11.48	1.64	0.00	100.00（61）
教师	0.00	30.43	26.09	26.09	17.39	0.00	100.00（23）
乡村干部	0.00	22.22	55.56	0.00	22.22	0.00	100.00（9）
个体商贩	5.26	44.74	15.79	15.79	13.16	5.26	100.00（38）
在校学生	15.38	30.77	23.09	15.38	15.38	0.00	100.00（13）
其他	4.69	29.69	28.12	28.12	9.38	0.00	100.00（64）

注：有效样本：444，缺失值：42，$p=0.020$

4. 健康状况与城乡慢性病患者年实际医疗费用总体呈负相关

从健康状况自我评价分组情况看，在 448 个有效样本中（表 7-17），与其他组相比，过去一年健康状况"较差"的城乡慢性病患者，其年实际医疗费用为 8000 元及以上的占比最高，为 1.57%；而"较健康"的城乡慢性病患者，其年实际医疗费用为 400~1000 元的占比最高，为 35.62%。由此可见，健康状况与城乡慢性病患者年实际医疗费用总体呈负相关。

表 7-17　不同健康状况城乡慢性病患者的年实际医疗费用（%）

健康状况	200~400 元	400~1000 元	1000~2000 元	2000~4000 元	4000~8000 元	8000 元及以上	合计
很差	14.29	21.43	14.28	21.43	28.57	0.00	100.00（14）
较差	4.72	37.01	37.01	13.39	6.30	1.57	100.00（127）
一般	5.83	38.12	27.35	23.77	4.03	0.90	100.00（223）
较健康	15.07	35.62	24.66	17.81	6.84	0.00	100.00（73）
很健康	27.27	18.18	27.27	0.00	27.28	0.00	100.00（11）

注：有效样本：448，缺失值：38，$p=0.000$

5. 经济生活水平与城乡慢性病患者年实际医疗费用总体呈正相关

调查不同经济生活水平城乡慢性病患者的年实际医疗费用情况，在 448 个有效样本中（表 7-18），与其他组相比，经济生活水平"很差"的城乡慢性病患者，其年实际医疗费用为 200~400 元的占比最高，为 42.86%；而经济生活水平"好"的城乡慢性病患者，其年实际医疗费用为 1000~2000 元的占比最高，为 29.31%。由此可见，经济生活水平与城乡慢性病患者年实际医疗费用总体呈正相关。

表 7-18　不同经济生活水平城乡慢性病患者的年实际医疗费用（%）

经济生活水平	200~400 元	400~1000 元	1000~2000 元	2000~4000 元	4000~8000 元	8000 元及以上	合计
很好	10.00	40.00	30.00	10.00	10.00	0.00	100.00（10）
好	5.18	20.69	29.31	22.41	18.97	3.44	100.00（58）
一般	5.83	38.12	27.35	23.77	4.03	0.90	100.00（269）
一般偏下	7.06	38.29	27.14	21.56	5.58	0.37	100.00（104）
很差	42.86	14.29	28.57	14.28	0.00	0.00	100.00（7）

注：有效样本：448，缺失值：38，$p=0.001$

第二节　河南省城乡慢性病患者诊疗选择

《意见》中提出的分级诊疗的理想模式为"基层首诊、双向转诊、急慢分治、上下联动",鼓励并逐步规范常见病、多发病患者首先到基层医疗卫生机构就诊,完善双向转诊程序,建立健全转诊指导目录,重点畅通慢性期、恢复期患者向下转诊渠道,逐步实现不同级别、不同类别医疗卫生机构之间的有序转诊。按照制度设计,合理有序的就诊路线有助于减轻慢性病患者疾病负担,减少疾病防治环节。本节内容从河南省城乡慢性病患者就诊医疗卫生机构选择、就诊路线和就医选择影响因素的角度分析慢性病患者就诊选择及其影响因素,以便于为规范慢性病患者就诊提出可行性建议。

一、城乡慢性病患者就诊医疗卫生机构选择情况

(一)城乡慢性病患者基层首诊选择情况

六成以上的城乡慢性病患者愿意选择基层首诊。调查城乡慢性病患者生病时是否愿意首先选择村卫生室就诊情况,通过对 466 个有效样本进行分析(表 7-19),311 名城乡慢性病患者选择"愿意",占比最高,为 66.74%;52 名城乡慢性病患者选择"不愿意",占比最低,为 11.16%;选择"看情况"的城乡慢性病患者占比为 22.10%。由此可见,六成以上的城乡慢性病患者会选择基层首诊。

表 7-19　是否会首先选择村卫生室就诊的意愿

意愿	样本量/个	占比/%
愿意	311	66.74
不愿意	52	11.16
看情况	103	22.10
合计	466	100.00

注:有效样本:466,缺失值:20

(二)不同类型城乡慢性病患者基层首诊选择情况

1. 选择基层首诊的城乡慢性病患者的占比大致随年龄的增长而增加

调查不同年龄城乡慢性病患者生病时是否愿意首先选择村卫生室就诊情况,通过对 457 个有效样本进行分析(表 7-20),年龄在 60 岁及以上的城乡慢性病患

者选择愿意的占比最高，为 71.94%；年龄在 40～50 岁的城乡慢性病患者选择愿意的占比最低，为 54.55%；年龄在 30 岁以下、30～40 岁、50～60 岁此项的占比分别为 60.00%、64.00%、70.09%。由此可见，选择基层首诊的城乡慢性病患者的占比大致随年龄的增长而增加。

表 7-20　不同年龄城乡慢性病患者生病时首先选择村卫生室的意愿（%）

年龄	就诊时是否愿意首先选择村卫生室			合计
	愿意	不愿意	看情况	
30 岁以下	60.00	25.00	15.00	100.00（20）
30～40 岁	64.00	28.00	8.00	100.00（25）
40～50 岁	54.55	15.15	30.30	100.00（99）
50～60 岁	70.09	11.11	18.80	100.00（117）
60 岁及以上	71.94	6.12	21.94	100.00（196）

注：有效样本：457，缺失值：29，$p=0.002$

2. 文化程度越高，选择基层首诊的城乡慢性病患者越少

调查不同文化程度城乡慢性病患者生病时是否愿意首先选择村卫生室就诊情况，在 447 个有效样本中（表 7-21），文化程度为小学及以下的城乡慢性病患者选择不愿意的占比最低，为 7.33%；文化程度为初中、高中/中专、大专、本科及以上此项的占比分别为 10.64%、16.67%、23.08%、42.11%。由此可见，文化程度越高，选择基层首诊的城乡慢性病患者越少。

表 7-21　不同文化程度城乡慢性病患者生病时首先选择村卫生室的意愿（%）

文化程度	就诊时是否愿意首先选择村卫生室			合计
	愿意	不愿意	看情况	
小学及以下	70.69	7.33	21.98	100.00（232）
初中	69.50	10.64	19.86	100.00（141）
高中/中专	54.76	16.67	28.57	100.00（42）
大专	46.15	23.08	30.77	100.00（13）
本科及以上	31.58	42.11	26.31	100.00（19）

注：有效样本：447，缺失值：39，$p=0.000$

3. 七成以上的农民工城乡慢性病患者倾向于基层首诊，占比最高

调查不同职业城乡慢性病患者生病时是否愿意首先选择村卫生室就诊情况，

在 447 个有效样本中（表 7-22），职业为农民工的城乡慢性病患者选择"愿意"的占比最高，为 77.42%；职业类型为农业劳动者、教师、乡村干部、个体商贩、在校学生、其他此项的占比分别为 72.92%、32.00%、33.33%、52.63%、69.23%、60.00%；此外，职业为乡村干部的城乡慢性病患者选择不愿意的占比最高，为 44.44%。由此可见，七成以上的农民工城乡慢性病患者倾向于基层首诊，占比最高。

表 7-22　不同职业城乡慢性病患者生病时首先选择村卫生室的意愿（%）

职业	就诊时是否愿意首先选择村卫生室			合计
	愿意	不愿意	看情况	
农业劳动者	72.92	5.00	22.08	100.00（240）
农民工	77.42	4.84	17.74	100.00（62）
教师	32.00	24.00	44.00	100.00（25）
乡村干部	33.33	44.44	22.23	100.00（9）
个体商贩	52.63	28.95	18.42	100.00（38）
在校学生	69.23	23.08	7.69	100.00（13）
其他	60.00	13.33	26.67	100.00（60）

注：有效样本：447，缺失值：39，$p=0.000$

4. 健康状况与城乡慢性病患者选择基层首诊的意愿呈负相关

从不同健康状况城乡慢性病患者选择基层首诊意愿情况看，在 450 个有效样本中（表 7-23），与其他组相比，健康状况很差的城乡慢性病患者选择愿意的占比最高，为 76.92%；很健康的城乡慢性病患者此项的占比最低，为 60.00%。此外，健康状况很差的城乡慢性病患者选择不愿意的占比最低，为 0.00%；很健康的城乡慢性病患者此项的占比最高，为 20.00%。由此可见，健康状况与城乡慢性病患者选择基层首诊的意愿呈负相关。

表 7-23　不同健康状况城乡慢性病患者生病时首先选择村卫生室的意愿（%）

健康状况	就诊时是否愿意首先选择村卫生室			合计
	愿意	不愿意	看情况	
很差	76.92	0.00	23.08	100.00（13）
较差	64.84	9.38	25.78	100.00（128）
一般	65.93	11.95	22.12	100.00（226）
较健康	71.23	10.96	17.81	100.00（73）
很健康	60.00	20.00	20.00	100.00（10）

注：有效样本：450，缺失值：36，$p=0.000$

5. 城乡慢性病患者的经济生活水平越好，选择基层首诊的意愿越小

考察不同经济生活水平城乡慢性病患者生病时首先选择村卫生室的意愿，在451个有效样本中（表7-24），经济生活水平"很差"的城乡慢性病患者选择"愿意"的占比最高，为85.71%；经济生活水平"很好"的城乡慢性病患者选择"愿意"的占比最低，为44.44%。此外，经济生活水平为"很好""好""一般""一般偏下""很差"的城乡慢性病患者不愿意首先在村卫生室就诊的占比分别为33.33%、16.95%、10.29%、7.69%、0.00%。由此可见，城乡慢性病患者的经济生活水平越好，选择基层首诊的意愿越小。

表7-24 不同经济生活水平城乡慢性病患者生病时首先选择村卫生室的意愿（%）

经济生活水平	就诊时是否愿意首先选择村卫生室			合计
	愿意	不愿意	看情况	
很好	44.44	33.33	22.23	100.00（9）
好	62.71	16.95	20.34	100.00（59）
一般	67.65	10.29	22.06	100.00（272）
一般偏下	67.31	7.69	25.00	100.00（104）
很差	85.71	0.00	14.29	100.00（7）

注：有效样本：451，缺失值：35，$p=0.000$

二、城乡慢性病患者就诊路线情况

（一）城乡慢性病患者就诊路线总体情况

城乡慢性病患者大多选择从低级医院到高级医院依次就诊。了解城乡慢性病患者一般就诊路线的选择情况，在2626个有效样本中，城乡慢性病患者选择村卫生室—乡镇卫生院—县医院及以上就诊路线的占比最高，为42.46%；选择村卫生室—县医院及以上就诊路线的占比为23.08%，累计占比为65.54%；选择县医院—市级医院及以上就诊路线的占比为10.89%；根据病情选择就诊路线的占比为23.57%（表7-25）。由此可见，城乡慢性病患者大多选择从低级医院到高级医院依次就诊。

表7-25 城乡慢性病患者的一般就诊路线

就诊路线	样本量/个	占比/%
村卫生室—乡镇卫生院—县医院及以上	1115	42.46
村卫生室—县医院及以上	606	23.08

续表

就诊路线	样本量/个	占比/%
县医院—市级医院及以上	286	10.89
根据病情选择	619	23.57
合计	2626	100.00

注：有效样本：2626，缺失值：169

（二）不同类型城乡慢性病患者就诊路线情况

1. 文化程度越高的城乡慢性病患者选择直接去较高级医院就诊的占比越高

考察不同文化程度城乡慢性病患者一般就诊路线的选择情况（表 7-26），从数据中可以看出，随着城乡居民文化程度的增加，选择村卫生室—乡镇卫生院—县医院及以上就诊路线的占比逐渐降低。其中，小学及以下文化程度城乡慢性病患者的占比最高，为 53.77%；本科及以上文化程度城乡慢性病患者的占比最低，为 29.90%。直接选择县医院—市级医院及以上就诊路线的城乡慢性病患者中，高中/中专及以上文化程度城乡慢性病患者的累计占比为 53.57%，明显高于其以下文化程度的累计占比（11.97%）。差异具有显著的统计学意义（$p=0.000$）。由此可见，文化程度越高的城乡慢性病患者选择直接去较高级医院就诊的占比越高。

表 7-26　不同文化程度的城乡慢性病患者一般就诊路线的选择（%）

文化程度	村卫生室—乡镇卫生院—县医院及以上	村卫生室—县医院及以上	县医院—市级医院及以上	根据病情选择	合计
小学及以下	53.77	22.91	4.33	18.99	100.00
初中	44.51	25.66	7.64	22.19	100.00
高中/中专	35.02	23.79	14.10	27.09	100.00
大专	34.62	19.87	16.02	29.49	100.00
本科及以上	29.90	21.13	23.45	25.52	100.00

注：有效样本：2525，缺失值：270，$p=0.000$

2. 农业劳动者和农民工城乡慢性病患者多数选择从基层医疗卫生机构逐步向高级医疗卫生机构转诊

考察不同职业城乡慢性病患者一般就诊路线的选择情况（表 7-27），农业劳动者选择村卫生室—乡镇卫生院—县医院及以上就诊路线的占比最高，为 54.94%；除了其他职业外，乡村干部选择此就诊路线的占比最低，为 32.14%；而乡村干部城乡慢性病患者选择村卫生室—县医院及以上就诊路线的占比为 42.86%，明显高于其他职业的城乡慢性病患者；教师选择县医院—市级医院及以上就诊路线的占比最高，为 24.64%；有 30.06% 的个体商贩根据病情选择就诊路线。差异具有显著的统计学意义（*p*=0.000）。由此可见，农业劳动者和农民工城乡慢性病患者多数选择从基层医疗卫生机构逐步向高级医疗卫生机构转诊。

表 7-27 不同职业城乡慢性病患者一般就诊路线的选择（%）

职业	村卫生室—乡镇卫生院—县医院及以上	村卫生室—县医院及以上	县医院—市级医院及以上	根据病情选择	合计
农业劳动者	54.94	24.31	3.55	17.20	100.00
农民工	42.11	28.48	6.19	23.22	100.00
教师	37.68	17.39	24.64	20.29	100.00
乡村干部	32.14	42.86	10.71	14.29	100.00
个体商贩	40.77	14.88	14.29	30.06	100.00
在校学生	32.48	25.29	16.94	25.29	100.00
其他	31.80	21.60	15.29	31.31	100.00

注：有效样本：2569，缺失值：226，*p*=0.000

3. 经济生活水平较好的城乡慢性病患者大多选择越过基层医疗卫生机构到较高级的医疗卫生机构就医

考察不同经济生活水平城乡慢性病患者一般就诊路线的选择情况（表 7-28），从表中数据可知，选择从村卫生室—乡镇卫生院—县医院及以上的城乡慢性病患者随着经济生活水平的增高，占比大致逐渐降低，经济生活水平较好的城乡慢性病患者选择越过基层医疗卫生机构的累计占比明显高于经济生活水平一般及以下的占比。差异具有统计学意义（*p*=0.000）。不同经济生活水平根据病情选择就诊路线的占比相差不大。由此可见，经济生活水平较好的城乡慢性病患者大多选择越过基层医疗卫生机构到较高级的医疗卫生机构就医。

表 7-28 不同经济生活水平城乡慢性病患者一般就诊路线的选择（%）

经济生活水平	村卫生室—乡镇卫生院—县医院及以上	村卫生室—县医院及以上	县医院—市级医院及以上	根据病情选择	合计
很好	35.48	16.13	27.42	20.97	100.00
好	34.57	24.44	18.27	22.72	100.00
一般	43.47	23.82	9.42	23.29	100.00
一般偏下	50.45	21.15	5.14	23.26	100.00
很差	46.67	20.00	10.00	23.33	100.00

注：有效样本：2528，缺失值：267，*p*=0.000

4. 城乡慢性病患者健康状况越好，逐级就诊的占比越低

考察不同健康状况城乡慢性病患者一般就诊路线的选择（表 7-29），随着城乡慢性病患者健康状况从很差到很健康程度的增加，选择从村卫生室—乡镇卫生院—县医院及以上就诊路线的占比大致逐渐降低，健康状况很差的城乡慢性病患者选择村卫生室—县医院及以上就诊路线的占比明显低于健康状况较差及以上的占比。不同健康状况城乡慢性病患者选择县医院—市级医院及以上就诊路线的占比低于其他就诊路线的选择。由此可见，城乡慢性病患者健康状况越好，逐级就诊的占比越低。差异具有统计学意义（p=0.000）。

表 7-29　不同健康状况城乡慢性病患者一般就诊路线的选择（%）

健康状况	村卫生室—乡镇卫生院—县医院及以上	村卫生室—县医院及以上	县医院—市级医院及以上	根据病情选择	合计
很差	53.57	7.15	7.14	32.14	100.00
较差	44.66	27.10	8.40	19.84	100.00
一般	45.01	23.34	10.16	21.49	100.00
较健康	40.87	22.60	11.99	24.54	100.00
很健康	38.28	22.85	11.57	27.30	100.00

注：有效样本：2536，缺失值：259，p=0.000

5. 年龄越大，选择跨过基层医疗卫生机构就诊的城乡慢性病患者越少

考察不同年龄的城乡慢性病患者一般就诊路线的选择情况（表 7-30），通过表 7-30 可知，随着年龄的增加，选择村卫生室—乡镇卫生院—县医院及以上就诊路线的占比逐渐增加，50 岁及以上的城乡慢性病患者选择跨过基层医疗卫生机构就诊于县医院—市级医院及以上就诊路线的累计占比明显低于 50 岁以下的累计占比。差异具有统计学意义（p=0.000）。由此可见，年龄越大，选择跨过基层医疗卫生机构就诊的城乡慢性病患者越少。

表 7-30　不同年龄城乡慢性病患者一般就诊路线的选择（%）

年龄	村卫生室—乡镇卫生院—县医院及以上	村卫生室—县医院及以上	县医院—市级医院及以上	根据病情选择	合计
30 岁以下	35.75	24.45	14.62	25.18	100.00
30～40 岁	39.62	20.45	13.73	26.20	100.00
40～50 岁	42.26	25.74	10.26	21.74	100.00
50～60 岁	52.32	19.33	6.44	21.91	100.00
60 岁及以上	50.66	23.35	5.51	20.48	100.00

注：有效样本：2686，缺失值：109，p=0.000

三、城乡慢性病患者就医选择影响因素

（一）城乡慢性病患者就医选择影响因素总体情况

六成以上城乡慢性病患者就医选择受家庭成员影响。根据对 472 名城乡慢性病患者的调查情况（表 7-31），就医选择受家庭成员影响的有 316 人，占比为 66.95%；其次为自己决定，共 136 人，占比为 28.82%。由此可见，城乡慢性病患者就医选择主要受家庭成员和自己影响，其中，六成以上城乡慢性病患者就医选择受家庭成员影响。

表 7-31　城乡慢性病患者就医选择影响因素

影响因素	样本量/个	占比/%
自己	136	28.82
家庭成员	316	66.95
亲戚	15	3.18
朋友	2	0.42
邻居	1	0.21
其他人	2	0.42
合计	472	100.00

注：有效样本：472，缺失值：14

（二）不同类型城乡慢性病患者就医选择影响因素情况

1. 随着年龄增加，城乡慢性病患者就医选择受家庭成员影响的占比呈现递增趋势

从不同年龄方面考察，根据对 451 名城乡慢性病患者的调查情况（表 7-32），各个年龄就医选择受家庭成员影响的占比均为最大。其中，30 岁以下的占比为 50.00%；30～40 岁的占比为 56.00%；40～50 岁的占比 59.18%；50～60 岁的占比为 66.38%；60 岁及以上的占比为 75.52%。由此可见，不同年龄城乡慢性病患者就医选择主要受家庭成员和自己影响，随着年龄增加，城乡慢性病患者就医选择受家庭成员影响的占比呈现递增趋势。

表 7-32　不同年龄城乡慢性病患者就医选择影响因素（%）

年龄	自己	家庭成员	亲戚	朋友	邻居	其他人	合计
30 岁以下	45.00	50.00	5.00	0.00	0.00	0.00	100.00（20）
30～40 岁	36.00	56.00	8.00	0.00	0.00	0.00	100.00（25）

年龄	自己	家庭成员	亲戚	朋友	邻居	其他人	合计
40～50 岁	36.74	59.18	2.04	1.02	0.00	1.02	100.00（98）
50～60 岁	30.17	66.38	2.59	0.00	0.86	0.00	100.00（116）
60 岁及以上	21.35	75.52	3.13	0.00	0.00	0.00	100.00（192）

注：有效样本：451，缺失值：35，p=0.196

2. 不同经济生活水平城乡慢性病患者就医选择受家庭成员影响较大

从不同经济生活水平方面考察，在调查的 458 个有效样本中（表 7-33），经济生活水平从很好到很差的城乡慢性病患者就医选择均受家庭成员影响最大，占比分别为 70.00%、48.33%、69.09%、71.70%、71.43%。由此可见，不同经济生活水平城乡慢性病患者就医选择受家庭成员影响较大。

表 7-33　不同经济生活水平城乡慢性病患者就医选择影响因素（%）

经济生活水平	自己	家庭成员	亲戚	朋友	邻居	其他人	合计
很好	30.00	70.00	0.00	0.00	0.00	0.00	100.00（10）
好	46.67	48.33	5.00	0.00	0.00	0.00	100.00（60）
一般	27.27	69.09	2.18	0.37	0.37	0.72	100.00（275）
一般偏下	23.58	71.70	3.77	0.95	0.00	0.00	100.00（106）
很差	14.29	71.43	14.28	0.00	0.00	0.00	100.00（7）

注：有效样本：458，缺失值：28，p=0.196

3. 农业劳动者受家庭成员影响的占比最高

从不同职业方面考察，根据对 449 名城乡慢性病患者的调查情况（表 7-34），就医选择受自己影响中，农民工的占比最高，为 46.77%；受家庭成员影响中，农业劳动者的占比最高，为 73.33%；受亲戚影响中，教师的占比最高，为 13.05%。由此可见，不同职业城乡慢性病患者就医选择主要受家庭成员和自己影响，农业劳动者受家庭成员影响的占比最高。

表 7-34　不同职业城乡慢性病患者就医选择影响因素（%）

职业	自己	家庭成员	亲戚	朋友	邻居	其他人	合计
农业劳动者	23.33	73.33	2.50	0.00	0.42	0.42	100.00（240）
农民工	46.77	51.61	0.00	1.62	0.00	0.00	100.00（62）

职业	自己	家庭成员	亲戚	朋友	邻居	其他人	合计
教师	30.43	56.52	13.05	0.00	0.00	0.00	100.00（9）
乡村干部	33.33	55.56	11.11	0.00	0.00	0.00	100.00（39）
个体商贩	33.33	61.53	2.57	0.00	0.00	2.57	100.00（13）
在校学生	30.77	61.54	7.69	0.00	0.00	0.00	100.00（63）
其他	30.16	66.67	3.17	0.00	0.00	0.00	100.00（23）

注：有效样本：449，缺失值：37，$p=0.145$

4. 健康状况很差的城乡慢性病患者就医选择受家庭成员影响最大

从不同健康状况考察，根据对458名城乡慢性病患者的调查情况（表7-35），就医选择受自己影响中较健康的占比最高，为44.00%；受家庭成员影响中健康状况很差的占比最高，为71.43%；受亲戚影响中很健康的占比最高，为9.09%。由此可见，不同健康状况城乡慢性病患者就医选择主要受家庭成员和自己影响，健康状况很差的城乡慢性病患者就医选择受家庭成员影响最大。

表7-35　不同健康状况城乡慢性病患者就医选择影响因素（%）

健康状况	自己	家庭成员	亲戚	朋友	邻居	其他人	合计
很差	28.57	71.43	0.00	0.00	0.00	0.00	100.00（14）
较差	24.43	69.47	4.58	0.00	0.76	0.76	100.00（131）
一般	25.99	70.04	3.08	0.89	0.00	0.00	100.00（227）
较健康	44.00	54.67	0.00	0.00	0.00	1.33	100.00（75）
很健康	27.27	63.64	9.09	0.00	0.00	0.00	100.00（11）

注：有效样本：458，缺失值：28，$p=0.080$

5. 初中文化程度的城乡慢性病患者就医选择受家庭成员影响最大

从不同文化程度考察，根据对455名城乡慢性病患者的调查情况（表7-36），就医选择受自己影响中大专文化程度的占比最高，为46.67%；受家庭成员影响中初中文化程度的占比最高，为69.93%；受亲戚影响中大专文化程度的占比最高，为6.67%。由此可见，初中文化程度的城乡慢性病患者就医选择受家庭成员影响最大。

表 7-36　不同文化程度城乡慢性病患者就医选择影响因素（%）

文化程度	自己	家庭成员	亲戚	朋友	邻居	其他人	合计
小学及以下	25.96	69.36	3.40	0.00	0.43	0.85	100.00（235）
初中	28.67	69.93	1.40	0.00	0.00	0.00	100.00（143）
高中/中专	32.56	60.46	4.65	2.33	0.00	0.00	100.00（43）
大专	46.67	40.00	6.67	6.66	0.00	0.00	100.00（15）
本科及以上	36.84	57.89	5.27	0.00	0.00	0.00	100.00（19）

注：有效样本：455，缺失值：31，$p=0.080$

第三节　河南省城乡慢性病患者健康管理实施现状

慢性病防治是一项长期的、复杂的工程。基层医疗卫生服务机构作为我国基本医疗和疾病公共卫生服务的双层网底，是慢性病防控工作的实施主体，承担着慢性病早期发现和重点人群的管理等工作，在慢性病防控中承担非常重要的功能。本节基于对河南省城乡 486 名高血压（糖尿病）患者的调查，了解河南省城乡慢性病患者健康管理、健康教育、基本医疗现状，以期为河南省慢性病健康防控工作提供建议，为分级诊疗制度的实施奠定基础。

一、城乡慢性病患者健康管理开展情况

（一）健康管理概况

1. 五成城乡居民主要通过看病发现自己患有慢性病

基于分级诊疗基础上的河南省城乡居民慢性病健康管理现状分析，向患者了解"医疗卫生机构如何发现您的慢性病"（表 7-37），其中，有 51.29% 的患者在看病时发现；有 29.61% 的患者在健康体检中发现；自己上报的占比为 15.88%；没有发现的占比为 2.15%；通过入户调查的占比最低，为 1.07%。从该数据中可知，大部分城乡居民是在看病时发现自己患有慢性病，最少数的人是在医疗卫生机构入户调查时发现的。由此可见，通过健康体检和入户调查发现患病的累计占比较低，为 30.68%，五成城乡居民主要通过看病发现自己患有慢性病。

表 7-37　医疗卫生机构发现患者慢性病的方式

发现慢性病方式	样本量/个	占比/%
看病时发现	239	51.29
健康体检	138	29.61

续表

发现慢性病方式	样本量/个	占比/%
入户调查	5	1.07
自己上报	74	15.88
没有发现	10	2.15
合计	466	100.00

注：有效样本：466，缺失值：20

2. 近四成的城乡慢性病患者没有建立健康档案

为了进一步了解河南省城乡居民慢性病健康管理现状，对患有慢性病的城乡居民进行"医疗卫生机构发现高血压（糖尿病），给您建立档案了吗？"问题的了解，其中，有 56.13% 的城乡慢性病患者建立了健康档案，有 43.87% 的城乡慢性病患者没有建立健康档案（表 7-38）。

表 7-38 医疗卫生机构为城乡慢性病患者建立健康档案情况

是否建立健康档案	样本量/个	占比/%
是	261	56.13
否	204	43.87
合计	465	100.00

注：有效样本：465，缺失值：21

3. 仅三成医务人员定期了解慢性病患者病情

考察"医务人员是否定期了解您的病情变化并指导康复"的问题回答情况（表 7-39），34.93% 的城乡慢性病患者回答"是"，"65.07%"的城乡慢性病患者回答"否"。从该数据中可知，医务人员应该更多地定期了解城乡慢性病患者病情变化并指导康复。

表 7-39 医务人员了解城乡慢性病患者病情情况

是否定期了解城乡慢性病患者病情变化并指导康复	样本量/个	占比/%
是	168	34.93
否	313	65.07
合计	481	100.00

注：有效样本：481，缺失值：5

4. 医务人员通过门诊随访了解城乡慢性病患者病情的占比最高

为进一步了解"医务人员是否定期了解城乡慢性病患者病情变化并指导康复"

的问题，研究考察了医务人员定期了解城乡慢性病患者病情的主要方式，医务人员通过门诊随访了解城乡慢性病患者病情的占比最高，为 42.77%；通过电话随访的占比次高，为 36.14%；集体随访（召集城乡居民）和入户随访的占比相差不大，分别为 23.49% 和 20.48%（表 7-40）。由此可见，医务人员通过门诊随访了解城乡慢性病患者病情的占比最高。

表 7-40　医务人员了解城乡慢性病患者病情的方式

了解慢性病患者病情方式	样本量/个	占比/%
入户随访	34	20.48
门诊随访	71	42.77
电话随访	60	36.14
集体随访（召集城乡居民）	39	23.49
合计	204	122.88

注：有效样本：166，缺失值：2

该题为多选题，故样本频数合计不等于受访者有效样本数。下同

5. 医务人员主要了解城乡慢性病患者的服药情况及提供健康饮食和运动指导等服务

进一步了解医务人员在了解城乡慢性病患者病情时提供的管理服务（表 7-41），医务人员了解城乡慢性病患者的服药情况的占比最高，为 63.25%；对城乡慢性病患者进行健康饮食和运动指导等的占比次高，为 57.23%；对城乡慢性病患者提供血压和血糖测量服务的占比为 43.98%；对城乡慢性病患者提供体重、心率测量服务的占比为 29.52%。由此可见，医务人员主要了解城乡慢性病患者的服药情况及提供健康饮食和运动指导等服务。

表 7-41　基层医疗卫生机构提供的健康管理服务情况

服务项目	样本量/个	占比/%
血压或血糖测量	73	43.98
体重、心率测量	49	29.52
健康饮食和运动指导等	95	57.23
了解城乡慢性病患者的服药情况	105	63.25
不知道	1	0.60
合计	323	194.58

注：有效样本：166，缺失值：2

6. 近六成的城乡慢性病患者每年接受 2 次以上的医疗卫生机构的随访

进一步考察医务人员了解城乡慢性病患者病情时，城乡慢性病患者接受医疗卫生机构的随访次数（表 7-42），一年接受 1 次医疗卫生机构随访的占比最高，为 36.42%；

一年接受 2 次和 4 次及以上医疗卫生机构随访的城乡慢性病患者的占比相差不大，分别为24.69%和25.31%；一年中都没有接受医疗卫生机构随访的城乡慢性病患者的占比最低，为4.94%。由此可见，河南省大部分地区的医疗卫生机构都对慢性病患者进行了随访，近六成的城乡慢性病患者每年接受 2 次以上的医疗卫生机构的随访。

表 7-42　医疗卫生机构随访次数

随访次数	样本数/个	占比/%
0 次	8	4.94
1 次	59	36.42
2 次	40	24.69
3 次	14	8.64
4 次及以上	41	25.31
合计	162	100.00

注：有效样本：162，缺失值：6

7. 有近七成的城乡慢性病患者接受了健康知识宣传

了解河南省城乡慢性病患者最近一年接受健康知识宣传的次数情况（表 7-43），从数据中可知，有超三成的城乡慢性病患者没有接受健康知识宣传；只接受过 1 次健康知识宣传的城乡慢性病患者的占比为32.543%；而接受健康知识宣传 3 次和 4 次及以上的城乡慢性病患者的累计占比为14.71%。由此可见，有近七成的城乡慢性病患者接受了健康知识宣传。

表 7-43　城乡慢性病患者接受健康知识宣传的次数情况

服务次数	样本量/个	占比/%
0 次	153	32.974
1 次	151	32.543
2 次	91	19.612
3 次	23	4.957
4 次及以上	46	9.914
合计	464	100.00

注：有效样本：464，缺失值：22

（二）健康管理服务开展情况

1. 城乡慢性病患者对免费测量血压、血糖的认知度最高

对调查的 486 名城乡慢性病患者进行健康管理服务的认知度分析（表 7-44），认

知度最高的是免费测量血压、血糖，占比为 61.52%；其次是健康体检，占比为
36.21%；再次是健康教育讲座咨询和建立健康档案，占比分别为 25.10% 和 24.49%；
认知度最低的是定期随访，占比为 9.05%。由此可见，城乡慢性病患者对免费测
量血压、血糖的认知度最高。

表 7-44　城乡慢性病患者对医疗卫生机构开展健康管理服务项目的认知

健康管理项目	样本量/个	占比/%
建立健康档案	119	24.49
定期随访	44	9.05
健康体检	176	36.21
健康教育讲座咨询	122	25.10
免费测量血压、血糖	299	61.52
都不知道	48	9.88
合计	808	166.25

注：有效样本：486，缺失值：0

2. 免费测量血压、血糖是医疗卫生机构对城乡慢性病患者提供最多的健康管
理服务

对 486 名城乡慢性病患者接受医疗卫生机构提供的健康管理服务进行分析
（表 7-45）：接受免费测量血压、血糖最多，为 323 名，占比为 66.46%；其次
是接受健康体检，占比为 32.72%；接受定期随访的占比最低，为 7.00%。由此可
见，免费测量血压、血糖是医疗卫生机构对城乡慢性病患者提供最多的健康管
理服务。

表 7-45　医疗卫生机构为城乡慢性病患者实际提供的健康管理服务项目情况

健康管理项目	样本量/个	占比/%
建立健康档案	123	25.31
定期随访	34	7.00
健康体检	159	32.72
健康教育讲座咨询	90	18.52
免费测量血压、血糖	323	66.46
都不知道	51	10.49
合计	780	160.50

注：有效样本：486，缺失值：0

（三）健康管理服务可及性

1. 上门随访是城乡慢性病患者最愿意接受的服务方式

对城乡慢性病患者愿意接受的健康管理服务方式进行分析（表7-46），在486个有效样本中，慢性病患者愿意接受上门随访的有214人，占比为44.03%；愿意接受全科门诊的有191人，占比为39.30%；愿意接受电话随访的有177人，占比为36.42%；而都不需要的有48人，占比为9.88%。由此可见，上门随访是城乡慢性病患者最愿意接受的服务方式。

表 7-46　城乡慢性病患者愿意接受的提供健康管理服务的方式情况

服务方式	样本量/个	占比/%
上门随访	214	44.03
全科门诊	191	39.30
电话随访	177	36.42
都不需要	48	9.88
合计	630	129.63

注：有效样本：486，缺失值：0

2. 随着年龄增大，愿意接受上门随访的占比增大

考察不同年龄城乡慢性病患者愿意接受医生提供健康管理服务方式的情况（表7-47），在441个有效样本中，愿意接受上门随访中60岁及以上城乡慢性病患者的占比最大，为55.05%；愿意接受全科门诊中50～60岁城乡慢性病患者的占比最大，为46.09%；愿意接受电话随访中30岁以下城乡慢性病患者的占比最大，为47.37%；都不需要中40～50岁城乡慢性病患者的占比最大，为16.34%。由此可见，随着年龄增大，愿意接受上门随访的占比增大。

表 7-47　不同年龄城乡慢性病患者愿意接受医生提供健康管理服务的方式（%）

年龄	上门随访	全科门诊	电话随访	都不需要	合计
30岁以下	36.84	26.36	47.37	10.53	121.10
30～40岁	38.46	42.31	38.49	11.54	130.80
40～50岁	36.96	39.13	38.04	16.34	130.47
50～60岁	43.48	46.09	35.63	8.70	133.90
60岁及以上	55.05	40.75	35.98	9.52	141.30

注：有效样本：441，缺失值：45

3. 健康状况越差的城乡慢性病患者越需要健康管理服务

考察不同健康状况城乡慢性病患者愿意接受医生提供健康管理服务方式的情况（表 7-48），在 442 个有效样本中，愿意接受上门随访中很健康患者的占比最高，为 54.53%；愿意接受全科门诊中健康状况较差城乡慢性病患者的占比最高，为 43.20%；愿意接受电话随访中很健康城乡慢性病患者的占比最高，为 45.41%；都不需要中健康状况一般城乡慢性病患者的占比最高，为 13.73%。由此可见，健康状况越差的城乡慢性病患者越需要健康管理服务。

表 7-48　不同健康状况城乡慢性病患者愿意接受医生提供健康管理服务的方式（%）

健康状况	上门随访	全科门诊	电话随访	都不需要	合计
很差	50.04	35.71	35.71	7.14	128.60
较差	53.60	43.20	38.40	7.20	142.40
一般	45.21	39.73	34.73	13.73	133.40
较健康	41.10	41.10	45.21	9.59	137.00
很健康	54.53	27.27	45.41	9.09	136.30

注：有效样本：442，缺失值：44

4. 经济生活水平很差的的城乡慢性病患者最需要上门随访服务

考察不同经济生活水平城乡慢性病患者愿意接受医生提供健康管理服务方式的情况（表 7-49），在 442 个有效样本中，愿意接受上门随访中经济生活水平很差的城乡慢性病患者的占比最高，为 50.00%；愿意接受全科门诊中经济生活水平很差和很好的城乡慢性病患者的占比均最高，为 50.00%；愿意接受电话随访中经济生活水平一般的城乡慢性病患者的占比最高，为 40.81%。由此可见，经济生活水平很差的的城乡慢性病患者最需要上门随访服务。

表 7-49　不同经济生活水平城乡慢性病患者愿意接受医生提供健康管理服务的方式（%）

经济生活水平	上门随访	全科门诊	电话随访	都不需要	合计
很好	40.00	50.00	40.00	0.00	130.00
好	45.63	38.60	33.33	14.04	131.60
一般	47.55	39.33	40.81	10.11	137.80
一般偏下	48.04	43.14	34.35	11.76	137.29
很差	50.00	50.00	33.33	16.67	150.00

注：有效样本：442，缺失值：44

5. 四成以上城乡慢性病患者能及时获取服务

考察城乡慢性病患者的服务可及性情况（表 7-50），在 461 个有效样本中，获取服务一般的有 193 人，占比为 41.87%；获取服务及时的次高，有 185 人，占比为 40.13%；获取服务很不及时的有 9 人，占比为 1.95%。由此可见，四成以上城乡慢性病患者能及时获取服务。

表 7-50　城乡慢性病患者接受医疗卫生机构服务的可及性

可及性	样本量/个	占比/%
很及时	35	7.59
及时	185	40.13
一般	193	41.87
不及时	39	8.46
很不及时	9	1.95
合计	461	100.00

注：有效样本：461，缺失值：25

6. 50～60 岁城乡慢性病患者认为慢性病服务及时的占比最高

考察不同年龄城乡慢性病患者服务可及性情况（表 7-51），在 440 个有效样本中，认为服务很及时中 30 岁以下城乡慢性病患者的占比最高，为 26.32%；认为服务及时中 50～60 岁城乡慢性病患者的占比最高，为 43.97%；认为服务一般中 30 岁以下城乡慢性病患者的占比最高，为 47.37%。由此可见，50～60 岁城乡慢性病患者认为慢性病服务及时的占比最高。

表 7-51　不同年龄城乡慢性病患者服务可及性情况（%）

年龄	很及时	及时	一般	不及时	很不及时	合计
30 岁以下	26.32	21.05	47.37	0.00	5.26	100.00（19）
30～40 岁	4.00	40.00	40.00	16.00	0.00	100.00（25）
40～50 岁	10.75	36.56	45.16	7.53	0.00	100.00（93）
50～60 岁	5.17	43.97	38.79	9.48	2.59	100.00（116）
60 岁及以上	4.81	41.71	42.25	8.56	2.67	100.00（187）

注：有效样本：440，缺失值：46，$p=0.077$

7. 教师职业城乡慢性病患者认为慢性病服务及时的占比最高

考察不同职业城乡慢性病患者服务可及性情况（表 7-52），在 436 个有效样本中，认为服务很及时中在校学生的占比最高，为 23.08%；认为服务及时中教师的占比最高，为 50.00%；认为服务一般中农业劳动者的占比最高，为 45.06%；认为服务不及时中乡村干部和个体商贩的占比最高，均为 25.00%。由此可见，教师职业城乡慢性病患者认为慢性病服务及时的占比最高。

表 7-52　不同职业城乡慢性病患者服务可及性情况（%）

职业	很及时	及时	一般	不及时	很不及时	合计
农业劳动者	8.58	38.20	45.06	6.44	1.72	100.00（233）
农民工	3.45	44.83	36.21	13.79	1.72	100.00（58）
教师	9.09	50.00	40.91	0.00	0.00	100.00（22）
乡村干部	12.50	37.50	25.00	25.00	0.00	100.00（8）
个体商贩	12.50	37.50	25.00	25.00	0.00	100.00（38）
在校学生	23.08	23.08	38.46	7.69	7.69	100.00（13）
其他	6.25	35.94	42.19	12.50	3.12	100.00（64）

注：有效样本：436，缺失值：50，p=0.333

8. 健康状况越差的城乡慢性病患者认为慢性病服务越及时

考察不同健康状况城乡慢性病患者服务可及性情况（表 7-53），在 441 个有效样本中，认为服务很及时中很健康城乡慢性病患者的占比最高，为 36.36%；认为服务及时中健康状况很差城乡慢性病患者的占比最高，为 64.29%；认为服务一般中健康状况较差城乡慢性病患者的占比最高，为 44.35%。由此可见，健康状况越差的城乡慢性病患者认为慢性病服务越及时。

表 7-53　不同健康状况城乡慢性病患者服务可及性情况（%）

健康状况	很及时	及时	一般	不及时	很不及时	合计
很差	14.29	64.29	14.29	7.13	0.00	100.00（14）
较差	4.03	42.74	44.35	6.45	2.43	100.00（124）
一般	7.31	38.81	43.84	8.67	1.37	100.00（219）
较健康	9.59	38.36	36.99	12.32	2.74	100.00（73）
很健康	36.36	18.18	18.18	18.19	9.09	100.00（11）

注：有效样本：441，缺失值：45，p=0.017

9. 经济生活水平越差的城乡慢性病患者认为慢性病服务越及时

考察不同经济生活水平城乡慢性病患者服务可及性情况（表 7-54），在 442 个有效样本中，认为服务很及时中经济生活水平很好的城乡慢性病患者的占比最高，为 40.00%；认为服务及时中经济生活水平很差的城乡慢性病患者的占比最高，为

50.00%；认为服务一般中经济生活水平一般偏下城乡慢性病患者的占比最高，为 44.23%。由此可见，经济生活水平越差的城乡慢性病患者认为慢性病服务越及时。

表 7-54　不同经济生活水平城乡慢性病患者服务可及性情况（%）

经济生活水平	很及时	及时	一般	不及时	很不及时	合计
很好	40.00	10.00	30.00	10.00	10.00	100.00（10）
好	3.51	47.37	35.09	12.28	1.75	100.00（57）
一般	7.93	41.13	42.64	7.17	1.13	100.00（265）
一般偏下	6.73	35.58	44.23	10.58	2.88	100.00（104）
很差	0.00	50.00	16.66	16.67	16.67	100.00（6）

注：有效样本：442，缺失值：44，$p=0.005$

二、城乡慢性病患者健康管理服务效果分析

1. 约五成的城乡慢性病患者认为健康管理服务对自己的病情有帮助

考察医疗卫生机构提供的健康管理服务对慢性病病情控制的效果情况，在 463 个有效样本中（表 7-55），约五成的城乡慢性病患者认为健康管理服务对自己的病情控制"帮助很大"或"较有帮助"，其中，"帮助很大"和"较有帮助"的占比分别为 12.96% 和 38.01%；"帮助一般"和"有一些帮助"的累计占比超四成，分别为 31.75% 和 12.74%；只有 4.54% 的患者认为"没有帮助"。由此可见，约五成的城乡慢性病患者认为健康管理服务对自己的病情有帮助。

表 7-55　城乡慢性病患者对医疗卫生机构提供的健康管理服务评价

健康管理服务作用	样本量/个	占比/%
帮助很大	60	12.96
较有帮助	176	38.01
帮助一般	147	31.75
有一些帮助	59	12.74
没有帮助	21	4.54
合计	463	100.00

注：有效样本：463，缺失值：23

2. 低年龄城乡慢性病患者对医疗卫生机构服务效果的认可度更高

从不同年龄考察城乡慢性病患者对医疗卫生机构服务效果的认可情况，在 443 个有效样本中（表 7-56），30 岁以下的城乡慢性病患者认为"帮助很大"

的占比最高，为 31.58%；此项占比最低的是 50～60 岁的年龄，为 9.48%；60 岁及以上认为"没有帮助"的占比最高，为 6.39%；此项占比最低的是 30～40 岁的年龄，为 0.00%。由此可见，低年龄城乡慢性病患者对医疗卫生机构服务效果的认可度更高。

表 7-56　不同年龄城乡慢性病患者对医疗卫生机构服务效果的认可度（%）

年龄	帮助很大	较有帮助	帮助一般	有一些帮助	没有帮助	合计
30 岁以下	31.58	15.79	26.32	21.05	5.26	100.00（19）
30～40 岁	16.00	64.00	12.00	8.00	0.00	100.00（25）
40～50 岁	11.58	37.89	36.84	12.64	1.05	100.00（95）
50～60 岁	9.48	43.10	31.03	10.34	6.05	100.00（116）
60 岁及以上	11.70	34.57	35.11	12.23	6.39	100.00（188）

注：有效样本：443，缺失值：43，$p=0.043$

3. 大专文化程度城乡慢性病患者对医疗卫生机构服务效果的认可度最高

从不同文化程度考察城乡慢性病患者对医疗卫生机构服务效果的认可情况，在 442 个有效样本中（表 7-57），不同文化程度城乡慢性病患者认为医疗卫生机构服务对慢性病病情控制情况主要集中于"较有帮助"和"帮助一般"，其中，"较有帮助"占比最高的是大专文化程度，为 42.86%；此外，认为"没有帮助"的城乡慢性病患者大专文化程度的占比也是最低的（高中/中专文化程度城乡慢性病患者认为"没有帮助"的占比与之相同）。由此可见，大专文化程度城乡慢性病患者对医疗卫生机构服务效果的认可度最高。

表 7-57　不同文化程度城乡慢性病患者对医疗卫生机构服务效果的认可度（%）

文化程度	帮助很大	较有帮助	帮助一般	有一些帮助	没有帮助	合计
小学及以下	10.18	36.28	36.28	12.84	4.42	100.00（226）
初中	11.35	41.84	31.21	9.93	5.67	100.00（141）
高中/中专	18.60	39.53	23.26	18.61	0.00	100.00（43）
大专	21.43	42.86	14.29	21.42	0.00	100.00（14）
本科及以上	27.78	27.78	27.78	11.11	5.55	100.00（18）

注：有效样本：442，缺失值：44，$p=0.334$

4. 乡村干部的城乡慢性病患者对医疗卫生机构服务效果的认可度最高

从不同职业考察城乡慢性病患者对医疗卫生机构服务效果的认可情况，在

440 个有效样本中（表 7-58），职业为"农业劳动者""农民工""教师""乡村干部""个体商贩""在校学生""其他"的城乡慢性病患者认为"没有帮助"的占比分别为 4.72%、5.00%、0.00%、0.00%、5.26%、7.69%、3.13%。由此可见，乡村干部的城乡慢性病患者对医疗卫生机构服务效果的认可度最高。

表 7-58　不同职业城乡慢性病患者对医疗卫生机构服务效果的认可度（%）

职业	帮助很大	较有帮助	帮助一般	有一些帮助	没有帮助	合计
农业劳动者	10.30	36.48	36.05	12.45	4.72	100.00（233）
农民工	11.67	35.00	40.00	8.33	5.00	100.00（60）
教师	21.74	52.17	13.04	13.05	0.00	100.00（23）
乡村干部	44.44	33.33	0.00	22.23	0.00	100.00（9）
个体商贩	13.16	47.37	26.32	7.89	5.26	100.00（38）
在校学生	15.39	15.38	38.46	23.08	7.69	100.00（13）
其他	12.50	37.50	29.68	17.19	3.13	100.00（64）

注：有效样本：440，缺失值：46，p=0.226

5. 健康状况越好，对医疗卫生机构服务效果的认可度越低

从不同健康状况考察城乡慢性病患者对医疗卫生机构服务效果的认可情况，在 444 个有效样本中（表 7-59），把"帮助很大"或"较有帮助"合并成一项，健康状况很差、较差、一般、较健康、很健康的患者此项的累计占比分别为 57.14%、54.40%、47.96%、56.17%、36.37%。由此可见，健康状况越好，对医疗卫生机构服务效果的认可度越低。

表 7-59　不同健康状况城乡慢性病患者对医疗卫生机构服务效果的认可度（%）

健康状况	帮助很大	较有帮助	帮助一般	有一些帮助	没有帮助	合计
很差	28.57	28.57	14.29	28.57	0.00	100.00（14）
较差	13.60	40.80	31.20	9.60	4.80	100.00（125）
一般	10.86	37.10	33.48	14.03	4.53	100.00（221）
较健康	10.96	45.21	28.76	12.33	2.74	100.00（73）
很健康	27.28	9.09	45.45	9.09	9.09	100.00（11）

注：有效样本：444，缺失值：42，p=0.343

6. 经济生活水平越好，对医疗卫生机构服务效果的认可度越高

从不同经济生活水平考察城乡慢性病患者对医疗卫生机构服务效果的认可情

况，在 444 个有效样本中（表 7-60），与其他组相比，经济生活水平"很差"的城乡慢性病患者认为"没有帮助"的占比最高，为 28.57%；经济生活水平"很好"的城乡慢性病患者认为"帮助很大"的占比最高，为 30.00%。由此可见，经济生活水平越好，对医疗卫生机构服务效果的认可度越高。

表 7-60　不同经济生活水平城乡慢性病患者对医疗卫生机构服务效果的认可度（%）

经济生活水平	帮助很大	较有帮助	帮助一般	有一些帮助	没有帮助	合计
很好	30.00	20.00	20.00	20.00	10.00	100.00（45）
好	15.52	51.72	20.69	8.62	3.45	100.00（92）
一般	10.48	37.08	37.08	12.36	3.00	100.00（231）
一般偏下	14.56	35.92	28.16	15.53	5.83	100.00（50）
很差	14.29	28.57	14.29	14.28	28.57	100.00（26）

注：有效样本：444，缺失值：42，$p=0.343$

7. 近八成的城乡慢性病患者认为血糖及体征检测对病情控制的帮助较大

考察健康管理服务对慢性病病情控制的帮助程度，在 463 个有效样本中（表 7-61），近八成的城乡慢性病患者认为医务人员提供的血糖及体征检测服务"帮助很大"或者"较有帮助"，占比分别为 30.68%和 49.88%；认为"没有帮助"的占比仅为 1.73%。由此可见，近八成的城乡慢性病患者认为血糖及体征检测对慢性病病情控制的帮助较大。

表 7-61　城乡慢性病患者对医务人员提供的健康管理服务对慢性病病情控制情况的认知（%）

健康管理服务	帮助很大	较有帮助	帮助一般	有一些帮助	没有帮助	合计
健康知识宣传（如防治知识）	34.99	45.36	15.98	2.81	0.86	100.00（463）
健康生活方式指导（如饮食）	26.13	44.28	23.54	4.75	1.30	100.00（463）
用药指导	30.44	49.03	17.73	1.94	0.86	100.00（463）
血糖及体征检测	30.68	49.88	15.12	2.59	1.73	100.00（463）
免费体检	33.91	47.30	15.55	2.16	1.08	100.00（463）

注：有效样本：463，缺失值：23

8. 城乡慢性病患者对医务人员提供的健康管理服务总体持满意态度

考察城乡慢性病患者对医务人员提供的健康管理服务的满意度情况，在 460 个有效样本中（表 7-62），城乡慢性病患者对医务人员提供的健康管理服务的满意度主要集中于"比较满意"和"一般满意"，其中，"比较满意"占比最高的是对医疗卫生服务总体满意度，为52.39%；此外，对医务人员提供的健康管理服务很"不满意"的占比均不到一成。由此可见，城乡慢性病患者对医务人员提供的健康管理服务总体持满意态度。

表7-62 城乡慢性病患者对医务人员提供的健康管理服务的满意度（%）

健康管理服务	非常满意	比较满意	一般满意	不满意	很不满意	合计
管理人员的服务态度	15.43	46.09	32.39	5.87	0.22	100.00（460）
管理人员的医疗技术水平	10.00	46.52	38.48	4.78	0.22	100.00（460）
提供服务的仔细程度	10.43	50.22	36.52	2.83	0.00	100.00（460）
医疗卫生机构的环境条件	11.53	39.78	41.52	7.17	0.00	100.00（460）
获取医疗卫生服务的方便程度	12.17	45.87	37.83	3.91	0.22	100.00（460）
慢性病服务的效果	12.39	42.61	37.39	6.74	0.87	100.00（460）
对医疗卫生服务总体满意度	12.83	52.39	30.87	3.26	0.65	100.00（460）

注：有效样本：460，缺失值：26

第四节 城乡慢性病患者分级诊疗就医意愿因果分析

随着社会经济的发展、生活方式的改变，疾病谱和死亡谱也发生着相应的变化，尤其是以高血压和糖尿病为主的慢性病的患病率逐年增高，本研究以城乡慢性病患者为对象，对河南省城乡慢性病患者健康管理现状进行分析研究，探索对城乡慢性病患者的健康管理新模式。

本研究以年龄、文化程度、职业、经济生活水平、健康状况为竖向方面和以慢性病的患病率、患者能承受的经济费用、年实际医疗费用、就诊医疗卫生机构的选择、就诊路线情况及患者就医的影响因素为横向方面来考察慢性病的健康管理情况。

一、城乡慢性病患者分级诊疗就医意愿影响因素分析

1. 慢性病患病率影响因素分析

从研究来看，河南省近两成城乡居民患有慢性病，其中，60岁及以上的老人患病率高达44.77%。目前，我国农村地区慢性病防治知识十分欠缺，居民对慢性病相关的危险因素和防治原则的认识程度偏低。疾病是困扰老年人生活质量的主要因素，随着年龄的增长，机体各器官系统功能逐渐退化，功能性和器质性疾病的发病率逐渐增加，决定了老年人是各种慢性疾病的高发群体，而其中以高血压、糖尿病为主的慢性病患病率最高。因此，在健康管理中，患者对测量血糖、血压的认知度最高。除了身体机能的变化，老年人对健康知识了解少，自我保健意识差，对自己身体健

康的重视程度低，旧的不良的生活方式很难改变，这也是患病率高的重要原因。

农业劳动者和农民工多在建筑工地工作，现实生活环境中接触的烟、尘较多，疾病增加的可能性较大，除此之外，农民工城市生活水平低下，面临的经济、生活压力大，患者一是过于关注生活压力，忽视自己的身体变化；二是为了节省医疗费用，不愿去医院做检查；三是转移注意力，养成如吸烟、饮酒或者暴饮暴食等不良的生活习惯。农村居民收入低，尤其老年人大多没有经济来源，慢性病病程时间长，病情易发生变化，且致残率较高，需不间断地进行治疗。许多患者为了节省医疗费用，认为自己的病"忍忍就过去了"，导致病情严重，面临更大的医疗负担，不少农村慢性病患者也因此面临"因病致贫、因病返贫"的困境。

不同文化程度者的慢性病的患病率不同，文化程度越高者，其慢性病患病率较低，农村居民的文化程度普遍为半文盲和小学文化程度，慢性病的预防和治疗与生活方式、观念密切相关，文化程度较高者接触的健康信息较多，自我保健意识较强。因此，其患病率较低。

总体来说，农村居民患病率较高，主要是因为对慢性病认知度不高，健康管理知识接受度不够。

2. 患者就医流向影响因素分析

六成以上的患者会选择基层首诊，由于慢性病的治疗与康复过程相较于其他疾病更长，给患者带来的经济负担也更重。而基层医疗卫生机构服务具有经济性、连续性、可及性高的特征，满足了大多数农村患者的需要。

经济生活水平较好和文化程度较高的患者选择跨过基层医疗卫生机构就诊的占比高，经分析主要有三个方面：一是基层医疗卫生机构医疗设备不足，基础设施简陋，不能进行较高级的治疗；二是医务人员不足，专业水平不高；三是患者对基层医疗卫生机构的信任度低，一旦生病，就会选择去大医院就诊。

调查数据显示，患者在就医选择时受到家庭成员的影响较大。在患者自己对就诊认知度不高的情况下，与其他关系的人员相比，往往对家庭成员的信任度更高。

3. 健康管理效果的影响因素分析

随着公共卫生服务的不断规范及制度的不断完善，慢性病的健康管理也呈现出多样化的形式。调查数据显示，三成城乡居民通过健康体检发现自己患有慢性病，近六成患者没有建立健康档案。根据国家卫生和计划生育委员会《关于做好2016年国家基本公共卫生服务项目工作的通知》中的相关规定，以县（区、市）为单位，居民健康档案规范化电子建档率达到75%以上[①]。可知，所调查农村地区的医疗卫生

---

① 详见 www.ahwjw.gov.cn/UpLoadFiles/a054fe89-99da-4d75-be38-bd8411ad666c.pdf。

机构关于慢性病的健康档案建立率未达到国家标准。根据《国家基本公共卫生服务规范（2011年版）》规定，对城乡慢性病患者每年要提供至少4次的面对面的随访，从数据中可知，仅有25.31%的医疗卫生机构达到国家标准。

此外，由于慢性病以高血压和糖尿病为主，患者对免费测量血糖和血压的服务认知度最高。大多数患者倾向于上门随访的服务模式，而医务人员主要通过门诊随访定期了解患者病情且主要对患者进行健康饮食口头指导。因此，医疗卫生机构对患者的随访方式和内容有待改变和完善。

目前，基层卫生人员因待遇不高、工作压力大、晋级晋职难、成就感不高和社会地位不高等，其总量不足、结构不优、水平不高；近年来，基层医疗卫生机构面临很多的问题，主要表现在：①卫生人员结构老龄化趋势加重，慢性病防治知识和管理经验不足，没有系统的健康管理观念。②医疗底子薄弱，政府投入不足，基层医疗卫生机构设施简陋，无法针对城乡慢性病患者的特点制订具体的全方位健康管理方案，缺少相关的干预措施。③慢性病健康管理的概念新颖，基层医务人员对健康管理的概念了解不够。④政府对慢性病健康管理规范的监督力度不强，医疗人员易对工作产生倦怠心理。因此，健康管理规范程度不高，内容不完善，也影响了患者的就医流向。

二、城乡慢性病患者分级诊疗就医意愿因果关系

通过上述城乡慢性病患者分级诊疗就医意愿影响因素分析发现，职业、经济生活水平、健康状况、文化程度对城乡慢性病患者的分级诊疗意愿有负向性影响，基层医疗卫生机构的医生技术水平、医疗服务态度、健康管理服务方式对城乡慢性病患者的分级诊疗就医意愿也具有负向性影响（图7-1）。

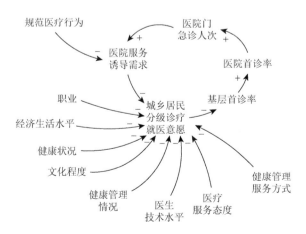

图7-1　城乡慢性病患者分级诊疗就医意愿因果关系图

第八章 基于系统动力学的河南省分级诊疗服务体系分析

第一节 河南省分级诊疗服务体系逻辑模型构建

逻辑模型的构建是系统动力学建模的关键步骤，本书第二～第八章已经运用系统动力学理论分析了影响河南省分级诊疗服务体系建设的相关因素，并绘制了因果关系图，因此，本章节是在前面研究的基础之上构建分级诊疗服务体系逻辑模型。

分级诊疗服务体系逻辑模型（图8-1）中，基层医疗卫生机构服务能力、医疗保险政策导向、媒体报道、健康状况、经济生活水平、城乡居民不良就医观念及最大医疗服务期望通过城乡居民分级诊疗就医意愿这一介质对分级诊疗制度中基层首诊、双向转诊的过程进行影响，其中，基层医疗卫生机构服务能力直接影响基层医疗卫生服务的利用。距离介质较远的远端因素通过对近端因素的影响，逐级传递效能进而影响分级诊疗服务。在分级诊疗服务体系逻辑模型建设过程中，运用系统动力学理论分析，发现城乡居民分级诊疗就医意愿是至关重要的介质，那么离它最近的近端影响因素，就将成为河南省分级诊疗服务体系系统动力学模型仿真的关键点。

第二节 河南省分级诊疗服务体系系统动力学模型构建

本章节构建河南省分级诊疗服务体系系统动力学模型，对前面提出的介质近端的影响因素进行模拟仿真，仿真估计卫生资源结构，为分级诊疗服务体系建设过程中的资源结构调整提供政策参考。

一、河南省分级诊疗服务体系系统动力学模型构建

在第一～第七章的基础上绘制分级诊疗服务体系流程图及医院-基层医疗卫生机构资源结构图，如图8-2、图8-3所示。

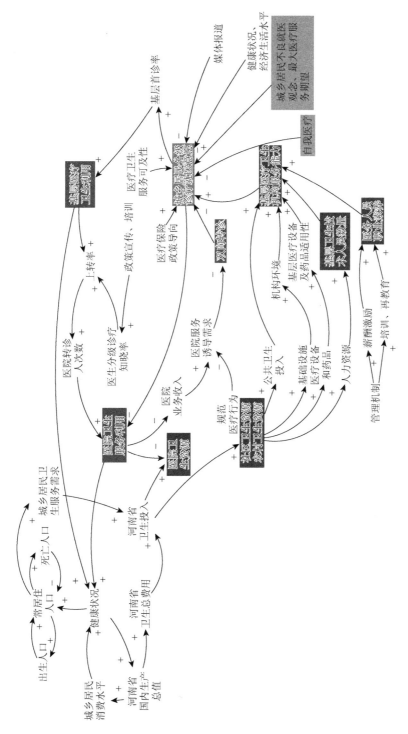

图 8-1　分级诊疗服务体系逻辑模型

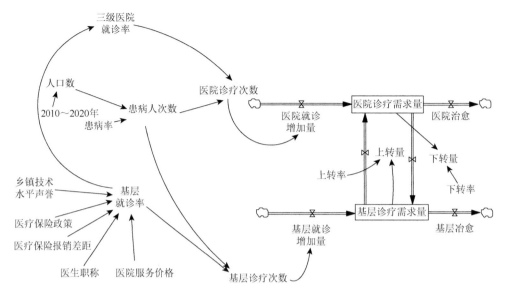

图 8-2　分级诊疗服务体系流程图

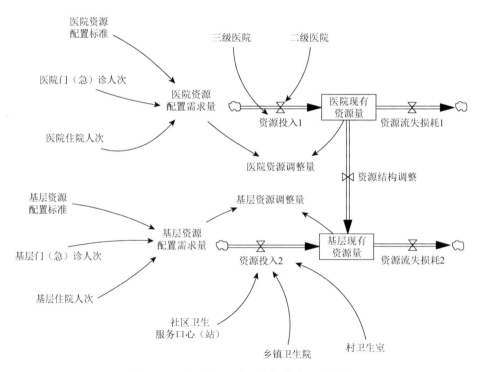

图 8-3　医院-基层医疗卫生机构资源结构图

二、系统的约束设立

（一）人口发展预测

1. 预测方法——ARIMA 模型

自回归积分滑动平均（autoregressive integrated moving average，ARIMA）模型，是由 Box 和 Jenkins 于 20 世纪 70 年代初提出的著名时间序列预测方法，又称为 Box-Jenkins 模型、博克思-詹金斯法。其中，ARIMA（p, d, q）称为差分自回归移动平均模型，AR 为自回归，p 为自回归项，MA 为移动平均，q 为移动平均项数，d 为时间序列成为平稳序列时所做的差分次数。其基本思想是将预测对象随时间推移而形成的数据序列视为一个随机序列，用一定的数学模型来近似描述该序列。这个模型一旦被识别后就可以从时间序列的过去值及现在值来预测未来值。

本研究以 1978～2015 年河南省的人口数作为时间序列，对人口数据进行分析和预测。

2. 人口预测结果

由 ARIMA 模型拟合的 1979～2015 年人口数与实际值误差较小，因此，可以认为 ARIMA 模型的仿真效果较好（表 8-1、图 8-4）。

表 8-1　河南省未来人口仿真

年份	真实值/万人	估计值/万人	误差/%
1978	7 067	—	—
1979	7 189	7 166	−0.32
1980	7 285	7 288	0.04
1981	7 397	7 384	−0.18
1982	7 519	7 496	−0.31
1983	7 632	7 618	−0.18
1984	7 737	7 731	−0.08
1985	7 847	7 836	−0.14
1986	7 985	7 946	−0.49
1987	8 148	8 084	−0.79
1988	8 317	8 247	−0.84

续表

年份	真实值/万人	估计值/万人	误差/%
1989	8 491	8 416	−0.88
1990	8 649	8 590	−0.68
1991	8 763	8 748	−0.17
1992	8 861	8 862	0.01
1993	8 946	8 960	0.16
1994	9 027	9 045	0.20
1995	9 100	9 126	0.29
1996	9 172	9 199	0.29
1997	9 243	9 271	0.30
1998	9 315	9 342	0.29
1999	9 387	9 414	0.29
2000	9 488	9 486	−0.02
2001	9 555	9 587	0.33
2002	9 613	9 654	0.43
2003	9 667	9 712	0.47
2004	9 717	9 766	0.50
2005	9 768	9 816	0.49
2006	9 820	9 867	0.48
2007	9 869	9 919	0.51
2008	9 918	9 968	0.50
2009	9 967	10 017	0.50
2010	10 437	10 066	−3.56
2011	10 489	10 536	0.45
2012	10 543	10 588	0.43
2013	10 601	10 642	0.39
2014	10 662	10 700	0.36
2015	10 722	10 761	0.36
2016	—	10 821	—
2017	—	10 920	—
2018	—	11 018	—
2019	—	11 117	—
2020	—	11 216	—

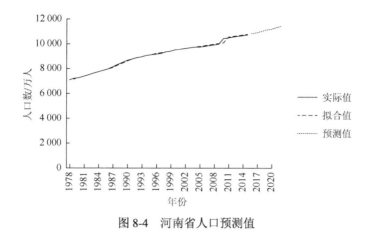

图 8-4　河南省人口预测值

（二）资源负担能力的参数估计

1. 方法——柯布-道格拉斯生产函数

柯布—道格拉斯生产函数最初是美国数学家 C.W. Cobb 和经济学家 Paul H. Douglas 共同探讨投入和产出的关系时创造的生产函数，以其名字命名。该函数在生产函数的一般形式上作出改进，引入了技术资源这一因素。柯布-道格拉斯生产函数的基本的形式为

$$Y = A(t)L^{\alpha}K^{\beta}\mu$$

式中，Y 是生产总产值（亿元或万元）；$A(t)$ 是综合技术水平；L 是投入的劳动力数（万人或人）；K 是投入的资本，一般是指固定资产净值（亿元或万元，但必须与劳动力数的单位相对应，如劳动力用万人作单位，固定资产净值就用亿元作单位）；α 是劳动力产出的弹性系数；β 是资本产出的弹性系数；μ 是随机干扰的影响，$\mu \leqslant 1$。

从该模型可以看出，决定生产发展水平的主要因素是投入的劳动力数、固定资产净值和综合技术水平（包括经营管理水平、劳动力素质和先进技术的引进等）。根据 α 和 β 的组合情况，它有三种类型：

（1）$\alpha + \beta > 1$，称为递增报酬型，表明按照现有技术，用扩大生产规模来增加产出是有利的；

（2）$\alpha + \beta < 1$，称为递减报酬型，表明按照现有技术，用扩大生产规模来增加产出是得不偿失的；

（3）$\alpha + \beta = 1$，称为不变报酬型，表明生产效率并不会随着生产规模的扩大而提高，只有提高技术水平，才会提高经济效益。

本研究采用该方法估算河南省卫生医疗系统的资源负担能力。Y 是系统产出（万元），K 为资本投入（万元），L 为人力资源投入（万元）。最终计算的生产函数为

$$\ln Y = 4.302 - 0.089\ln K + 0.901\ln L$$

转换后为

$$Y = \mathrm{e}^{4.302} K^{-0.089} L^{0.901}$$

2. 柯布-道格拉斯生产函数估算系统产出结果

通过上述柯布-道格拉斯生产函数对河南省卫生系统2010~2015年的产出进行拟合，其结果见表8-2。

表 8-2　柯布-道格拉斯生产函数拟合系统产出结果　　　　单位：万元

年份	系统产出 Y	系统产出 Y 估计值
2015	14 514 425	15 312 806
2014	13 116 209	13 472 081
2013	11 209 272	11 686 326
2012	9 449 635	9 747 486
2011	7 451 645	7 670 712
2010	6 054 166	6 439 555

假设非人力资本、人力资本自然增长，$K=5\,260\,182.200+2\,055\,514.800X$（$R^2$=0.985，$p<0.001$），$L=757\,019.733+528\,904.457X$（$R^2$=0.995，$p<0.001$）。到2020年，估计的 K、L、Y 值见表8-3。

表 8-3　柯布-道格拉斯生产函数产出估计值　　　　单位：万元

年份	K 估计值	L 估计值	Y 估计值
2016	19 648 786	4 459 351	16 226 384
2017	21 704 301	4 988 255	17 792 380
2018	23 759 815	5 517 160	19 327 272
2019	25 815 330	6 046 064	20 834 578
2020	27 870 845	6 574 969	22 317 149

（三）系统资源配置结构调整的仿真估算

1. 人均医疗成本单价变化趋势估算

（1）方法——回归分析预测法。回归分析预测法是在分析市场现象自变量和因变量之间相关关系的基础上，建立变量之间的回归方程，并将回归方程作为预测模型，根据自变量在预测期的数量变化来预测因变量。

（2）估算结果。本研究根据2010～2015年各级医疗卫生机构的人均费用成本对人均成本变化趋势进行估算，其结果见表8-4～表8-7。

表8-4　村卫生室人均成本

年份	真实值/元	估计值/元	误差/%
2010	5.71	5.71	0.00
2011	6.04	6.35	5.13
2012	7.18	6.99	−2.65
2013	7.92	7.63	−3.66
2014	8.41	8.27	−1.67
2015	8.62	8.91	3.36
2016	—	9.56	—
2017	—	10.20	—
2018	—	10.84	—
2019	—	11.48	—
2020	—	12.12	—

表8-5　社区卫生服务中心（站）人均成本

年份	真实值/元	估计值/元	误差/%
2010	222.46	223.46	0.45
2011	226.68	222.51	−1.84
2012	225.21	221.27	−1.75
2013	208.86	212.76	1.87
2014	221.24	224.18	1.33
2015	246.42	243.91	−1.02
2016	—	260.56	—
2017	—	285.93	—
2018	—	317.03	—
2019	—	353.84	—
2020	—	396.38	—

表 8-6　乡镇卫生院人均成本

年份	真实值/元	估计值/元	误差/%
2010	71.22	72.17	1.33
2011	79.81	79.26	−0.69
2012	86.76	85.56	−1.38
2013	92.68	90.86	−1.96
2014	93.44	94.55	1.19
2015	97.54	99.15	1.65
2016	—	104.74	—
2017	—	109.84	—
2018	—	114.94	—
2019	—	120.03	—
2020	—	125.13	—

表 8-7　医院人均成本

年份	真实值/元	估计值/元	误差/%
2010	371.84	378.88	1.89
2011	417.58	419.03	0.35
2012	466.20	459.19	−1.50
2013	509.86	499.35	−2.06
2014	538.45	539.51	0.20
2015	571.69	579.66	1.39
2016	—	619.82	—
2017	—	659.98	—
2018	—	700.14	—
2019	—	740.29	—
2020	—	780.45	—

2. 人力资源需求预测

　　人力资源需求预测亦采用回归分析预测法,根据时间的变化预测不同级别医疗卫生机构卫生技术人员在自然发展状态下的数量变化,其预测结果见表8-8～表8-11。

表 8-8 自然发展状态下村卫生室卫生技术人员数估计

年份	真实值/人	估计值/人	误差/%
2010	21 362	21 732	1.73
2011	28 948	28 878	−0.24
2012	34 518	34 725	0.60
2013	44 523	43 572	−2.14
2014	47 204	46 419	−1.66
2015	49 335	51 067	3.51
2016	—	58 112	—
2017	—	63 959	—
2018	—	69 806	—
2019	—	75 653	—
2020	—	81 499	—

表 8-9 自然发展状态下乡镇卫生院卫生技术人员数估计

年份	真实值/人	估计值/人	误差/%
2010	79 627	78 027	2.01
2011	76 651	78 563	−2.49
2012	79 372	79 103	0.34
2013	79 234	79 646	−0.52
2014	79 976	80 194	−0.27
2015	81 463	80 745	0.88
2016	—	81 299	—
2017	—	81 858	—
2018	—	82 420	—
2019	—	82 986	—
2020	—	83 557	—

表 8-10 自然发展状态下社区卫生服务中心（站）卫生技术人员数估计

年份	真实值/人	估计值/人	误差/%
2010	10 675	10 954	2.61
2011	13 103	12 778	−2.48
2012	14 450	14 273	−1.23
2013	16 331	15 967	−2.23
2014	17 349	17 261	−0.51
2015	18 211	18 655	2.44

续表

年份	真实值/人	估计值/人	误差/%
2016	—	20 250	—
2017	—	21 744	—
2018	—	23 238	—
2019	—	24 733	—
2020	—	26 227	—

表 8-11 自然发展状态下医院卫生技术人员数估计

年份	真实值/人	估计值/人	误差/%
2010	212 847	210 912	−0.91
2011	231 149	234 288	1.36
2012	255 930	257 663	0.68
2013	284 529	281 039	−1.23
2014	305 515	304 414	−0.36
2015	326 135	327 789	0.51
2016	—	351 165	—
2017	—	374 540	—
2018	—	397 915	—
2019	—	421 291	—
2020	—	444 666	—

（四）系统动力学辅助变量及方程定义

构建系统动力学模型的两个关键步骤是系统逻辑结构和参数。通常情况下，系统逻辑结构是系统动力学首先关注的方面，而参数估计次之。经过文献研究发现，系统逻辑结构如果是错误的或者有缺陷的，后期参数估计再完整，也不会得出科学的结果。系统动力学是研究社会、经济系统发展趋势及相关政策变化的理论。利用系统动力学理论构建的模型是基于系统逻辑结构而不是运用统计学分析其相关性，因此，会涉及许多参数，在仿真模拟过程中往往会缺失部分资料。

本章系统动力学方程中的参数是运用计量经济学、统计学确定系统预设值，除统计学定量数据之外，定性资料是根据现场调查、资料回顾及专家咨询等多种方法来确定的（表8-12）。

表 8-12　主要函数关系

指标	函数式子
人口数/人	WITH LOOKUP(Time{[(2009, 0)–(2020, 2e+008)], (2010, 1.007e+008), (2011, 1.054e+008), (2012, 1.059e+008), (2013, 1.0642e+008), (2014, 1.07e+008), (2015, 1.0761e+008), (2016, 1.0821e+008), (2017, 1.092e+008), (2018, 1.1018e), (2019, 1.112e+008), (2020, 1.122e+008)})
医院人均成本/元	WITH LOOKUP(Time{[(2010, 0)–(2020, 979.21)], (2010, 414.85), (2011, 471.29), (2012, 527.72), (2013, 584.16), (2014, 640.60), (2015, 697.03), (2016, 753.47), (2017, 809.90), (2018, 866.34), (2019, 922.78), (2020, 979.21)})
社区卫生服务中心（站）人均成本/元	WITH LOOKUP(Time{[(2010, 0)–(2020, 396.38)], (2010, 228.46), (2011, 219.51), (2012, 216.27), (2013, 218.76), (2014, 226.98), (2015, 240.91), (2016, 260.56), (2017, 285.93), (2018, 317.03), (2019, 353.84), (2020, 396.38)})
乡镇卫生院人均成本/元	WITH LOOKUP(Time{[(2010, 0)–(2020, 125.13)], (2010, 74.17), (2011, 79.26), (2012, 84.36), (2013, 89.46), (2014, 94.55), (2015, 99.65), (2016, 104.76), (2017, 109.84), (2018, 114.94), (2019, 120.03), (2020, 125.13)})
村卫生室人均成本/元	WITH LOOKUP(Time{[(2010, 0)–(2020, 12.12)], (2010, 5.71), (2011, 6.35), (2012, 6.99), (2013, 7.63), (2014, 8.27), (2015, 8.91), (2016, 9.56), (2017, 10.20), (2018, 10.84), (2019, 11.48), (2020，121.12)})
患病人次数/人次	人口数×患病率
基层就诊率/%	（乡镇技术水平声誉+医疗保险报销差距+医疗保险政策+医生职称+医院服务价格）×0.6
医院诊疗需求量/人次	INTEG（上转量+医院就诊增加量–下转量–医院治愈）
基层诊疗需求量/人次	INTEG（下转量+基层就诊增加量–上转量–基层治愈）
下转量/人次	下转率×医院诊疗需求量
上转量/人次	上转率×基层诊疗需求量
基层诊疗次数/人次	患病人次数×基层就诊率

（五）河南省分级诊疗服务体系医院-基层医疗卫生服务量仿真

假设自 2017 年开始，河南省分级诊疗服务体系分无序就医和分级路径优化两种模式平行发展。

（1）仿真 2017～2020 年无序就医模型需求人次分布；

（2）在分级路径优化模式下，调整系统参数。

情景 1：（根据 2016 年健康中原研究院——河南省居民就医意愿调查结果，城乡居民基层首诊意愿达到的最高比例）城乡居民基层首诊率为 69.2%。

情景 2：根据世界卫生组织报道，分级诊疗服务模式下，基层医疗卫生服务量占总服务量的 80%。

情景 3：（根据 2016 年健康中原研究院——河南省居民调查结果，城乡居民基层首诊率为 55.6%）城乡居民基层首诊率增加 10%。

情景 4：城乡居民基层首诊率增加 15%。

基于情景模拟，假设到 2020 年河南省分级诊疗服务体系达到情景 1 模式，医院医疗卫生服务量将减少 8.64%，基层医疗卫生服务量将增加 4.39；假设到 2020 年河南省分级诊疗服务体系达到情景 2 模式，医院医疗卫生服务量将减少 40.68%，基层医疗卫生服务量将增加 20.69%（图 8-5、图 8-6）。

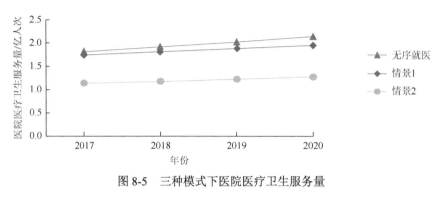

图 8-5　三种模式下医院医疗卫生服务量

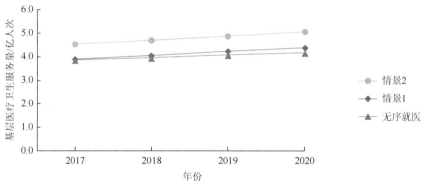

图 8-6　三种模式下基层医疗卫生服务量

假设在目前的基层首诊率为 55.6% 的基础上，基层首诊率增加 10%，到 2020 年河南省分级诊疗服务体系进一步优化，医院医疗卫生服务量将减少 4.65%，基层医疗卫生服务量将增加 2.4%；假设在目前的基层首诊率为 55.6% 的基础上，基层首诊率增加 15%，到 2020 年河南省分级诊疗服务体系进一步优化，医院医疗卫生服务量将减少 6.9%，基层医疗卫生服务量将增加 3.5%（图 8-7、图 8-8）。

（六）河南省分级诊疗服务体系医院-基层医疗卫生服务成本仿真

河南省分级诊疗服务体系医院-基层医疗卫生服务成本仿真是随着河南省分级诊疗服务体系建设工作的推进，以模型预测的医疗卫生服务量为基准，在世界卫生组织提出的理想的分级诊疗服务模式下，即基层医疗卫生服务量占总服务量的 80% 的标准（情景 2 模式），以此来仿真人均成本投入量。

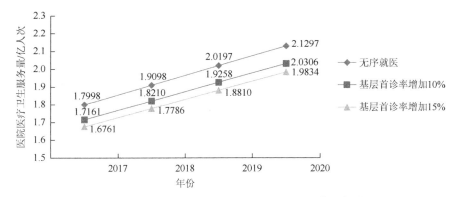

图 8-7　基层首诊率增加情况下医院医疗卫生服务量

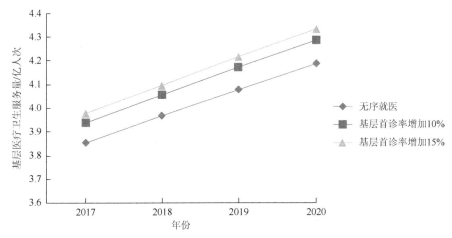

图 8-8　基层首诊率增加情况下基层医疗卫生服务量

河南省分级诊疗服务体系医院-基层医疗卫生服务成本仿真：以未来基层医疗卫生服务量占总服务量的 80% 为标准，2020 年医院卫生投入减少 40.68%，基层卫生投入增加 20.68%，共节约卫生投入 603.33 亿元（图 8-9～图 8-11）。

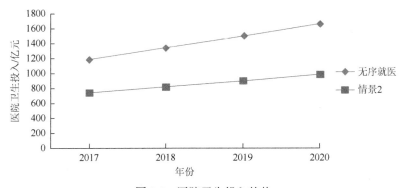

图 8-9　医院卫生投入趋势

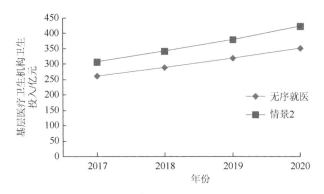

图 8-10　基层医疗卫生机构卫生投入趋势

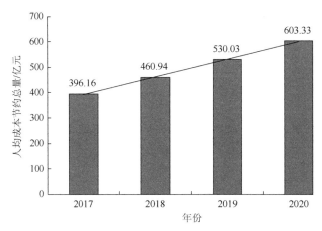

图 8-11　分级诊疗模式优化后卫生投入人均成本节约趋势

第三节　分级诊疗服务体系系统问题对策分析

一、分级诊疗服务体系系统存在问题

（一）影响城乡居民分级诊疗就医意愿的关键因素：基层医疗卫生服务能力和医疗保险政策

根据国内外分级诊疗服务模式分析可以看出，我国分级诊疗改革的症结是政府机制和市场机制的错配，政府"有形的手"没有发挥优势，市场机制"无形的手"功能也受限，导致大型医疗卫生机构获得资源能力强，基层医疗卫生机构处在资源分配链的末端，进而导致城乡居民自由选择就医时，习惯"去上级医疗卫生机构"，无序就医现象较为严重。通过前面研究发现，有多种激励因素影响引导城乡居民遵循分级诊疗就医路径。因此，推进分级诊疗改革的关键是有效控制能够影响患者就医的核心因素。根据河南省关于城乡居民就医选择的调查，影响城乡居民分级诊疗就医意愿的关键因素是基层医疗卫生服务能力和医疗保险政策。因此，河南省相关部门应将这两个维度作为分级诊疗改革关键点。

（二）河南省医疗资源配置矛盾仍然突出

我国医疗卫生机构资源配置格局尚残留计划经济色彩，不同的公立医院都具有行政级别，卫生资源分配也是行政化的分配体制。在医院运行方面，公立医院和民营医院一样都有逐利动机，盲目扩张、增加病床、创造需求，最终导致我国卫生资源集中在医院，基层医疗卫生机构资源短缺，尤其人力资源短缺更为突出，呈现"倒三角"形的资源结构，不能与金字塔形的医疗卫生服务需求相适应（张皓，2017）。卫生资源的调整是分级诊疗服务体系构建的前提，优质的卫生资源下沉是提高基层医疗卫生服务技术水平及改进服务反应性的基础。自2009年新医改以来，我国已经采取了一系列干预措施使卫生资源下沉，但是"强基层"的目的并没有达到，如"基本药物制度"、"收支两条线"政策和强公共卫生政策等反而使得基层医疗卫生机构的活力下降。在公立医院单体扩张的形势下，基层优秀的医务人员流失严重。因此，河南省相关部门虽然出台系列措施促使卫生资源下沉，但并未明显改善河南省卫生资源配置结构。促进优质的卫生资源下沉，强化基层医疗卫生机构，增强城乡居民对其信任度的工作仍然需要继续深入。

（三）基层医疗卫生机构服务能力有待进一步提升

破除基层"缺医"难题，提升基层医疗卫生机构服务能力，卫生人才建设是关键。除需要考虑基础设施、医疗设备和药品及卫生筹资等要素以外，还需要考虑当下的家庭医生制度实施现状。通过调查研究发现，家庭医生服务签约率已达到较高水平，但是需要开展的项目多、任务重，服务效果并不理想。家庭医生服务的开展受当下激励机制、治理机制及医疗保险支付方式的约束，从而限制了基层医疗卫生服务的技术水平、可支付性、反应性的提升，使得城乡居民分级诊疗就医意愿降低，从而约束了患者对基层医疗卫生服务的利用。

（四）医院服务功能越位现象依然存在

分级诊疗制度是我国的基本医疗卫生制度，亦是推动新医改的主要抓手。通过社会分工理论分析发现，科学定位医院和基层医疗卫生机构功能是建立分级诊疗服务体系的前提。通过调查发现，城乡居民就医习惯"去上级医疗卫生机构"的心理明显，在医疗保险政策牵引力较弱的情况下，小病或大病优先考虑"去上级医疗卫生机构"的情况比比皆是。公立医院的逐利动机，致使其越位提供了许多多发病、常见病服务，从而导致基层医疗卫生机构门可罗雀，上级医疗卫生机构门庭若市。由于公立医院的扩张动机，医院盲目单体扩张，"创造需求"现象严重。在医疗卫生服务市场上"创造需求"的萨伊定律（Say's law Of market）体现较为明显，即分级诊疗改革实施，可能会减少医院利润，患者在医生建议其住院而自身不能判定自己是否需要住院的情况下住院，会导致资源浪费。在医院越位提供服务不会产生过多成本情况下，医院逐利行为难以得到有效控制，从而使得分级诊疗改革工作推进缓慢。

（五）医疗保险促进城乡居民分级诊疗的作用有限

医疗保险机构不宜通过强制性手段使得城乡居民留在基层就医，只能通过差异化的报销比例来实现。通过调查发现，部分地区医疗保险逐步实现差异化报销，但是目前报销比例差异还不足以改变城乡居民的就医行为。参加城镇职工基本医疗的城乡居民更倾向于去大医院就医，很少有人因为医疗保险差异化的报销比例而放弃大医院优质的医疗卫生服务。参加新型农村合作医疗、城乡居民基本医疗保险的人认为，当前基层和医院差异化报销比例不是其就医时的首要考虑因素。

二、分级诊疗服务体系系统优化对策

（一）提高卫生资源精细化管理水平

《河南省"十三五"医疗卫生服务体系规划》豫政办〔2016〕226 号文件精神提出，优化医疗卫生资源配置，提高资源利用效率，构建与我省经济社会发展水平相适应、与居民健康需求相匹配、与基本医保制度相衔接、结构完整、分工明确、功能互补、密切协作的整合型医疗卫生服务体系，满足人民群众多层次、多样化的健康需求，为实现 2020 年基本建立覆盖城乡居民的基本医疗卫生制度奠定坚实的基础。主要从以下几个方面入手：以健康需求和解决人民群众主要健康问题为导向，以调整布局结构、提升能级为主线，适度有序发展，加强薄弱环节建设，科学合理确定各级各类医疗卫生机构的数量、规模及布局。优先保障基本医疗卫生服务的可及性，促进公平公正。同时，注重医疗卫生资源配置与使用的科学性与协调性，提高效率，降低成本，促进公平与效率相统一。转变基层服务模式，完善服务网络，健全运行机制，引导优质医疗资源下沉，提高基层医疗卫生服务能力。合理控制公立医院规模，推动发展方式转变。着力提高专业公共卫生机构的服务能力和水平。充分考虑经济社会发展水平和医疗卫生资源现状，统筹不同区域、类型、层级的医疗卫生资源的数量和布局，分类制定配置标准。统筹城市与农村、当前与长远，统筹预防、医疗和康复，中西医并重。注重发挥医疗卫生服务体系的整体功能，促进均衡发展。在基本医疗卫生服务领域政府要有所为，坚持政府主导，落实领导、保障、管理、监督责任，多种方式提供基本服务，适当引入竞争机制，鼓励社会力量兴办非营利性医疗机构。在非基本医疗卫生服务领域市场要有活力，鼓励社会力量提供服务，满足群众多样化、差异化、个性化健康需求。

（二）提高基层医疗卫生机构岗位吸引力

有必要适当提高基层工作薪酬待遇、明确职业发展前景，强化医学专业精神宣传，提高岗位吸引力，从而获得城乡居民的信任度（Blumenthal and Hsiao，2015；张皓等，2017）。基层卫生人才的引进，应以政策为导向，吸引医学院校毕业生"下得去、留得住、用得上、干得好"。首先，制定工资倾斜政策，以待遇留人。财政保证基层医务人员工资足额发放是解决基层缺少专业医务人员问题的关键，从而引导人才"下得去，留得住"。其次，制定基层医生职业发展规划，以事业留人。对选择到基层工作的毕业生，应在事业编制、职称评定、干部选拔和轮岗培训等方面不断地给予支持，除此之外，应对毕业生进行医学专业精神再教育。最后，为基层医疗人才提供生活保障，以感情留人。对回到基层医疗卫生机构工作的医学生，应为其提供养老、医疗和工伤等保障待遇，并由地方政府安排其配偶工作，在子女入托和入学等教育、生活问题上，扫除政策障碍，使其在基层工作没有后顾之忧。

（三）完善人才使用激励政策

根据医疗卫生机构功能定位和工作特点，创新人才使用机制，落实基层医疗卫生机构用人自主权，对急需引进的高层次人才、紧缺专业人才及具有高级专业技术职务或住院医师规范化培训合格证书、专科医师规范化培训合格证书的人员，可由医院采取考察的方式予以公开招聘。基层卫生计生事业单位招聘高层次和全科等急需紧缺专业技术人才，可直接考察聘用。

完善职称晋升办法，拓宽医务人员职业发展空间。本科及以上学历毕业生参加住院医师规范化培训合格并到基层医疗卫生机构工作的，可直接参加中级职称考试，考试通过的直接聘任中级职称。对"定向评价、定向使用"的基层医疗卫生机构高级专业技术岗位实行总量控制、比例单列，不占用各地高级岗位比例。

可尝试建立符合基层医疗卫生行业特点的人事薪酬制度，吸引优秀人才从事医疗卫生工作，特别是全科、儿科、精神科和公共卫生等紧缺专业。建立健全符合行业特点的人才评价机制，坚持德才兼备，凭能力、实绩和贡献评价人才。

（四）优化医疗保险制度设计，发挥制度的激励约束机制

保障医疗保险基金安全和提高医疗保险基金使用效率是深化医改的重要内容，医疗保险制度对患者就医行为和医疗卫生机构服务行为具有引导作用。从患者方面来说，年可承受的医疗费用是影响其就医路径的重要因素，差异化的医疗保险报销比例能够影响患者就医选择路径。这要求决策者在医疗保险制度的顶层设计过程中应科学合理设计不同层级和区域报销的差异梯度，进而通过患者就医的成本、支付能力来改变其就医流向，而且可以提高患者对医疗卫生服务的利用率、医疗卫生服务的利用的公平性。所以在医疗保险制度设计过程中，城乡居民利用医疗卫生资源的合理性及公平性尤为重要。通过调查研究发现，基层医疗卫生机构标准化建设情况、医疗设施情况、医生的技术水平、卫生服务的可支付性及患者购买意愿等均将影响医疗保险制度的设计。因此，医疗保险制度的改革是一个渐进的过程，它会随着这些影响因素的改变而逐渐完善。

从供方来看，医疗保险制度对供方的行为有着强大的约束力。台湾地区实行的保健制度就是将医疗保险支付与医疗卫生机构的评鉴直接挂钩，具体表现在医疗保险支付比例与医生行为的规范性、服务质量和患者的满意度直接挂钩，这使患者拥有极大的监督话语权，很大程度上提高了医生服务的质量，从而促进了行业的规范，这种制度值得分级诊疗改革借鉴，但也需要需方有较高的道德素养，能够公平、公正地对服务进行评价监督。总的来说，对供方的约束机制就是让供方服务的质量及医疗卫生服务规范性的信息公开，实现公开化和透明化，利于监督和评价。

（五）加强宣传教育，改善城乡居民就医行为

从研究中看，民众就医的习惯和理念对就医行为影响极大，不难想到，要想建立良好的分级诊疗秩序，就要改变患者对基层医疗卫生机构的服务存在的固有的偏见，在医患之间建立起良好的信任关系，积极有效地引导患者到基层就医。目前，首先要加强对患者就医选择的宣传教育，重点强调基层医疗卫生机构在患者的反应性、可及性、方便性及医疗报销价格方面的优势，把基层的服务质量、规范制度信息最大化展示到民众面前，让基层医疗卫生机构更加透明化，提高患者对基层医疗卫生机构的信任程度。观念的深入和习惯的改变是一个循序渐进的过程，基层首诊观念的建立需要长期持续的宣传和教育引导，也需要基层医疗卫生机构的服务能力不断提高。只有得到广大民众的认可，基层首诊制度的推行与发展才能更顺利，其优势才能惠及广大民众。

参 考 文 献

陈宏辉，贾生华.2004. 企业利益相关者三维分类的实证分析[J]. 经济研究，（4）：80-90.

董丹丹，雷海潮.2011. 系统动力学模型在卫生总费用推算中的应用研究[J]. 中国卫生经济，30（4）：17-19.

杜祥，杜学美，邵鲁宁.2008. 医疗服务供应链的价值分析与管理模式[J]. 上海质量，（3）：46-49.

韩志琰. 2012. 基于医疗服务分流的农村医疗机构住院患者就医选择行为及满意度研究[D]. 山东大学博士学位论文.

贺庆功. 2009. 利益相关者理论视角下的和谐医患关系构建[J]. 中国卫生事业管理，26（2）：90-91，94.

胡坤，孟庆跃，胡少霞.2007. 利益相关者理论及在卫生领域中的应用[J]. 医学与哲学，28（3）：17-19.

胡坤.2007. 卫生领域利益相关者分析：方法学和医药改革评价研究[D]. 山东大学硕士学位论文.

黄锐，陈迎春，冯占春，等.2011. 我国公立医院利益相关者研究[J]. 中华医院管理杂志，27（8）：581-584.

贾清萍，贾仁安，甘筱青.2010. 江西新型农村合作医疗制度实施效应反馈仿真分析[J]. 系统工程理论与实践，30（5）：888-898.

李鹏，卞城，李念念，等.2014. 医疗服务信息连续性对分级医疗的影响[J]. 安徽医学，35（1）：109-110.

李心合.2001. 面向可持续发展的利益相关者管理[J]. 当代财经，（1）：66-70.

刘美玉.2007. 企业利益相关者共同治理与相互制衡研究[D]. 东北财经大学博士学位论文.

卢艳丽，田志军，章晓君，等.2015. 脑梗死患者分级医疗服务体系建设模式研究[J]. 中国医院，19（10）：60-61.

陆琳，马进.2011. 公立医院与基层医疗卫生机构分工协作机制研究及政策建议[J]. 中国医院管理，31（11）：17-19.

司明舒，李士雪. 2016. 基于文献研究的我国分级诊疗服务模式现状分析[J]. 中国初级卫生保健，30（10）：1-4.

孙红洁，张利萍，沐鹏锟，等.2016. 医方和患方对医患关系评价的认知差异[J]. 中国心理卫生杂志，30（7）：486-491.

田伟，栗美娜，张鹭鹭，等.2010. 我国公共卫生服务系统政策干预研究[J]. 中国全科医学，13（10）：1093-1095.

万建华，戴志望，陈建.1998. 利益相关者管理[M]. 北京：海天出版社.

王菁，冷明祥，于亮，等.2015. 分级诊疗对农村老年患者住院费用的影响研究[J]. 南京医科大学学报（社会科学版），15（6）：431-433.

王立华.2011. 基于系统动力学的农村电子政务公共服务研究[J]. 情报杂志，30（7）：185-189.

王璐，代涛，郑英，等.2017. 平凉市构建新农合分级诊疗体系的 PEST-SWOT 分析[J]. 中国数字医学，12（1）：15-18.

王其藩. 1994. 系统动力学[M]. 北京：清华大学出版社.

王清波，胡佳，代涛. 2016. 建立分级诊疗制度的动力与阻力分析[J]. 中国卫生政策研究，9（4）：9-15.

王青松. 2015. 分级医疗制度下三级中医医院完善营销规划的思考[J]. 中医药管理杂志，23（15）：120-121.

王永莲，杨善发，黄正林. 2006. 利益相关者分析方法在卫生政策改革中的应用[J]. 医学与哲学，27（7）：23-25.

夏冕. 2010. 利益集团博弈与我国医疗卫生制度变迁研究[D]. 华中科技大学博士学位论文.

徐颖，李志芳. 2015. 基层首诊与分级医疗制度建设的思考[J]. 中国农村卫生事业管理，35（4）：417-419.

杨坚，卢珊，金晶，等. 2016. 基于系统思想的分级诊疗分析[J]. 中国医院管理，36（1）：1-5.

姚岚，陈埙吹，刘运国，等. 2007. 利用利益相关者理论分析我国农村医疗机构单病种定额付费[J]. 中国医院管理，27（7）：22-24.

张皓，杨芊，夏永鹏，等. 2017. 浙江省"百千万"卫生人才政策干预效果研究[J]. 中国卫生政策研究，10（5）：20-26.

张皓. 2017. 基于系统动力学模型的分级诊疗体系及政策仿真研究[D]. 浙江大学博士学位论文.

张舒雅，林文进，耿娜，等. 2014. 基于系统动力学的中国公立医院运行机制和转型策略分析[J]. 上海医学，37（3）：263-266.

张宇，张鹭鹭，马玉琴，等. 2010. 基于系统动力学的农村人群就医选择行为模型干预研究[J]. 中国全科医学，13（22）：2474-2476.

郑大喜. 2011. 公立医院与基层医疗机构分工协作的难点及其突破[J]. 现代医院管理，9（1）：21-24.

邹晓旭，姜橙，张微微，等. 2015a. 基于博弈论的我国分级医疗服务体系构建策略分析[J]. 中国医院管理，35（7）：24-26.

邹晓旭，姚瑶，方鹏骞，等. 2015b. 分级医疗服务体系构建：国外经验与启示[J]. 中国卫生经济，34（2）：32-36.

邹晓旭，高昭昇，姚瑶，等. 2015c. 基于社会分工理论的分级医疗服务体系理论研究[J]. 中国医院管理，35（7）：21-23.

邹晓旭，姚瑶，李威，等. 2015d. 转诊患者对分级医疗服务体系构建的认知行为分析[J]. 中国医院管理，35（7）：18-21.

Bachman K H，Freeborn D K. 1999. HMO physicians' use of referrals[J]. Social Science and Medicine，48（4）：547-557.

Blumenthal D，Hsiao W. 2015. Lessons from the East-China's rapidly evolving health care system[J]. The New England Journal of Medicine，372（14）：1281-1285.

Bodenheimer T，Ghorob A，Willard-Grace R，et al. 2014. The 10 building blocks of high-performing primary care[J]. Annals of Family Medicine，12（2）：166-171.

Breedveld E J，Meijboom B R，de Roo A A. 2006. Labour supply in the home care industry：a case study in a dutch region[J]. Health Policy，76（2）：144-155.

Dixon A，Mossialos E. 2002. Health Care Systems in Eight Countries：Trends and Challenges[M].

London: London school of Economics and Political Science.

Forrest C B. 2003. Primary care in the United State: Primary care gatekeeping and referrals: effective filter or failed experiment[J]? BMJ, 326 (7391): 692-695.

Galárraga O, Bertozzi S M. 2008. Stakeholders 'opinions and expectations of the global fund and their potential economic implications[J]. Aids, 22 (1): 7-21.

Glassman A, Reich M R, Laserson K, et al. 1999. Political analysis of health reform in the Dominican Republic[J]. Health Policy and Planning, 14 (2): 115-126.

Grumbach K, Bodenheimer T. 2004. Can health care teams improve primary care practice[J]? The Journal of the American Medical Association, 291 (10): 1246-1251.

Grundmann H, Hellriegel B. 2006. Mathematical modelling: a tool for hospital infection control[J]. Lancet Infectious Diseases, 6 (1): 39-45.

Hoard M, Homer J, Manley W, et al. 2005. Systems modeling in support of evidence-based disaster planning for rural areas[J]. International Journal of Hygiene and Environment Health, 208 (1-2): 117-125.

Khwaja A W. 2001. Health insurance, habits and health outcomes: a dynamic stochastic model of investment in health[R]. Minnesota: Department of Economics University of Minnesota.

Lei G H. 2013. Division of labor and cooperation between public hospitals and community health organizations[J]. Chinese General Practice, 16 (8): 2558-2560.

Loubeau P, Jantzen R. 1998. The effect of managed care on hospital marketing orientation[J]. International Advances in Economic Research, 43 (3): 229-239.

Macinko J, Starfield B, Shi L. 2003. The contribution of primary care systems to health outcomes within Organization for Economic Cooperation and Development (OECD) countries, 1970-1998[J]. Health Services Research, 38 (3): 831-865.

Nandraj S, Khot A, Menon S, et al. 2001. A stakeholder approach towards hospital accreditation in India[J]. Health Policy and Planning, 16 (2): 70-79.

Newhouse J P, Manning W G, Morris C N, et al. 1981. Some interim results from a controlled trial of cost sharing in health insurance[J]. New England Journal of Medicine, 305 (25): 1501-1507.

Pantell R H, Lewis C C. 1987. Measuring the impact of medical care on children[J]. Journal of Chronic Diseases, 40 (1): 99-115.

Perkins B B. 1999. Re-forming medical delivery systems: economic organization and dynamics of regional planning and managed competition[J]. Social Science and Medicine, 48 (2): 241-251.

Rauner M S, Schaffhauser-Linzatti M M. 2002. Impact of the new Austrian inpatient payment strategy on hospital behavior: a system-dynamics model[J]. Socio-Economic Planning Sciences, 36 (3): 161-182.

Rouse W B. 2008. Health care as a complex adaptive system: implications for design and management[J]. Bridge, (1): 17-25.

Shapiro M F, Ware J J, Sherbourne C D. 1986. Effects of cost sharing on seeking care for serious and minor symptoms. Results of a randomized controlled trial[J]. Annals of Internal Medicine, 104 (2): 246-251.

Smith P C, van Ackere A. 2002. A note on the integration of system dynamics and economic models[J]. Journal of Economic Dynamics and Control，26（1）：1-10.

Smits M. 2010. Impact of policy and process design on the performance of intake and treatment processes in mental health care：a system dynamics case study[J]. Journal of the Operational Research Society，61（10）：1437-1445.

Vennix J A M，Gubbels J W. 1992. Knowledge elicitation in conceptual model building：a case study in modeling a regional Dutch health care system[J]. European Journal of Operational Research，59（1）：85-101.

后　记

　　本书撰写过程中参阅了国内外众多相关著作及最新研究成果，以参考文献的方式列出。在此，向学术界的同仁表示感谢！

　　在本书的撰写过程中，华中科技大学冯占春教授、张新平教授对本书框架结构及内容都提出了宝贵意见，在此表示感谢！

　　新乡医学院孟勇、袁秀伟、窦育民、王桂霞、吕晖、聂丽、韩冬及河南牧业经济学院刘芸等老师，协助完成了文献资料收集、综述、问卷设计和现场调查等任务；管理学院的在校本科生陈芳芳、蔡明月、宋芯蕊在本书的撰写过程中给予支持。在此表示感谢！

　　感谢我的孩子和吴焕老师的孩子，在撰写书稿过程中，忙碌的我们很少陪她们；感谢我的爱人及吴焕老师的爱人，在本书撰写过程中给予了支持和鼓励，承担了所有的家务。

　　本书还存在诸多不足之处，只是分级诊疗研究过程的阶段性成果，以后将以新乡医学院健康中原研究院为平台进一步与卫生主管部门合作开展实证研究，获得更多符合国情省情、具有操作性和实用性的成果！

吕本艳　吴　焕

2017 年 12 月